肱骨近端骨折的外科治疗

主　　　审　姜保国

主　　　编　付中国　张殿英

特邀编写专家　杜湘珂　冯　艺　安海燕　袁　涛

　　　　　　　王　蕾　张耀南　姜春岩　鲁　谊

　　　　　　　王秋根　朱前拯

参加编写人员（按姓氏汉语拼音排序）

　　　　　　　白　露　陈建海　党　育　邓　磊

　　　　　　　芦　浩　王天兵　熊　建　徐海林

　　　　　　　薛　峰　杨　明　殷晓峰　张培训

　　　　　　　周　靖

编写秘书　韩　娜　金开基　徐春归

北京大学医学出版社

GONGGU JINDUAN GUZHE DE WAIKE ZHILIAO

图书在版编目（CIP）数据

肱骨近端骨折的外科治疗/付中国，张殿英主编—北京：北京大学
医学出版社，2014.1
　ISBN 978-7-5659-0610-7

　Ⅰ.①肱… 　Ⅱ.①付… ②张… 　Ⅲ.①肱骨-骨折-外科手术
Ⅳ.①R683.41

中国版本图书馆CIP数据核字（2013）第163785号

肱骨近端骨折的外科治疗

主　　编：付中国　张殿英
出版发行：北京大学医学出版社（电话：010-82802230）
地　　址：（100191）北京市海淀区学院路38号　北京大学医学部院内
网　　址：http://www.pumpress.com.cn
E-mail：booksale@bjmu.edu.cn
印　　刷：北京佳信达欣艺术印刷有限公司
经　　销：新华书店
责任编辑：刘　燕　责任校对：金彤文　责任印制：张京生
开　　本：889mm×1194mm　1/16　印张：20　字数：373千字
版　　次：2014年1月第1版　2014年1月第1次印刷
书　　号：ISBN 978-7-5659-0610-7
定　　价：188.00元

本书由

北京大学医学科学出版基金

资助出版

主 审 简 介

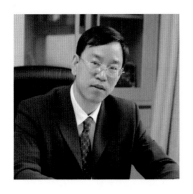

姜保国 教授，博士生导师，现任北京大学医学部副主任，北京大学人民医院创伤骨科主任，北京大学交通医学中心主任，教育部 211 工程重点专科——北京大学骨科学术带头人，卫生部国家重点专科——北京大学人民医院骨科学科带头人，兼任中华医学会常务理事，中华医学会创伤分会候任主任委员，中华医学会骨科学分会常委兼秘书长，北京市创伤学会主任委员，国际矫形与创伤外科学会 (Societe Internationale de Chirurgie Orthopedique et de Traumatologie,SICOT) 中国分会副主席，北京大学医疗质量管理研究所常务副所长，卫生部临床路径骨科专家组组长，中华医学会骨科学分会足踝外科学组组长，中华医学会创伤分会骨与关节损伤学组组长。《中华肩肘外科电子杂志》总编辑，*Artificial cells, blood substitutes and biotechnology* 编委，*Nerve Regeneration Research* 编委，《中华创伤杂志》《中华创伤骨科杂志》等十余种杂志副主编和编委。

主 编 简 介

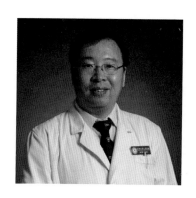

付中国　北京大学人民医院创伤骨科副主任，主任医师，硕士生导师。现任中华医学会手外科分会第六届委员会常务委员，中华医学会骨科学分会创伤骨科学组委员，中国肩肘外科协作组常委，中国医师协会创伤骨科工作指导委员会委员，中国医疗保健国际交流促进会骨科疾病防治专业委员会委员，北京大学交通医学中心专家委员会委员，北京大学医学部医疗质量管理委员会临床急诊与重症医学工作委员会委员。内固定协会（Arbeitsge-meinschaft fur Ostersynthesefragen，AO）国际内固定研究学会亚洲讲师团讲师，OTC 中国讲师。《中华肩肘外科电子杂志》执行主编，《中华创伤骨科杂志》等多家杂志编委，《中华外科杂志》聘请专家。

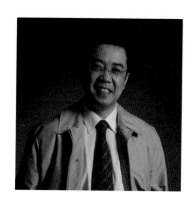

张殿英　北京大学人民医院创伤骨科副主任，主任医师，硕士生导师。现任中华医学会创伤学分会青年委员会副主任委员，中华医学会骨科学分会青年委员会委员，中华医学会创伤学分会骨与关节损伤学组委员兼秘书长，中华医学会急诊医学分会委员，中华医学会骨科学分会微创学组委员，中华医学会运动医学分会青年委员，AO 国际学会会员，北京市骨科学会青年委员，北京市创伤学会委员兼秘书长。《中华创伤骨科杂志》《中国矫形外科杂志》等多家杂志编委，AO《中华肩肘外科电子杂志》编辑部主任，国际内固定研究学会亚洲讲师团讲师，OTC 中国讲师。

序　言

　　本书的编者均为从事创伤骨科多年的临床医生，他们从临床实践出发，以切身的临床实践经验，精选了多年来整理的具有代表性的病例，对常用的术式进行描述。

　　书中运用了简洁明了的手术示意图，准确、翔实地对各种手术步骤进行了分步式图解和循序渐进的诠释，提供了术者对各种手术操作客观公正的科学评价和临床应用分析，也体现了术者对于各种肩关节创伤手术的宏观掌控力，这也是本书的核心价值所在。

　　本书共有二百五十余幅手绘图和图片，它们均来自于作者日常工作的资料积累。在此基础上，作者密切跟踪本专业领域的最新进展，从临床实际需要出发，力求生动细致地向读者再现肩关节创伤手术操作的关键步骤，并给出理解每一个手术步骤所需之细节。全书共19章，每章都有相应的图片及文字说明，目的不在于包罗万象或面面俱到，而是希望通过大量的绘图资料，使读者对各种类型的肩关节创伤有进一步的认识，从而对提高诊疗水平有所帮助。

　　在编写过程中，本书主编之一付中国教授，作为一名资深的骨科医师，在创伤领域长期耕耘，拥有娴熟的手术经验，并发挥个人特长，手工绘制出书中的所有示意图。希望通过这种方式，将多年来积累的珍贵的治疗心得和经验教训与国内从事临床工作的骨科同仁分享，并与大家共勉。

姜保国

2013 年 10 月

前　言

　　1991年，我国骨科学元老冯传汉老师将一本散发着墨香的《肩关节外科学》送给我，并鼓励我努力工作、勇攀高峰，那情景现在想起来仿佛昨日。二十多年来，冯老的亲切关怀犹在耳边，那本《肩关节外科学》也因为反复阅读而变得十分陈旧，但老一辈的谆谆教导我却不敢忘怀。近年来，我总想把自己在肱骨近端骨折方面的临床实践、会议交流、阅读文献中的点滴体会写一点儿东西，请各位同道批评指导，但总是忙于琐事，又怕自己对肱骨近端骨折的理解太肤浅，写出来难免贻笑大方，而终疏于文稿。今年我终于鼓起勇气，在同事和家人的鼓励和帮助下，和姜保国教授、张殿英教授共同写了这本《肱骨近端骨折的外科治疗》。

　　随着金属科学、临床生物力学、影像学等相关学科的进展，临床上对于肱骨近端骨折的诊断、评估、治疗、康复等诸多方面有了很大的进步。记得1991年，美国肩关节大师弗莱托（Flatow）报道的螺钉加经皮穿针治疗肱骨近端三部分骨折的文章还被视为经典的治疗方法，而今，国内外采用的解剖锁定接骨板已经很大程度地提高了肱骨近端骨折的疗效。同时，因为国内外同行们在解剖学、临床手术方面的不断研究，肱骨近端骨折的手术技术与20年前也不可同日而语。国内肩关节疾病治疗的发展近年来也十分迅速。在邱贵兴院士、黄公怡教授等老一辈专家的支持和鼓励下，中华骨科学会肩肘外科协作组也于2008年成立，这更加促进了国内活跃于该领域内各位同道的交流和学习。笔者也从中受益匪浅。

　　本书采用了大量的手绘图片，这些"涂鸦"，算是我们在临床工作之余对一些典型的病例和临床理论的一种"学习"吧。经过若干年，图片的数量居然也十分可观。相信这一别致的形式能更好地对某些"只可意会、不可言传"的信息进行说明，便于作者和读者之间的交流。另外，由于肱骨近端骨折涉及的理论较多，临床治疗方法和技巧也千变万化，故而本书中也会出现一些相互交叉和重复的内容，希望各位读者各取所需。

　　回想我们成长的历程，我们既要感谢冯传汉教授、黄公怡教授等老一辈专家在肩关节外科领域给予的关心与指导；也要感谢薛庆云教授、刘玉杰教授、崔国庆教授、陈世逸教授、姜春岩教授、王蕾教授、鲁谊教授、王秋根教授、张耀南教授等活跃在肩关节外科领域的专家在平素工作中给予的宝贵意见和建议。同时也要感谢本院麻醉科冯艺主任和安海燕副主任医师，及放射科杜湘珂主任和袁涛医生倾情参与编写，使本书增加了珍贵的知识点。我还要特别感谢北京大学人民医院创伤骨科姜保国主任多年的支持、提携和合作。姜教授对本书的写作和完成予以极大的鼓励、参与和支持。没有他们的帮助，这本书是难以完成的。在此谨向所在的工作科室全体创伤骨科同仁表示诚挚的谢意。

　　回顾本书的写作过程，笔者颇有"如临深渊、如履薄冰"的感觉。总担心我们的一些不够成熟的观点给读者带来误导，故而对于书中的每一观点都尽量做到查阅文献、字出有据。如无文献出处，就在医院病案室查阅或在科室临床病例随访库中回顾，力争每一个病例都有完整的临床资料和结果。但我仍然诚惶诚恐，总觉自己在临床实践中也常存有诸多疑惑和失败，这本书能否为读者带来提高仍不确定。

　　在本书出版之前，带着从事肩关节外科多年

来的问题和疑惑，我请教了我国骨科学老前辈和医学教育家冯传汉教授。我问冯老："满意的治疗是什么？是当患者的最大期望和医生的治疗目标相一致吗？"冯老教导我说："在符合医疗法规的前提下，医生的计划治疗目标与病员的最大愿望结果相吻合时，应该是合理结果。"

冯老为什么不把合理治疗结果定为"满意"治疗结果呢？我醒悟到：患者的满意，仅限于当时的医疗水平，若干年后看来，不一定就合理。骨科治疗的历史提醒我们：不断地总结和探索，努力追求在合理中前进。在五十多年前，坚强内固定是公认的骨折的治疗原则，也有过诸多成功的治疗结果。与管型石膏固定治疗长骨骨折的年代相比，这样的治疗效果在当时是非常令人满意的。但在今天，生物学固定理论、闭合复位与微创固定骨折的理念逐渐发展和完善，并经过临床实践与总结证明更加合理有效。因此，任何一项临床技术只可能在某个阶段、当时的认知体系中被认为是"满意的"。但在若干年后，却不一定

那么合理。我赞叹冯老的博学，更敬佩冯老的严谨和明慧，应该说合理治疗是需要不断追求和探索的。我们正是由于希望让肱骨近端骨折的外科治疗更合理，才斗胆亮出我们的观点和经验，为同道搭建一个探讨平台，目的是共同提高。正如著名科学家爱因斯坦所说："我们的物理学理论就像一座正在建造的大厦，看起来是那么宏伟，但总是在建造中。或许这些在若干年后看来，又是那么的渺小"。或许若干年后，本书中的内容看起来会"谬误百出"，但这也同时激励笔者继续学习实践，努力提高。因本书的主体是对临床经验的总结，不少观点尚有待改进和提升。至于各种细节，更是有见之不广、挂一漏万之嫌。还请广大同道批评斧正。

付中国

2013 年 11 月

目　录

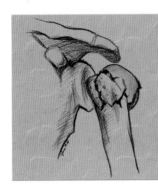

第1章

肱骨近端骨折手术治疗概述

肱骨近端骨折在创伤骨科的临床工作中十分常见。据统计，其发生率占全身所有骨折的4%～6%，在所有累及肱骨的骨折中占到近一半。该病的发病在年龄上有两个高峰：一个是30岁左右，此类患者骨折多为高能量损伤，常常合并其他类型的骨折或脏器损伤。另外一个年龄高峰是60岁以上的患者，尤以老年女性患者为多。最新的研究表明：在肱骨近端骨折人群中，60岁以上的患者占70%，且该年龄组的发病率在近30年内增长了近3倍。老年人肱骨近端骨折的发病率高的主要原因是骨质疏松导致骨质强度降低。骨质疏松和摔倒是导致该部位骨折两个独立的危险因素。

肩关节功能的好坏极大地影响着人们的生活质量。该部位骨折外科治疗一直以来在不断地改进，并逐渐地被骨科医生重视。

近年来随着锁定加压接骨板，尤其是解剖型接骨板的出现，以往一些诸如经皮穿针、Ender钉联合张力带钢丝捆绑、角钢板、双三分之一管型钢板等治疗手段现已很少采用。新近出版的《骨折治疗的AO原则》（第2版扩展版）(*AO principle of Fracture Management, 2nd expanded edition*) 中，已经不再推荐采用三叶草或T形接骨板治疗肱骨近端骨折，转而强调具有角度稳定性的锁定接骨板。同时，随着硫酸钙人工骨颗粒和液体骨的临床应用，使得合并严重骨质疏松的患者也能获得比较满意的固定和早期的功能康复。但是，术后并发症的概率和肩关节力量及活动度的恢复效果却仍然不十分理想。这意味着无论是手术治疗还是术后的康复锻炼，都有很长的路要走。

肱骨近端骨折的治疗长期以来都存在手术和非手术治疗的选择争议，并没有单一的治疗方法或原则被证明是普遍有效的。在诸多文献中对非手术或手术治疗的结果均有论述，非手术治疗对于老年患者肱骨近端三部分骨折可能更为可取，特别是老年患者的外翻嵌插型骨折。即使是手术治疗，也存在着经皮穿针、有限切开固定、锁定接骨板固定等多种争议。由于肱骨近端结构是肩关节的重要组成部分，其结构的破坏和改变对肩关节的功能影响起着重要的作用，特别是骨折损伤后的重要骨组织复位不良或破坏大导致的伤后头坏死、塌陷，以及肩关节的动力系统肩袖及参与肩关节功能活动的协同肌组织和拮抗肌组织，因外科修复原因而失去正常功能。导致上述结果的原因除外科修复技术外，还有固定材料的合理有效性，这也说明肱骨近端骨折的手术治疗及治疗方法还有着很多需要进一步解决的问题。

当肱骨近端发生骨折时可形成4个主要的骨折块（图1-1），即肱骨头、大结节、小结节和肱骨干。大结节与冈上肌、冈下肌和小圆肌附着，小结节附着于肩胛下肌，肱骨干近端有胸大肌附着。

Neer根据这4个解剖性骨折块中每一块的移位和成角程度，建立了肱骨近端骨折的分型系统。与之相应的还有Müller AO/OTA分类。这两种分类均得到全球医生的广泛认可并使用。其意义在于它们较准确地描述出骨折的特点和规律。在肱骨近端骨折分型的理解中，一定不要忘记分型中的各部骨组织不是单一的存在，而是各有重要的生理解剖相关结构，直接影响着术后功能恢复，因此骨折的治疗也是围绕着如何合理、准确地完成修复来进行的。

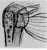

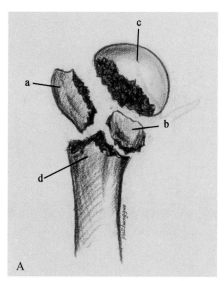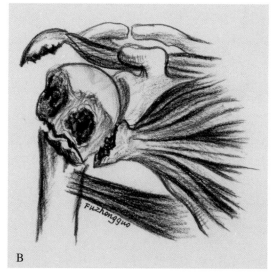

图 1-1　肱骨近端解剖

A．a．大结节，b．小结节，c．肱骨头，d．肱骨干；B．肱骨近端 4 个骨折块及其软组织附着

第一节　肱骨近端骨折钢板螺钉内固定

一、锁定和非锁定钢板螺钉固定

切开复位、钢板内固定是目前治疗肱骨近端骨折的首选方案。但钢板治疗肱骨近端骨折也是呈"螺旋形"上升的趋势，其间不乏困惑与失败。Neer 在 1970 年系统回顾了 300 例肱骨近端骨折的临床结果，并提出了 Neer 分型。其原文显示，对三、四部分骨折采用钢板治疗的效果并不理想。其主要原因与普通钢板加上松质骨螺钉固定肱骨头后螺钉穿出、内固定失败、骨折再移位相关。此后的三十年间，肱骨近端钢板的设计逐渐从单一的长直型钢板发展出 T 形钢板及三叶草形钢板。上述钢板的构型可以使得松质骨螺钉从多个角度固定肱骨头及大、小结节。但由于松质骨螺钉对合并骨质疏松的肱骨头仍缺乏把持力（图 1-2A），故而在 2003 年之前的临床研究中，年龄是影响钢板固定肱骨近端骨折术后疗效的主要因素。

为了解决非锁定应用中的诸多问题，具有角度稳定性的锁定钢板被应用于临床。锁定钢板能够较好地固定易于松动骨折的碎骨块，特别是骨质疏松的骨折块。并通过螺钉与钢板之间的锁定，使其对肱骨近端的多个骨折片进行整体固定。随着临床应用和对肱骨近端骨性解剖研究的深入，具有解剖学贴合作用（钢板近端匹配大结节外侧壁、锁定螺钉的方向和结构、钢板外侧孔固定撕脱的连带肩袖的腱骨组织）的锁定钢板已被广泛使用（图 1-2B），并取得了较好的临床效果。

非常有代表性的是肱骨近端内固定锁定系统（proximal humerus internal locking system，PHILOS），其近端的缝线孔使钢板发挥最大的效能。临床应用中一定要合理应用缝线，使其通过缝线孔去固定钢板固定不到的小结节及肩袖等重要组织（图 1-3）。

二、经皮穿针固定法

经皮穿针治疗肱骨近端骨折一度是该疾病的首选治疗方法。经皮穿针技术在 1940 年由 Gurb 提出。将 3 ～ 4 根 2.0mm 或 2.5mm 螺纹克氏针以不同角度斜行打入肱骨头内，将移位的大结节、外科颈进行固定（图 1-4）。在此后的近半个世纪里，诸多学者对经皮穿针的手术技术和治疗效果做了大量的研究。由于经皮穿针技术创伤较小，螺纹克氏针的固定方向和角度可以根据骨折的"个性"调整，加上 20 世纪中后期

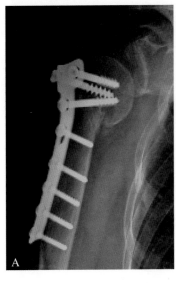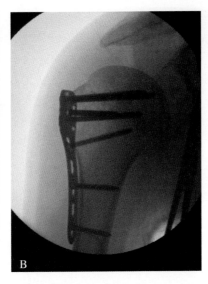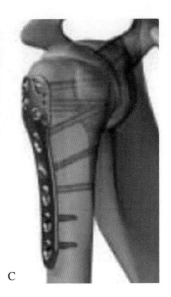

图 1-2　普通钢板和锁定钢板螺钉固定肱骨近端骨折

A. 普通钢板螺钉；B、C. 锁定钢板螺钉

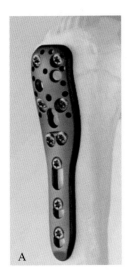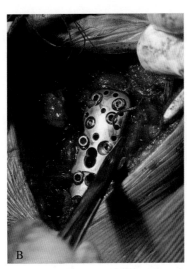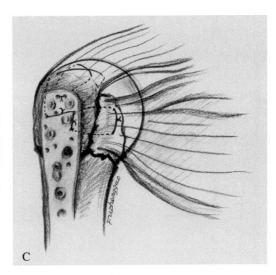

图 1-3　钢板缝线

A. 钢板缝线孔合理分布在钢板周围；B. 缝线的应用情况；C. 钢板缝线示意图

（60—80 年代）钢板技术尚不成熟，使得经皮穿针技术得到了广泛的应用。但经皮穿针技术对肱骨近端骨折的闭合复位有较高的要求，且医生和患者在手术时均需要接受较大剂量的放射线照射。同时，后期退针、针道感染、内固定位置丢失等问题也随着该技术的大量应用而浮出水面。结合近几年的文献报道，经皮穿针技术的应用已逐渐减少。诚然，作为一种被应用了五十年以上的外科技术，该技术目前多用于切开复位内固定

术中临时固定肱骨头的过渡性技术，而并非最终治疗（最终治疗目前多为锁定钢板或髓内钉）。经皮穿针手术应用减少的另一原因为肱骨近端疾病谱的改变。由于中老年患者增多，数根螺纹克氏针在骨质疏松的肱骨头内固定的作用大大下降，也影响了该手术技术的应用，临床上还是要因病施治。对于体弱多病、不能承受较大手术创伤的患者，如果一定需要固定，应用经皮穿针治疗肱骨近端骨折是可选的合理方法。

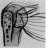

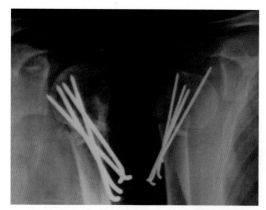 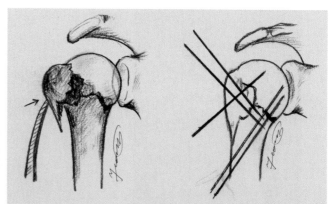

图 1-4　闭合复位，应用经皮穿针交叉内固定（简单骨折，可闭合复位的肱骨近端骨折）

三、单纯螺纹加压空心钉固定

单纯螺钉治疗肱骨近端骨折目前只适用于两部分骨折。对大结节或小结节骨折使用空心螺钉固定可获得满意的临床疗效（该固定方法主要针对大、小结节骨折）（图 1-5）。

该类骨折固定力求解剖复位，因为大结节本身附着肩袖，同时它的高低直接影响肩峰下间隙的状况，最终影响肩关节功能，因此不要片面地追求微创手术致使大结节复位不良。在闭合复位或微创手术复位不良的情况下，应该选择切开复位内固定。

四、带锁髓内钉固定和 Ender 钉联合张力带法

肱骨近端骨折的髓内固定的历史相对于钢板螺钉及经皮穿针固定而言较短，但近年来发展较快。2000 年，骨折髓内固定的大师 Rush（Rush 棒和 Rush 钉的发明人）报告了使用 Rush 钉（部分病例采用 Ender 钉）结合张力带对肱骨近端复杂骨折进行治疗（图 1-6A）的临床结果。由于 Ender 钉具有较好的弹性及内固定刚度，此法对于外科颈的骨折具有很好的维持作用。与此同时，肱骨近端髓内钉已经完成了实验

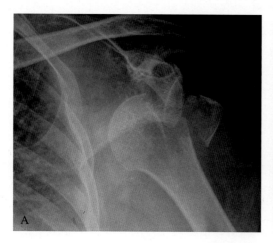 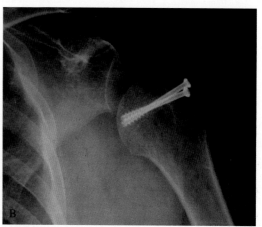

图 1-5　对单纯肱骨大结节骨折行空心钉内固定

A. 骨折 X 线；B. 空心钉内固定

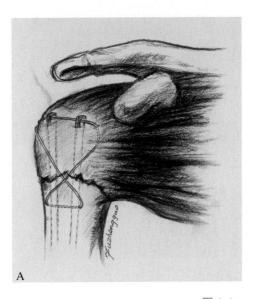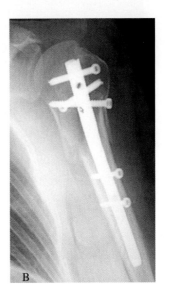

图 1-6

A．用 Ender 钉联合张力带进行髓内固定；B．髓内钉内固定

室的生物力学评估。在与早期的非锁定钢板和角钢板的比较中，由于"中心性固定"的力学优势，肱骨近端交锁髓内钉在抗轴向压缩及剪切力方面略优于普通钢板，但与锁定钢板相比，抗扭转力略差。随着 2001 年 Polarus 肱骨近端髓内钉治疗骨折的临床报告发表，新一代髓内钉（用于干骺端骨折）治疗肱骨近端骨折开启了新的篇章。结合近年来的文献报告，无论是 Stryker 公司、Accumed 公司的 Polarus 髓内钉，还是 AO Sythesis 公司的肱骨近端髓内钉（proximal humeral nail,PHN），在治疗两部分外科颈骨折中均取得了良好的疗效。但在多中心随机对照的临床研究中，两部分外科颈骨折髓内钉的疗效已与钢板相当，但对于三部分或四部分骨折，髓内钉的治疗效果还不尽如人意（图 1-6A）。作者应用髓内钉成功地完成 13 例肱骨近端 Neer 分型两部分和三部分骨折（图 1-6B）。相信随着内固定髓内钉的不断改进，将来会有更大的应用前景。

五、外固定架固定

外固定架治疗肱骨近端骨折的报道较少。目前在临床上多应用于肩部的开放骨折或少年儿童的外科颈骨折。1987 年，Kristiansen 等对外固定架治疗肱骨近端骨折的手术技术及临床疗效进行了详细叙述。由于腋神经在三角肌内走行的解剖学特点，经肱骨头通过多枚 Shanz 钉多角度固定肱骨头具有较大的神经损伤的风险，故而外固定架多被用于肱骨外科颈骨折。通过对肱骨头内 Schanz 钉的角度调整和撬拨，可对肱骨头的移位进行复位。但同时，由于经三角肌打入 Shanz 钉，术后肩关节上举、外展功能锻炼均受到一定限制。

应用外固定架可以有效地避开骨骺，通过 Shanz 钉或克氏针有效固定，不影响儿童骨骼的生长发育（图 1-7）。手术应该在透视监测下进行，以避免不必要的损伤。

第二节 肱骨近端骨折关节置换治疗的演进与发展

自 Neer 在 20 世纪 50 年代成功地将肩关节假体运用于临床，到现在多种设计理念的假体在全球范围被广泛采用。在随后的五十多年的时间里，人工肩关节的发展经历了三个阶段。第一阶段是 Neer 设计的 Neer 型假体。这包括 1951 年问世的 Neer Ⅰ 型假体和 1973 年报道的 Neer Ⅱ 型假体。1951—1980 年很多肩关节假体问世，其中包括最早的反置式肩关节假体 Liverpool，

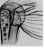
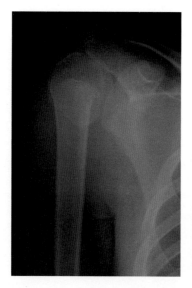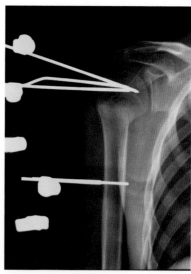

图 1-7　对肱骨近端骨折采用外固定架治疗

但均因高达 30% ～ 50% 的失败率而引发了诸多肩关节专家的反思。第一代的半肩关节假体采用的是肱骨头和假体柄一体化设计。针对不同的患者在假体型号的选择上有一定难度。在早先几年，在中国市场上还可见到德国 Link 公司生产的一体化假体。笔者所在的单位应用该类假体对肱骨近端肿瘤和复杂骨折的患者进行治疗，并取得了一定的疗效（图 1-8）。

人工肩关节发展的第二个阶段是 1980—1990 年。这一代的肩关节假体在设计上与第一代假体最大的区别在于将一体化的肩关节假体改为组件式假体，为术者提供了更加灵活的应用选择，同时可纠正术者的操作误差，使置换的假体更加接近损伤前的解剖状态。置入前常常可以通过相应公司的产品根据个体患者的生理解剖形状选配合适的假体。现在国内外半肩关节置换治疗肱骨近端骨折采用的假体多为此类型的假体（图 1-9）。第二代肩关节假体的另一个改进是将肱骨头假体的设计改进为偏心型设计和同心型设计（图 1-10）。组件型肩关节假体的缺点包

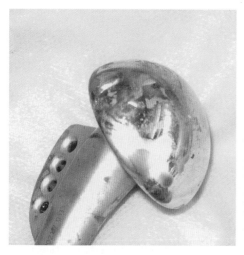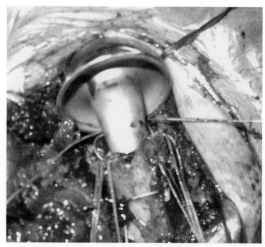

图 1-8　一体化假体（Link 公司），特点是假体肱骨头和柄为一体，同时大小的选择为大、中、小三型。常应用在骨肿瘤的治疗上。创伤骨科也可用，价格较低

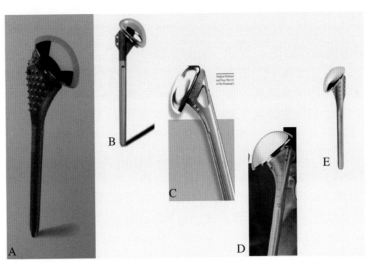

图 1-9　图中由左至右依次为：**A. Anatomical Shoulder** 假体（**Zimmer** 公司），**B. Bigliani-Flatow** 假体（**Zimmer** 公司），**C. Aequalis** 假体（**Tornier** 公司），**D. Globle Fx** 假体（**Depuy** 公司），**E. Reunion** 假体（**Stryker** 公司）

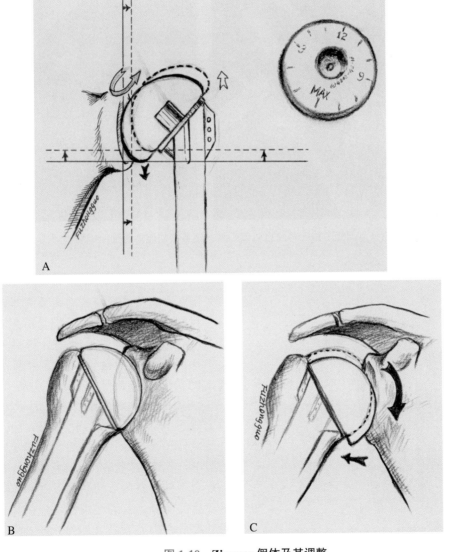

图 1-10　**Zimmer** 假体及其调整

A．Zimmer 组合式假体；B、C．通过调节肱骨头偏心性假体，使其更加接近解剖形态

括：① 理论上存在头、柄分离的可能性；② 价格昂贵；③ 操作较为复杂。但只要术中严格操作，确保假体位置合适，并且擦净头座基底，保证无血液及残留碎屑嵌入，头、柄分离的发生率极低。

需要强调的是，平衡肩关节周围软组织张力是人工肩关节置换手术的关键，而无论是一体化的肩关节假体还是组件式假体，正确的假体放置位置和偏心距的选择是解剖重建的重要技术步骤。

图 1-9 中介绍的假体，目前在临床上应用较为广泛，特别是在创伤骨科领域的应用得到了较

好的疗效。

目前，在国际市场上，第三节代肩关假体——以 Aequalis 系列为代表的第三代颈干角可调式解剖型人工肩关节假体（图 1-11）已经在临床上应用。

另外，还有用于巨大肩袖损伤、肩关节极度不稳、人工肩关节翻修的反置式肩关节假体。反置式肩关节假体在国内应用较少（图 1-12），图 1-13 显示的是一例肩部损伤后的会诊病例。患者，男，67 岁，肩部严重疼痛和功能障碍。患侧三角肌功能正常，无明显手术禁忌证。对本病

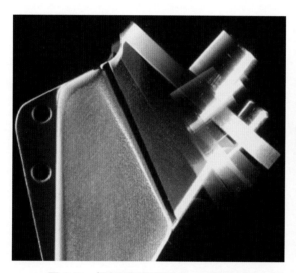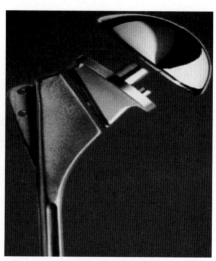

图 1-11　解剖型可调颈干角，可调后侧偏心距，使置换的假体更加接近解剖形态

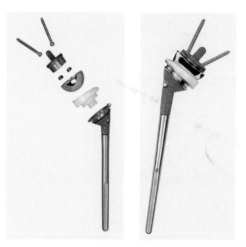

图 1-12　针对需要肩关节置换同时伴有无法修复的肩袖损伤的患者的 Zimmer 反置式肩关节假体（前提是患侧三角肌功能正常）

例采用人工肩关节反置式肩关节假体较为合理。

我们在门诊随访肱骨近端骨折患者时，无论是保守治疗的患者还是经过外科手术，80% 以上的患者在恢复到最佳临床结果前，均有不同程度的功能障碍和疼痛主诉，并需要较长时间（3 ～ 6 个月）的功能锻炼。老百姓对肩部疾病最为熟悉的名词是“肩周炎”和“五十肩”。无论是讹传还是误诊，可见肩关节在无明显外伤的情况下已有诸多问题存在，更何况骨折后，尤其是复杂骨折后肩关节的功能障碍和疼痛的程度及治疗后的功能恢复的艰难性可想而知。作为人体活动度最大的关节，肩关节骨折的治疗虽然几经往复，但仍然存在诸多问题。在这个信息爆炸的

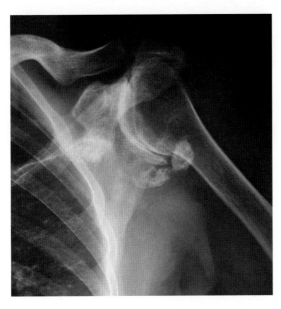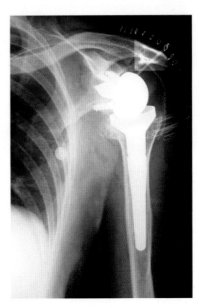

图 1-13　对患者进行人工肩关节反置式肩关节假体

时代，我们需要思考这个问题："对于肱骨近端骨折，我们应该如何认识？"

从本章起，我们根据自己的"学习曲线"和对临床工作的经验总结，逐一将肱骨近端骨折这每一位骨科医生都曾诊治、但也经历过困惑的"黑匣子"打开，对其中的困惑进行探讨，以减少疾病治疗道路上的障碍。

（付中国　姜保国）

参考文献

1. Kristiansen B, Barfod G, Bredesen J, et al. Epidemiology of proximal humeral fractures. Acta Orthop Scand, 1987, 58 (1): 75-77.

2. Palvanen M, Kannus P, Niemi S, et al. Update in the epidemiology of proximal humeral fractures. Clin Orthop Relat Res, 2006, 442: 87-92.

3. Kannus P, Palvanen M, Niemi S, et al. Rate of proximal humeral fractures in older Finnish women between 1970 and 2007. Bone, 2009, 44 (4): 656-659.

4. DeFranco MJ, Brems JJ, Williams GR Jr, et al. Evaluation and management of valgus impacted four-part proximal humerus fractures. Clin Orthop Relat Res, 2006, 442: 109-114.

5. Jakob RP, Miniaci A, Anson PS, et al. Four-part valgus impacted fractures of the proximal humerus. J Bone Joint Surg Br, 1991, 73 (2): 295-298.

6. Neer CS 2nd. Displaced proximal humeral fractures: Part Ⅱ. Treatment of three-part and four-part displacement. J Bone Joint Surg Am, 1970, 52 (6): 1090-1103.

7. Paavolainen P, Björkenheim JM, Slätis P, et al. Operative treatment of severe proximal humeral fractures. Acta Orthop Scand, 1983, 54 (3): 374-379.

8. Zyto K, Ahrengart L, Sperber A, et al. Treatment of displaced proximal humeral fractures in elderly patients. J Bone Joint Surg Br, 1997, 79 (3): 412-417.

9. Adedapo AO, Ikpeme JO. The results of internal fixation of three-and four-part proximal humeral fractures with the Polarus nail. Injury, 2001, 32 (2): 115-121.

10. Sanchez-Sotelo J. Proximal humerus fractures. Clin Anat, 2006, 19 (7): 588-598.

11. Mauro CS. Proximal humeral fractures. Curr Rev

Musculoskelet Med, 2011, 4 (4) : 214-220.

12. Brunner F. Sommer C, Bahrs C, *et al*. Open reduction and internal fixation of proximal humerus fractures using a proximal humeral locked plate: A prospective multicenter analysis. J Orthop Trauma, 2009, 23 (3) : 163-172.

13. Solberg BD, Moon CN, Franco DP, *et al*. Locked plating of 3-and 4-part proximal humerus fractures in older patients: The effect of initial fracture pattern on outcome. J Orthop Trauma, 2009, 23 (2) : 113-119.

14. Solberg BD, Moon CN, Franco DP, *et al*. Surgical treatment of three and four-part proximal humeral fractures. J Bone Joint Surg Am, 2009, 91 (7) : 1689-1697.

15. Olerud P, Ahrengart L, Ponzer S, *et al*. Internal fixation versus nonoperative treatment of displaced 3-part proximal humeral fractures in elderly patients: A randomized controlled trial. J Shoulder Elbow Surg, 2011, 20 (5) : 747-755.

16. Gurd FB. A simple effective method for the treatment of fractures of the upper two-thirds of the humerus. Am J Surg, 1940, 47 (2) : 443-453.

17. Chen CY, Chao EK, Tu YK, *et al*. Closed management and percutaneous fixation of unstable proximal humerus fractures. J Trauma, 1998, 45 (6) : 1039-1045.

18. Kocialkowski A, Wallace WA. Closed percutaneous K-wire stabilization for displaced fractures of the surgical neck of the humerus. Injury, 1990, 21 (4) : 209-212.

19. Rowles DJ, McGrory JE. Percutaneous pinning of the proximal part of the humerus an anatomic study. J Bone Joint Surg Am, 2001, 83 (11) : 1695-1699.

20. Fenichel I, Oran A, Burstein G, *et al*. Percutaneous pinning using threaded pins as a treatment option for unstable two-and three-part fractures of the proximal humerus: A retrospective study. Int Orthop, 2006, 30 (3) : 153-157.

21. Ring D. Current concepts in plate and screw fixation of osteoporotic proximal humerus fractures. Injury, 2007, 38 (Suppl 3) : S59-68.

22. Ruch DS, Glisson RR, Marr AW, *et al*. Fixation of three-part proximal humeral fractures: A biomechanical evaluation. J Orthop Trauma, 2000, 14 (1) : 36-40.

23. Koval KJ, Blair B, Takei R, *et al*. Surgical neck fractures of the proximal humerus: A laboratory evaluation of ten fixation techniques. J Trauma, 1996, 40 (5) : 778-783.

24. Hessmann MH, Hansen WS, Krummenauer F, *et al*. Locked-plate fixation and intramedullary nailing for proximal humerus fractures: A biomechanical evaluation. J Trauma, 2005, 58 (6) : 1194-1201.

25. Nolan BM, Kippe MA, Wiater JM, *et al*. Surgical treatment of displaced proximal humerus fractures with a short intramedullary nail. J Shoulder Elbow Surg, 2011, 20 (8) : 1241-1247

26. Iacobellis C, Serafini D, Aldegheri R. PHN for treatment of proximal humerus fractures: Evaluation of 80 cases. Chir Organi Mov, 2009, 93 (2) : 47-56.

27. Hutchinson PH, Bae DS, Waters PM. Intramedullary nailing versus percutaneous pin fixation of pediatric proximal humerus fractures: A comparison of complications and early radiographic results. J Pediatr Orthop, 2011, 31 (6) : 617-622.

28. Konrad G, Audigé L, Lambert S, *et al*. Similar outcomes for nail versus plate fixation of three-part proximal humeral fractures. Clin Orthop Relat Res, 2012, 470 (2) : 602-609.

29. Kristiansen B, Kofoed H. External fixation of displaced fractures of the proximal humerus. Technique and preliminary results. J Bone Joint Surg Br, 1987, 69 (4) : 643-646.

30. Zhang J, Ebraheim N, Lause GE. Surgical treatment of proximal humeral fracture with external fixator. J Shoulder Elbow Surg, 2012, 21 (7) : 882-886.

肱骨近端骨折的外科治疗

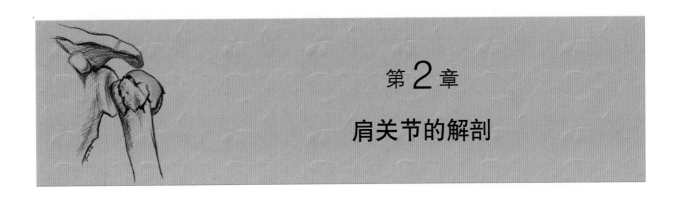

第2章

肩关节的解剖

肩关节是上肢非负重关节，其稳定性不如髋关节，但却具有极大的活动度。肩关节的活动有三个维度：前屈后伸、内收外展和内旋外旋。肩胛骨、锁骨和肱骨构成了肩关节的骨性结构，它们之间依靠胸锁关节、肩锁关节和盂肱关节组成连接。参与肩关节活动的肌肉共有 17 块，分为肩内在肌和肩外在肌。肩内在肌使肱骨相对于肩胛骨产生活动，肩外在肌使上肢相对于躯干活动。

第一节　骨性结构

一、锁骨

锁骨是连接上肢和躯干的唯一支架，从正面观察锁骨外形近似于直线，而从上面观察呈"S"形。锁骨外 1/3 横截面呈扁平状，与肩峰连接构成肩锁关节。锁骨中 1/3 骨皮质较厚，呈管状，能承受较大应力，对下方的血管和神经起保护作用。锁骨内 1/3 呈菱形，与胸骨构成胸锁关节。

二、肩胛骨

肩胛骨是一个三角形的扁骨，贴于胸廓后上方，介于第 2 ~ 7 肋间。肩胛冈位于肩胛骨后面，将肩胛骨背面分为冈上窝和冈下窝（图2-1）。肩胛冈向外移行为肩峰，它与锁骨构成肩锁关节。喙突位于肩胛骨前外侧，其上分别附着喙肩韧带、喙肱韧带、斜方韧带和锥状韧带。喙肩韧带起自喙突外上方，止于肩峰，连接喙突和肩峰共同构成喙肩弓（图2-2）。喙肱韧带起自喙突基底，向外走行于冈上肌腱和肩胛下肌腱之间，止于肱骨大结节。斜方韧带和锥状韧带合称为喙锁韧带，连接喙突和锁骨外侧。喙突也是喙肱肌和肱二头肌短头的起点。另外，胸小肌起

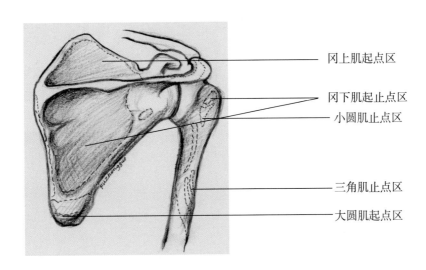

图 2-1　肩关节骨性结构，图示虚线部分为肩部部分肌肉的起止点

冈上肌起点区

冈下肌起止点区
小圆肌止点区

三角肌止点区

大圆肌起点区

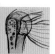

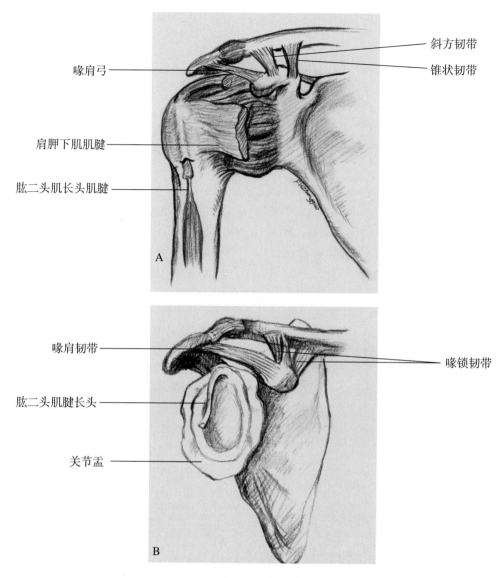

斜方韧带

锥状韧带

喙肩弓

肩胛下肌肌腱

肱二头肌长头肌腱

A

喙肩韧带

肱二头肌腱长头

关节盂

喙锁韧带

B

图 2-2　肩关节韧带

A．肩关节囊和部分韧带结构；B．肩关节盂和部分韧带

自胸廓，止于喙突内下缘。

关节盂是肩胛骨外侧角上的蝶形突起（图 2-2B），位于肩峰下和喙突外侧。关节盂上下方各有一粗糙隆起，分别称为盂上结节和盂下结节，分别是肱二头肌和肱三头肌长头的起点。肩胛上切迹位于肩胛骨上缘、喙突内侧，内侧有肩胛上神经通过。

三、肱骨

肱骨是上肢的长管状骨。上端是肱骨头，表面覆盖软骨，与肩胛骨关节盂构成盂肱关节。肱骨头周围环形缩窄的部位是解剖颈。解剖颈外侧和前方各有一隆起，分别为大结节和小结节。两结节间的纵沟称结节间沟，内有肱二头肌长头肌腱通过。大结节上有上、中、下压迹，分别为冈上肌、冈下肌、小圆肌肌腱的附着点。小结节处有肩胛下肌肌腱附着。大、小结节向下分别延续为大、小结节嵴。位于外侧的大结节嵴是胸大肌的止点，内侧的小结节嵴是背阔肌和大圆肌的止点。肱骨上端与体交界处稍细，称为外科颈，是肱骨近端骨折的好发部位。肱骨干中部外侧面有三角肌粗隆，是三角肌的止点（图2-3）。

成人肱骨头半径为2.2～2.5cm，冠状面上颈干角约为135°，掌握这个角度对骨折复位有帮助。肱骨头的最顶点距离大结节上方约为8mm，在骨折复位或假体置换术大、小结节复位固定中，保持肱骨头最顶点距离大结节上方约8mm就会有较好的功能结果。肱骨近端颈干角为130°～150°，肱骨头相对于肱骨远端髁间连线有25°～40°后倾角，骨折复位或假体置换手术中的角度安置需要严格按照角度范围实施，以确保术后功能正常（图2-4、2-5）。

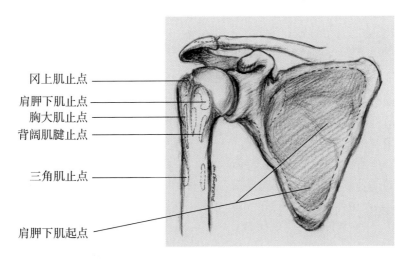

图 2-3　肩关节骨性结构。图示虚线部分为肩部部分肌肉的起止点

（图2-3左侧标注，从上到下）
冈上肌止点
肩胛下肌止点
胸大肌止点
背阔肌腱止点
三角肌止点
肩胛下肌起点

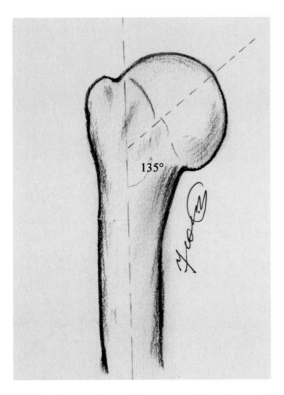

图 2-4　肱骨近端颈干角，肱骨近端颈干角为130°～150°

135°

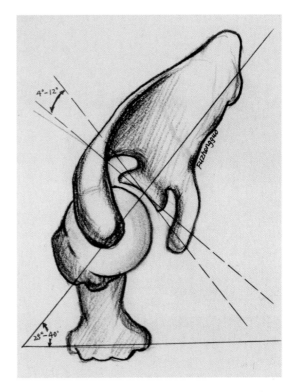

图 2-5　肱骨头后倾角，肱骨头后倾角为25°～40°

4°-12°

25°-40°

要点提示：

　　冠状面上颈干角约为135°，肱骨头最顶点距离大结节上方约为8mm。肱骨头相对于肱骨远端髁间连线内外上髁连线有25°～40°的后倾角。肩胛骨体相对于冠状面前倾约40°，同时关节盂相对于肩胛骨体有4°～12°后倾。盂肱关节的倾角对于影像、修复重建和康复有重要意义。

第二节　关节结构

　　肩关节的活动由四个关节共同参与构成，包括盂肱关节、胸锁关节、肩锁关节和肩胛胸壁关节。前三个关节是真正的滑膜关节，由关节面、关节囊、关节腔组成。肩胛胸壁关节没有关节面和关节囊，不是真正的关节。肩胛骨由肌肉连接附着在胸壁后上方，使其产生活动。大约2/3的肩上举活动来自盂肱关节，1/3来自肩胛胸壁关节。

一、盂肱关节

　　盂肱关节由肱骨头和肩胛骨关节盂组成，是多轴球窝关节。关节盂仅能容纳肱骨头的25%～30%，因此仅有很小的骨性稳定性。这种关节结构增加了肩关节的运动幅度，但同时减少了稳定程度。因此，盂唇、关节囊和韧带以及关节周围的肌肉对肩关节的稳定性起了重要作用。盂唇是连接在关节盂缘的纤维软骨环，它增加了关节盂50%的深度。关节囊附着于关节盂的周缘及肱骨解剖颈，关节囊的滑膜层可膨出，形成滑液鞘或滑膜囊，以利于肌腱活动。肱二头肌长头肌腱就在结节间滑液鞘内穿过关节。关节囊上壁有喙肱韧带，从喙突根部至肱骨大结节前面；关节囊的前壁和下壁也增厚形成三条韧带，分别是盂肱上、中、下韧带，以增加关节的稳定性（图2-6）。

　　盂肱关节周围也存在很多滑囊。其中，肩峰下和三角肌下滑囊最为重要，位于喙肩弓和肩袖之间，可减少肱骨头活动时的摩擦（图2-7）。

　　盂肱关节为全身最灵活的关节，可作三轴运动，即冠状轴上的屈和伸，矢状轴上的收和展，垂直轴上的内旋、外旋和环转运动。大约2/3的肩上举活动来自盂肱关节，另外1/3来自肩胛胸

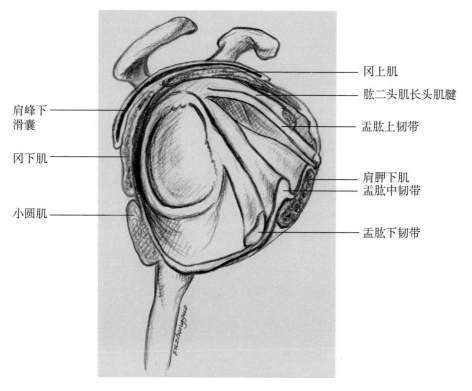

图2-6　肩关节囊及肩袖结构

冈上肌
肱二头肌长头肌腱
盂肱上韧带
肩胛下肌
盂肱中韧带
盂肱下韧带
肩峰下滑囊
冈下肌
小圆肌

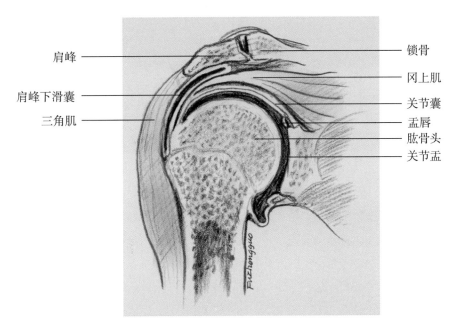

图 2-7　肩峰下关节囊、滑液鞘或滑膜囊

壁关节和其他关节及脊柱的活动。

二、胸锁关节

胸锁关节由锁骨的胸骨端与胸骨的锁切迹及第1肋软骨的上面构成，属于多轴关节，是上肢与躯干相连的唯一关节。关节囊坚韧，由胸锁前、后韧带，以及锁间韧带、肋锁韧带等囊外韧带加强。囊内有纤维软骨构成的关节盘，将关节囊分为外上和内下两部分。关节盘使关节头和关节窝相适应，由于关节盘下缘附着于第1肋软骨，所以能阻止锁骨向内上方脱位。胸锁关节允许锁骨外侧端向前、向后的运动角度为20°～30°，向上、向下的运动角度约为60°，并可绕冠状轴作微小的旋转和环转运动。胸锁关节的活动度虽小，但以此为支点扩大了上肢的活动范围。

三、肩锁关节

肩锁关节由锁骨的肩峰端与肩峰的关节面构成，属于平面关节，是肩胛骨活动的支点，起支撑和稳定的作用（图2-8）。关节的上方有肩锁韧带加强，关节囊和锁骨下方有坚韧的喙锁韧带连于喙突，锁骨远端与肩胛骨的稳定主要来源于肩锁韧带和喙锁韧带，喙肩韧带与关节囊起维护肩关节的稳定作用（图2-9）。囊内关节盘常出现于关节上部，部分地分隔关节，关节活动度小。

肩锁关节的不稳定直接影响到肩关节的活动功能。肩锁关节虽然重要，但是临床中在肩锁关节炎疼痛久治不愈或肩锁关节损伤无法修复的情况下，可在能够保证喙锁韧带功能完整的前提下行锁骨远端切除术。

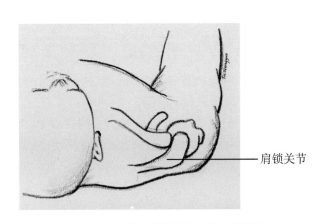

图 2-8　肩锁关节结构及与肩关节的关系

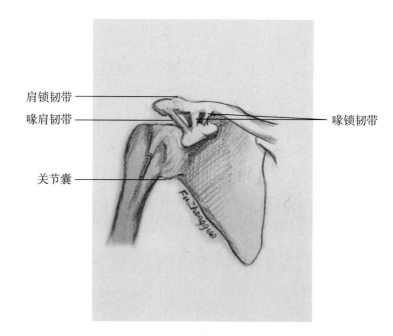

肩锁韧带

喙肩韧带

喙锁韧带

关节囊

图 2-9　喙锁韧带和喙肩韧带是肩关节稳定的重要结构

四、肩胛胸壁关节

肩胛胸壁关节是非滑膜关节，由宽扁呈三角形的肩胛骨覆盖在胸廓上，并由大的滑囊与胸廓相分离。其稳定性仅依赖于肩胛骨与胸廓的附着，肩胛骨平面与身体冠状面呈 45°。肩胛胸壁关节对盂肱关节的活动是一个补充，它大概参与了 1/3 的肩关节外展活动。

第三节　肌　肉

参与肩部活动的肌肉有 17 块，分为肩外在肌和肩内在肌。

肩外在肌是指起自中轴骨骼（胸廓和脊柱）、止于上肢带骨（肩胛骨和锁骨）或肱骨的肌肉，主要作用是稳定肩胛骨和锁骨，参与上肢活动。主要包括背阔肌和胸大肌等。

肩内在肌是指起自上肢带骨（肩胛骨和锁骨）、止于肱骨的肌肉。肩内在肌的主要作用是使肱骨相对于肩胛骨产生活动，使盂肱关节产生活动。主要包括三角肌、喙肱肌、肱二头肌、肱三头肌、大圆肌、小圆肌、冈上肌、冈下肌、肩胛下肌等。

肩袖：肩袖是指包绕在肱骨头周围的四块肌肉及其肌腱，包括冈上肌、冈下肌、小圆肌和肩胛下肌（图 2-10）。冈上肌跨过肱骨头上方，止于大结节上方。冈下肌和小圆肌位于肱骨后方，止于大结节，参与肩关节的外旋活动。肩胛下肌位于肱骨前方，止于小结节。

表 2-1　参与肩部活动的主要肌肉及其功能

前屈	三角肌、肱二头肌短头（外旋位）、喙肱肌、胸大肌
后伸	三角肌、背阔肌、大圆肌、肱三头肌长头（内旋位）
外展	三角肌、冈上肌、肱二头肌长头（外旋位）、肱三头肌长头（内旋位）
内收	胸大肌、背阔肌、肩胛下肌
外旋	冈下肌、小圆肌
内旋	背阔肌、胸大肌、肩胛下肌、三角肌、大圆肌
环转	三角肌、胸大肌、斜方肌、（大、小）菱形肌、前锯肌、背阔肌、大圆肌、小圆肌、胸小肌、肩胛提肌

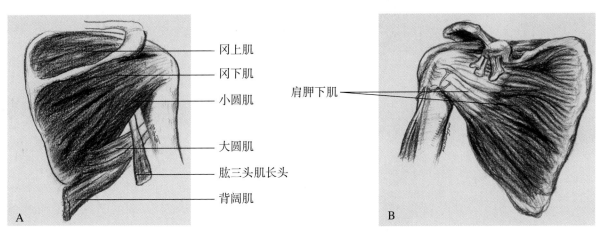

图 2-10　肩胛骨前后面肌肉示意图

A．肩胛骨背侧观，显示冈下肌和小圆肌等结构；B．肩胛骨前侧观，显示肌肉走行与肩的解剖关系

　　肩袖肌肉的作用主要是提供盂肱关节活动的动力和肱骨头的动态稳定性（图 2-11）。肩袖将

肱骨头稳定在关节盂中央并防止滑动，同时提供其旋转动力。肩袖提供 50% 上举力量和 90% 外旋力量。

　　肩关节活动是一个复杂的多关节和多肌肉参与的过程。例如在肩关节外展活动中，肩外在

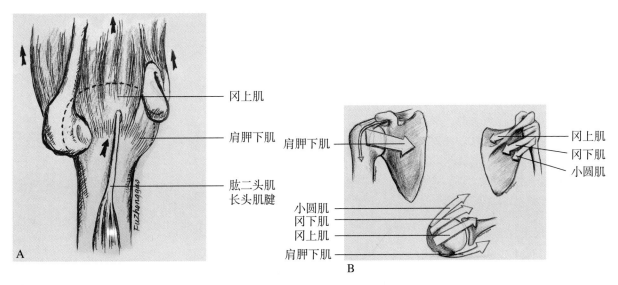

图 2-11　盂肱关节的动态稳定性主要由肩袖和肱二头肌长头提供

A．肩袖与肱二头肌肌腱的力学协同性；B．肩关节内在肌的作用机制

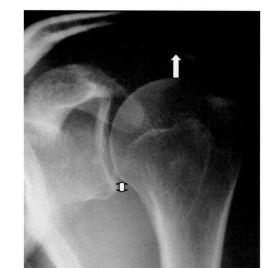

图 2-12　双箭头示肱骨头向上方移位，肩峰下间隙变窄（白箭头），提示可能存在肩袖损伤，必要时进行 MRI 检查

肌首先稳定肩胛骨。在三角肌的作用下，肱骨开始外展上抬，同时冈上肌、冈下肌等向内下牵拉肱骨头，使肱骨头稳定在关节盂内。当外展超过 90°时，肩胛骨在肩外在肌的作用下开始外旋，参与肩关节外展。

肩部肌肉也影响了骨折后成角和移位（图 2-13）。骨折后，冈上肌、冈下肌、小圆肌向后上方牵拉大结节。肩胛下肌向内侧牵拉小结节。三角肌、胸大肌、背阔肌和大圆肌则引起肱骨干的移位。

第四节　血管

肩关节血供丰富，由锁骨下动脉和腋动脉的分支供应。包括肩胛上动脉、胸肩峰动脉、肩胛下动脉以及旋肱前和旋肱后动脉。肩胛上动脉和旋肱后动脉分别与肩胛上神经和腋神经很近。

关于肱骨头的血供，研究较多的血管是旋肱前和旋肱后动脉，目前的看法为：

一、旋肱前动脉

Gerber C 等的研究发现，肱骨头大部分血供来自旋肱前动脉。旋肱前动脉发出弓状动脉，沿着结节间沟上行，从小结节进入肱骨头（少数

从大结节进入），供应肱骨头大部分血供（图 2-14）。随后的研究表明，旋肱后动脉在肱骨头血供上同样重要。它发出分支从大结节后内侧进入肱骨头，且分布范围并不比旋肱前动脉小。

肱骨头血管破坏，尤其是旋肱前动脉的外侧升支的破坏，可导致其所支配的肱骨头发生缺血（图 2-15、2-16）。临床上常常把小结节的损伤情况列为手术是否选择假体置换的重要指标之一。骨折后如果造成肱骨头血供破坏，常在 1～5 年内发生缺血性坏死，表现为肱骨头塌陷及畸形。

二、旋肱后动脉

虽然目前多数文献认为肱骨头血运主要来自于旋肱前动脉，但在 80% 的肱骨近端骨折中旋肱后动脉受到损伤，然而相应的肱骨头坏死率却相对较低，这提示我们肱骨头血供还存在着其他机制。Carolyn M 等通过尸体研究发现旋肱后动脉才是肱骨头的主要供血动脉（图 2-17）。研究

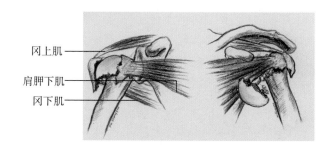

冈上肌
肩胛下肌
冈下肌

图 2-13　肱骨近端骨折时骨的移位情况

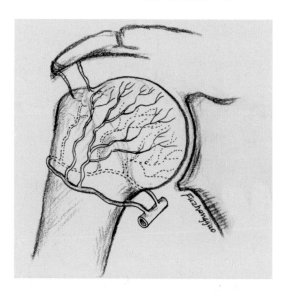

图 2-14　弓状动脉

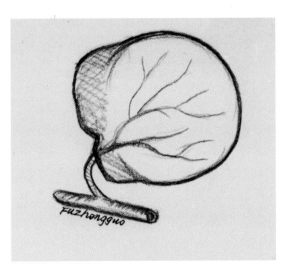

图 2-15 旋肱前动脉升支

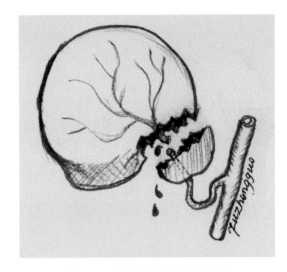

图 2-16 旋肱前动脉升支被破坏

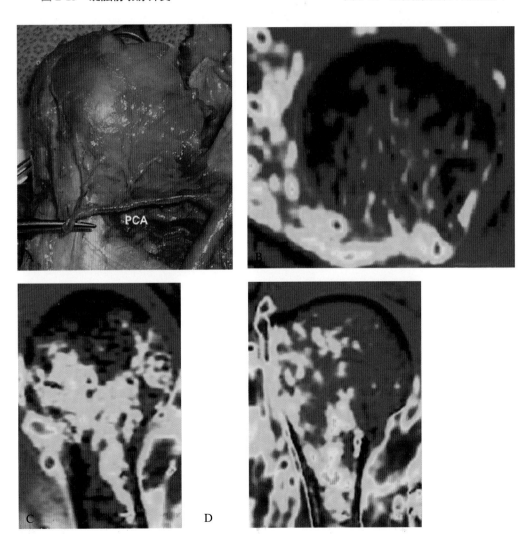

图 2-17 旋肱后动脉的解剖，可见供应肱骨头的数个穿支血管

图 B、C、D 分别显示轴位、矢状位和冠状位旋肱后动脉的肱骨头血供状况（以上图片均引用自：Carolyn M，Hettrich，Sreevathsa Boraiah，et al. Quantitative assessment of the vascularity of the proximal part of the humerus. J Bone Joint Surg Am，2010，92：943-948.）

使用了 12 具尸体，共 24 个肩关节，将尸体的一侧肩关节作为对照组，将另一侧肩关节的旋肱前动脉或旋肱后动脉结扎，将上臂的肱动脉结扎后向腋动脉注入钆造影剂，而后进行 MRI 检查，通过软件计算肱骨头的钆造影剂吸收率。研究发现旋肱后动脉供应了肱骨头血供的 64%，而旋肱前动脉只供应了 36%。这也就解释了旋肱前动脉损伤后肱骨头缺血坏死的发生率相对较低的原因。

目前认为肱骨近端骨折肱骨头缺血坏死发生率与以下因素相关：①肱骨头骨块连接的肱骨矩后内侧皮质长度是否大于 8mm；②内侧铰链结构连续性是否完整；③是否为解剖颈骨折。若以上三条全部具备，则肱骨头缺血坏死的发生率为 97%。而前两种因素正好与旋肱后动脉损伤相关。

第五节　神经

除了斜方肌外，参与肩部活动的肌肉都是由臂丛神经的分支支配。它由 C5～8 和 T1 前支组成，经前、中斜角肌间隙穿出，在锁骨后方向外下进入腋窝，行走于锁骨下动脉后上。

在前斜角肌外缘，C5～6 组成上干，C7 组成中干，C8～T1 组成下干。三干向外下，在锁骨中段，各干分成前、后两股。上、中干前股组成外侧束，下干前股为内侧束，三干的后股组成后束。三束分别走行在腋动脉内侧、外侧、后方。

根据发出部位，臂丛分为锁骨上分支和锁骨下分支。

一、锁骨上分支

多为行程较短的肌支。

1. 胸长神经　C5～7。沿胸侧壁前锯肌表面下行，分布于前锯肌和乳房外侧。如损伤胸长神经可致"翼状肩"。

2. 肩胛背神经　起自 C4～5。在肩胛骨内缘和脊柱间伴肩胛背动脉下行，支配菱形肌和肩胛提肌。

3. 肩胛上神经　起自 C5～6。起自臂丛上干，为混合性神经。从上干发出后斜向下外，经肩胛上切迹进入冈上窝，发出肌支支配冈上肌。继而伴肩胛上动脉向外侧绕肩胛冈外侧缘，经冈盂切迹进入冈下窝，发出肌支支配冈下肌。肩胛上神经在上述两切迹处容易发生卡压。感觉纤维分布于肩关节和肩锁关节。肩胛上切迹处最易受损。冈上肌、冈下肌、肩胛下肌、小圆肌共同组成肩关节旋转轴。冈上肌收缩时，使肱骨头在关节盂内稍向外滑动并固定，有利于三角肌的外展作用。冈上肌、冈下肌有主动外展肩关节及使肱骨头外旋的作用。

二、锁骨下分支

分别发自臂丛的 3 个束。行程多较长，分布广泛。

1. 肩胛下神经　起自 C5～7。支配肩胛下肌和大圆肌。

2. 胸内侧神经　起自 C8～T1。起自臂丛内侧束，与胸外侧神经的一支汇合，主要支配胸小肌。

3. 胸外侧神经　起自 C5～7。起自臂丛外侧束，穿锁胸筋膜，主要支配胸大肌。

4. 胸背神经　起自 C6～8。起自臂丛后束，分布于背阔肌。

5. 腋神经　起自 C5～6。起自臂丛后束，位于腋动脉后方，向下与旋肱后动脉伴行，穿腋窝后壁四边孔，发出肌支支配小圆肌。绕肱骨外科颈进入三角肌深面，支配三角肌。皮支从三角肌后缘穿出，分布于肩部和臂外侧上部，称为臂外侧上皮神经。尚有 1～2 支关节支分布于肩关节（图 2-18）。在临床手术中不正确和不合理的切口常常极易损伤腋神经，尤其是外侧纵行手术切口。

三角肌是肩部外展的主要动力肌，三角肌肌纤维分为前、中、后三部分，前部纤维前屈及内旋肩关节，中部纤维外展肩关节，后部纤维后伸及外旋肩关节。腋神经损伤后，主要表现为三角肌麻痹、萎缩，肩峰突出于皮下，形成方肩畸形，肩下垂呈半脱位，肩部外展受限。肩部和臂外上部皮肤感觉减退。

6. 肌皮神经　起自 C5～7。起自臂丛外侧束，斜穿出喙肱肌，在肱二头肌和肱肌之间下行，支配这三块肌肉。喙肱肌主要是稳定肱骨头及使上臂内收；肱二头肌和肱肌主要是使前臂旋

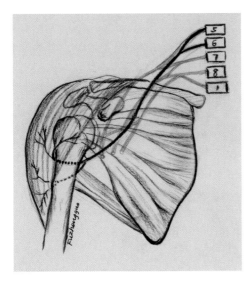

图 2-18　腋神经的走行

后和屈肘。另有皮支从肱二头肌下端外侧穿出，分布于前臂外侧皮肤，称为前臂外侧皮神经。

　　肌皮神经损伤后，肱二头肌、喙肱肌、肱肌等屈肘肌麻痹，患者屈肘无力，前臂在旋后位屈肘功能丧失，并有前臂外侧皮肤麻木。由于屈肘时还有肱桡肌等参与，患者前臂旋前时，有时仍能屈肘，但达不到正常的屈肘度，应注意避免漏诊。

（邓　磊　芦　浩　付中国）

参考文献

1. 陈疾忤，陈世益，张鹏. 肩袖间隙的解剖学研究及其临床意义. 中国临床解剖学杂志，2004，22（1）：55-57.

2. Iannotti JP, Gabriel JP, Schneck SL, *et al.* The normal glenohumeral relationships. An anatomical study of one hundred and forty shoulders. J Bone Joint Surg Am, 1992, 74（4）：491-500.

3. Joseph D, Zuckerman, K J K. Anatomy of the shoulder in shoulder fractures：The practical guide to management. New York：2005, Thieme Medical Publisher, Inc. 23-22.

4. Howell SM, Imobersteg AM, Seger DH, *et al.* Clarification of the role of the supraspinatus muscle in shoulder function. J Bone Joint Surg Am, 1986, 68（3）：398-404.

5. Tom R, Norris AG. Proximal humeral fractures and glenohumeral dislocations：PART 1 essential principles in skeletal trauma. Philadelphia：Saunders. 2001, 1512-1531.

6. Soslowsky LJ, Flatow EL, Bigliani LU, *et al.* Articular geometry of the glenohumeral joint. Clin Orthop Relat Res, 1992, （285）：181-190.

7. Howell SM, Galinat BJ. The glenoid-labral socket. A constrained articular surface. Clin Orthop Relat Res, 1989, （243）：122-125.

8. Petersson CJ, Redlund-Johnell I. The subacromial space in normal shoulder radiographs. Acta Orthop Scand, 1984. 55（1）：57-58.

9. Lippitt SB, Vanderhooft JE, Harris SL, *et al.* Glenohumeral stability from concavity-compression：A quantitative analysis. J Shoulder Elbow Surg, 1993, 2（1）：27-35.

10. Brooks CH, Revell WJ, Heatley FW. Vascularity of the humeral head after proximal humeral fractures. An anatomical cadaver study. J Bone Joint Surg Br, 1993, 75（1）：132-136.

11. Gerber C, Schneeberger AG, Vinh TS. The arterial vascularization of the humeral head. An anatomical study. J Bone Joint Surg Am, 1990, 72（10）：1486-1494.

12. Duparc F, Muller JM, Fréger P. Arterial blood supply of the proximal humeral epiphysis. Surg Radiol Anat, 2001, 23（3）：185-190.

13. Hettrich CM, Boraiah S, Dyke JP, *et al.* Quantitative assessment of the vascularity of the proximal part of the humerus. J Bone Joint Surg Am, 2010, 92（4）：943-948.

14. Boykin RE, Friedman DJ, Higgins LD, *et al.* Suprascapular neuropathy. J Bone Joint Surg Am, 2010, 92（13）：2348-2364.

15. Hertel R, Hempfing A, Stiehler M, *et al.* Predictors of humeral head ischemia after intracapsular fracture of the proximal humerus. J Shoulder Elbow Surg, 2004, 13（4）：427-433.

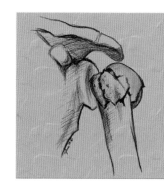

第3章

肩关节的体格检查

肩关节疾病的治疗源于正确的诊断。诸多医生对肩关节损伤的治疗有着浓厚的兴趣，但常常苦于如何认识和评价。而这一问题的解决是离不开体格检查的。正确的体检会让我们明确诊断和正确地指导治疗。

第一节 运动功能检查

肩关节是人体活动度最大的关节，它的活动部分包括盂肱关节、肩锁关节、胸锁关节和肩胛胸壁关节。其中肩锁关节和胸锁关节活动性较小，肩部活动主要依靠肩胛骨和盂肱关节的活动。

一、肩胛骨的运动

肩胛骨覆盖在胸廓后上方与胸廓，与胸壁构成了所谓的"肩胛胸壁关节"，它的运动增加了上肢的运动力量，并通过改变肩关节盂的方向增加了上肢的活动范围。肩胛骨的活动主要包括上抬、下降、外旋、内旋、前伸、后伸。

1. 上抬 参与这一运动的是斜方肌上部、肩胛提肌及大、小菱形肌。斜方肌上部纤维收缩上提肩胛骨外角；肩胛提肌及大、小菱形肌收缩上提肩胛骨脊柱缘，共同收缩时可使肩胛骨上抬。如斜方肌瘫痪时（副神经损伤），在上肢重力作用下肩胛骨外角下沉，肩胛提肌及大、小菱形肌收缩导致肩胛骨上角上升，使肩胛骨内旋。

2. 下降 胸小肌、锁骨下肌、背阔肌、斜方肌下部纤维、前锯肌、胸大肌都参与肩胛骨下降。只有前锯肌有使肩胛骨下角外旋的作用，其余均有使肩胛骨内旋的作用。背阔肌通过肱骨近端止点可向下拉肩胛骨。引体向上或双拐支撑体

重时可防止肩胛骨上升并维持盂肱关节的对应关系。

3. 外旋 肩胛骨的外旋由斜方肌及前锯肌协同完成。斜方肌上部纤维上拉锁骨肩峰使肩胛骨外旋。前锯肌下部纤维拉肩胛下角向前、向外使肩胛骨下角外旋。前锯肌在使肩胛骨外旋时有向下拉的作用，可被斜方肌上部纤维向上的拉力抵消，使肩胛骨避免被拉向前下方。通常，肩胛骨的外旋伴有肩胛骨上升以协助上肢上举。

4. 内旋 肩胛骨内旋主要由菱形肌、肩胛提肌提升肩胛骨内侧缘，而胸大肌、胸小肌、背阔肌及上肢的重力作用使肩胛外角下降共同完成。肩胛骨内旋多伴有肩胛骨下降动作以协助上肢向下伸的动作。

5. 前伸 肩胛骨的前伸由前锯肌、胸大肌和胸小肌共同完成。

6. 后伸 斜方肌中部纤维或全部纤维同时收缩可使肩胛骨后伸，大、小菱形肌及背阔肌也有使肩胛骨后伸的作用。肩胛骨的大多数动作由许多不同的神经支配的肌肉协同完成，所以单独某个神经的损伤一般不会明显影响肩胛骨的活动。

二、肩关节（盂肱关节）的运动

检查肩关节的主要活动包括：前屈和后伸，内收和外展，内旋和外旋（图3-1）。

1. 前屈 参与肩关节前屈的肌肉主要有三角肌前部纤维、喙肱肌、肱二头肌，其中三角肌前部纤维最明显。除喙肱肌主要由C7支配外，其余均由C5、C6支配。

2. 后伸 参与肩关节后伸的肌肉主要有三角肌后部纤维、背阔肌、大圆肌、肱三头肌长头

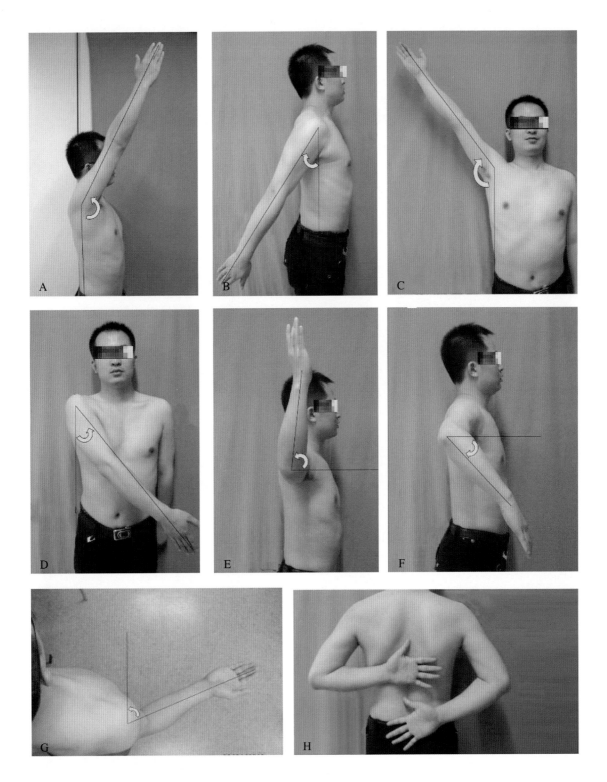

图3-1 肩关节运动功能像。注意在肩关节运动检查时，0°内旋功能常常不使用角度表示，而是以患手能触及的椎体高度表示，如图H，右侧内旋到L1水平。但需要注意的是，这个动作其实还包括了后伸动作。A. 前屈；B. 后伸；C. 外展；D. 内收；E. 90°外旋；F. 90°内旋；G. 0°外旋；H. 0°内旋

等，其中三角肌后部纤维作用最大。

3．外展　肩关节外展主要由三角肌中部纤维和冈上肌完成。外展时肩外旋可使大结节避开撞击，且三角肌前部纤维参与外展，此时外展肌力更强，肩外展更充分。肩外展90°时，可只涉及肩关节活动。超过90°时，肩胛骨的外旋活动参与整个肩的外展。外展的最后30°，肩关节锁定，肩胛骨附着已拉紧，脊柱的屈曲活动将参与作用。

4．内收　参与肩关节内收的肌肉主要有胸大肌、大圆肌和背阔肌。

5．外旋　参与肩关节外旋的肌肉主要有冈下肌和小圆肌。

6．内旋　参与肩关节内旋的肌肉主要有肩胛下肌、胸大肌和背阔肌。

许多看似简单的动作其实是有许多肌肉参与的，例如肩关节外展动作主要由冈上肌及三角肌完成，但在外展的肩同时要求将肱骨头固定在肩盂上，否则三角肌的收缩会使肱骨头上移，而肩外展后上肢重量又有使肱骨头下移的趋势，所以在完成肩关节外展的动作时，冈下肌、小圆肌、肩胛下肌同时收缩，将肱骨头拉向肩盂。肩关节外展的同时多伴有肩胛骨外旋，使肩盂向上倾斜，增加了盂肱关节的活动度及稳定性，而肩胛骨的外旋主要是由前锯肌及斜方肌上部纤维共同收缩完成的，同时肩胛提肌及大、小菱形肌也辅助收缩，使肩胛骨的活动更平稳。所以可以看出一个简单的肩外展活动就有10块肌肉参与，若肩关节极度外展时甚至可以包括对侧躯干肌肉的参与。

作为人体活动度最大的关节，肩关节在解剖上有与其功能相适应的特点：①肩关节的活动是盂肱关节与肩胛胸壁关节甚至包括胸锁关节、肩锁关节的连锁运动；②盂肱关节为多轴关节，有屈伸、收展、内旋和外旋6组肌肉，同一肌肉可有两种以上的作用；③当肩关节处于不同位置时，肌肉因其与关节运动轴关系不同，作用也不同；④在依靠关节囊、韧带等提供静力稳定时，肩关节主要依靠肩袖等短肌肉提供运动时的动力稳定；⑤肩关节臂丛神经走行交叉错综，肌肉功能多样，使单一肌肉或神经损伤对肩关节功能的影响可降到最小。认清这些有助于我们充分理解肩关节的功能解剖。

评估和检查肩关节功能的有：

（1）被动运动检查：检查肩关节时，需要充分暴露双肩。嘱患者放松肩部肌肉，被动活动肩部，并与对侧对比。注意活动时出现的疼痛、弹响、摩擦感等。

（2）主动运动检查：嘱患者主动外展、前屈、后伸肩关节，双侧对比，观察其活动范围及是否出现疼痛。检查内旋、外旋活动时，嘱患者从后背触摸对侧肩胛骨下角，从头后触摸对侧肩胛骨内侧角。

（3）摸背试验（Apley scratch test）：摸背试验是快速评价双肩运动功能的方法。将一只手通过到头后放到对侧肩胛骨的上缘，此活动是外展和外旋的结合（图3-2）。然后将另一只手放到背后，到对侧肩胛骨的下角，此活动是内收和内旋的结合。双侧检查，观察两侧的结合功能活动。能将手置于背部摸到或接近对侧肩胛骨则表示内旋、后伸正常；如能将手在颈后摸到对侧耳廓，则表示肩关节前屈、外展及外旋正常。

第二节　特殊检查

一、盂肱关节的稳定性

肩关节以前方和下方不稳最为常见。

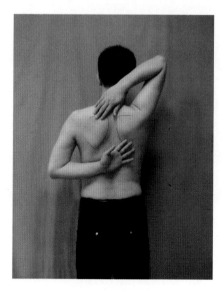

图3-2　摸背试验

1. 负荷移位试验（load and shift test, gleno-humeral translation test）本试验由 Silliman 和 Hawkins 首先介绍，可以立位或仰卧位进行。患者取立位，检查者站于患者后方，一手扶肩，稳定肩胛骨，另一手握肱骨头，将肱骨头放于关节盂中心，然后向前、后推挤肱骨头，记录其移动范围。接着握住肘并向下牵引，观察肩峰外侧皮肤凹陷征。盂肱关节的移位试验也可以卧位检查。将上臂外展、前屈约 20°，同样观察移动范围和凹陷征。

这个试验的准确性依赖于观察者的技术和患者是否放松。仰卧位因为肌肉松弛，效果更好。如果患肩有压痛导致肩部不能放松，则检查效果就会大打折扣。从健侧肩开始检查并进行双侧对比。检查者可以真实地感觉出肱骨头相对于关节盂的滑动，关节盂表面以及盂缘是否平整。

盂肱关节稳定性评价（图 3-3）：移动范围小于 25% 为正常。

Ⅰ度：移动范围为 25% ~ 50%，肱骨头没有超越盂唇，并能自行复位。

Ⅱ度：移动超过 50%，肱骨头超越盂唇，并能自行复位。

Ⅲ度：移动超过 50%，肱骨头超越盂唇，并不能自行复位。

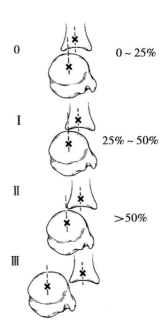

图 3-3 肱骨头移动范围

（图片来源：Bahk, M, et al., Laxity testing of the shoulder: a review. Am J Sports Med, 2007, 35 (1): 131-44 [2]）

盂肱关节多方向不稳时，要注意排除全身性韧带松弛。图 3-4 所示为负荷移位试验。

2. 恐惧试验（apprehension test, Crank

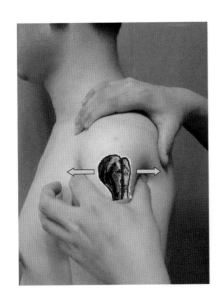

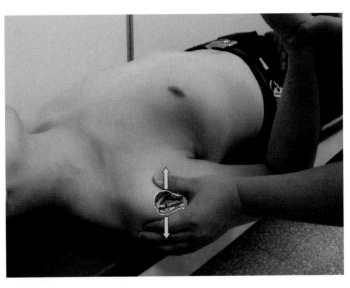

图 3-4 负荷移位试验。A 为立位，B 为仰卧位

肱骨近端骨折的外科治疗

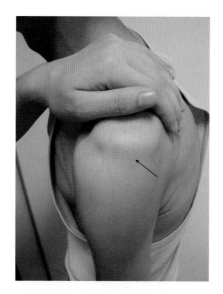

图 3-5　凹陷征。下方不稳定时，从肘部轴向牵拉，肩峰下出现凹陷（↑）

test）通过移动来重复不稳定的症状，或者通过某种将出现半脱位或脱位的体位来诱发恐惧。立位：检查者在被检查者的后面，一手扶肩，一手扶住肘关节。在外展 90° 位时，外旋肩关节，可以并用拇指向前推挤肱骨头，随着外旋和向前

施力的适度增加，患者出现疼痛或肩即将"脱出"的感觉为阳性。可取仰卧位重复此试验（图3-6）。

3．再复位试验（relocation test，也称 Fowler 征或 Flowler 试验）　仰卧位进行恐惧试验时，在恐惧或疼痛出现之前，在肱骨近端向后施压，继续外旋时恐惧或疼痛减轻为阳性。恐惧或疼痛消失的原因可能是：① 在恐惧点上，肱骨头处于轻度半脱位，向后推挤可使其复位。② 在恐惧点上，关节盂后上缘与肩袖朝向关节的一面在冈下肌前缘处相互接触（内部撞击），向后的推力释放了这种接触。当恐惧试验为阳性时，可以行再复位试验进一步证实（图3-7）。

二、盂唇

1．前方滑移试验（anterior slide test）　患者将双手放在双侧髋部，拇指朝前。从患者肘部向肩部施加向前上方的力，如果盂唇有撕裂［如上方盂唇前后向撕裂（superior labrum anterior posterior，SLAP）］，肱骨头划过唇缘时会有弹跳或响声，患者诉前上方疼痛。

2．活动压迫试验（active compression test，O'Brien test）　本试验首先由 O'Brien 及其同事提出。患者取立位，肩关节主动前屈 90°，水平

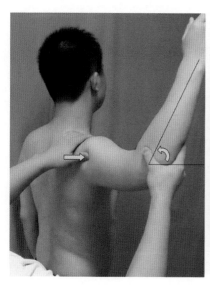
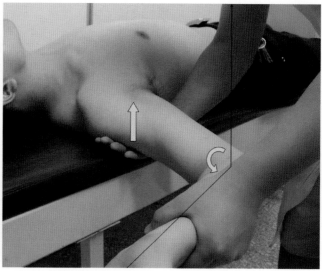

图 3-6　恐惧试验

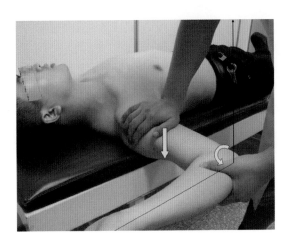

图 3-7　再复位试验

四、肩锁关节

1．活动压迫试验　见前文。

2．内收试验（cross-arm test）　托起患者上臂，外展 90°，将上臂屈曲并与身体交叉，一手对交叉屈曲的上臂加压，可加重由肩锁关节产生的疼痛（图 3-10）。

五、肌肉、肌腱

1．肱二头肌肌腱检查

（1）Speed 试验：患者伸肘，将前臂旋后，做对抗性肩关节前屈。若结节间沟出现疼痛，或疼痛加重即为阳性（图 3-11）。

内收 10°～15°，拇指分别朝下和朝上抗阻力上抬。拇指朝下抗阻力上抬时出现疼痛而拇指朝上疼痛消失为阳性。疼痛出现在肩锁关节处为提示肩锁关节损伤，疼痛出现在肩关节内部提示上部盂唇病变（图 3-8）。如果上臂进一步内收至 45° 重复此试验，称为 SLAP-rehension test，是活动压迫试验的加强试验。

三、肩胛骨的稳定性

翼状肩：患者做推墙动作时如出现翼状肩，则提示存在前锯肌损伤麻痹（胸长神经）（图 3-9）。

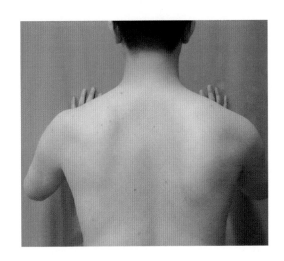

图 3-9　嘱患者做推墙动作，观察是否出现"翼状肩"

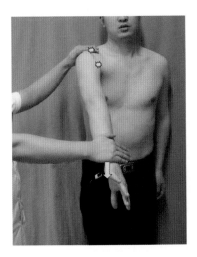

图 3-8　活动压迫试验

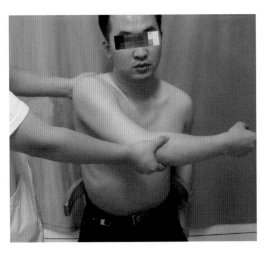

图 3-10　内收试验

（2）肱二头肌长头紧张试验（Yergason's test）：患者将前臂旋前，屈肘90°，上臂紧贴胸壁。抗阻力屈肘并外旋肩关节。若引起肱二头肌结间沟疼痛为阳性，说明存在肱二头肌长头肌腱鞘炎，或者肌腱可能向内侧脱出肱二头肌间沟（图3-12）。

2. 肩袖检查

（1）外展肌：冈上肌检查。

① 冈上肌试验也称Jobe试验。该试验类似倒空啤酒瓶的动作。患者立位，上肢伸直，在肩胛骨平面外展肩关节，前臂旋前使拇指朝下。在此位置患者做对抗性前屈上抬动作。肌力明显减弱或疼痛提示冈上肌肌腱病变（图3-13）。

② 落臂试验（drop-arm test，也称Codman试验）：患者伸肘，外展90°，让患者慢慢放回上臂。如果患者不能慢慢放回，或做此试验时疼痛加重为阳性，说明存在冈上肌损伤。

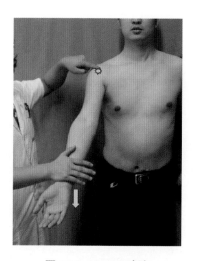

图3-11　**Speed**试验

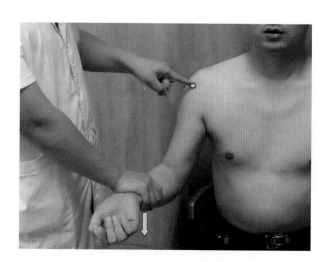

图3-12　肱二头肌长头紧张试验

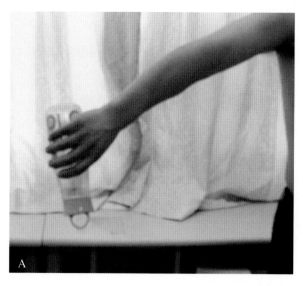

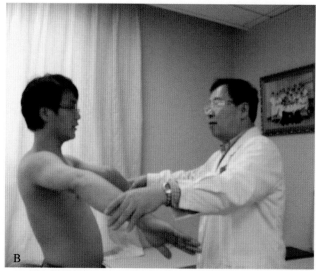

图3-13　冈上肌试验。患者手部类似倒空酒瓶动作，并对抗阻力上抬

（2）外旋肌：冈下肌及小圆肌检查。检查吹号征（外旋衰减征）。吹号征是检查肩关节外旋肌力的衰减实验。患者做吹号姿势，检查者一手扶住肘关节，使患肩在肩胛骨平面外展90°，另一手辅助患肩达到最大外旋。保持肘关节位置不动，另一只手松手。松手后，不能保持外旋，减少10°以上说明合并冈上肌和冈下肌肌腱撕裂。

（3）内旋肌：肩胛下肌检查。

① 抬离试验（lift-off test）：肩胛下肌肌腱的撕裂可以通过 Gerber 提出的抬离试验来检查。患者直立，屈肘、内旋，将前臂和手置于身体后方。将手背放在腰椎的中部。如果患者能够良好地内旋，手掌能够离开背部上提，并没有明显的疼痛，说明肩胛下肌完好。如果在此位置，检查者固定患者肘关节，观察患者是否能保持此内旋姿势，如果不能，称为内旋衰减试验阳性，同样提示肩胛下肌肌腱损伤（图3-14）。

② 压腹试验（belly press test）：患者将手置于腹部，手背向前，屈肘90°，注意肘关节不要贴近身体。检查者将患者的手向前拉，并嘱患者抗阻力做压腹部的动作。力量减弱为阳性，提示肩胛下肌损伤（图3-15）。

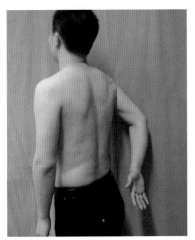
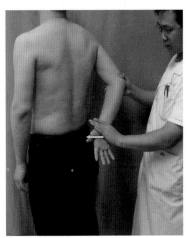

图 3-14　抬离试验

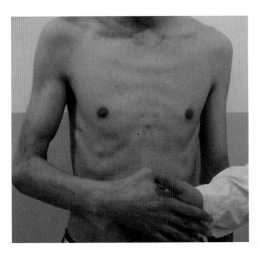
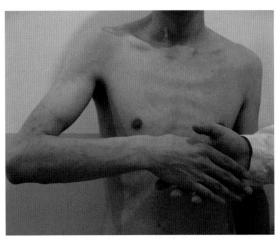

图 3-15　压腹试验

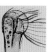

肱骨近端骨折的外科治疗

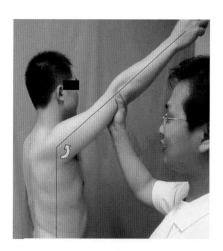

图 3-16　前屈上举征

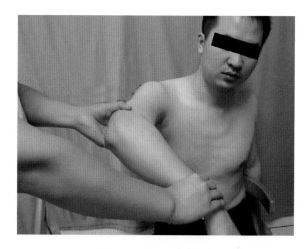

图 3-17　Hawkins 试验

六、撞击征

1．前屈上举征　也称 Neer 征，患者将前臂置于中立位并被动前屈、上举，出现疼痛为阳性，提示存在肩峰撞击。冈上肌肌腱和肱二头肌肌腱通过肩峰下面，由于上臂前屈，减少了肱骨头上方和肩峰下间隙，肩袖的大结节附着点撞击肩峰的前缘或喙肩韧带，而产生疼痛（图3-16）。

2．Hawkins 试验　检查者将患者肩前屈90°、屈肘90°并被动内旋，产生肩痛为阳性。其原因是冈上肌肌腱被挤压向肩峰和喙肩韧带。如有疼痛则提示存在肩峰撞击和冈上肌肌腱炎（图 3-17）。

3．痛弧征（arc of pain sign）　患者取立位或坐位，主动外展肩关节。在60°～120°时出现疼痛，超过120°时疼痛消失，为阳性。将肱骨内旋可以增强疼痛感。阳性提示肩峰撞击。将肩关节外展60°～120°时，在该范围内该肌腱与肩峰下面摩擦、撞击（图3-18）。疼痛弧的原理见图3-18。

4．封闭试验　也称 Neer 试验。即在肩峰下以 1% 利多卡因局部注射。若注射前后均无肩关节运动障碍，注射后肩痛症状得到暂时性完全消失，则可诊断肩峰撞击综合征。若注射后疼痛仅

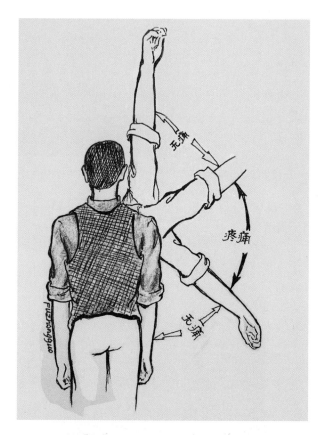

图 3-18　痛弧征，外展 60°～120° 时，肩峰与冈上肌肌腱摩擦产生疼痛，外展 < 60° 或 > 120° 时却不产生疼痛

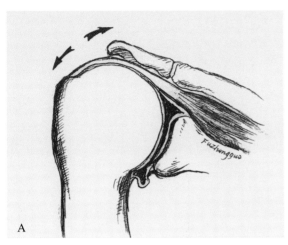
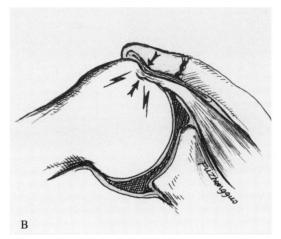
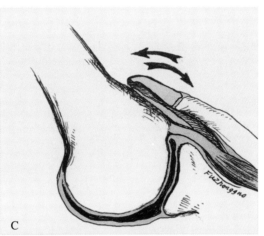

图 3-19 疼痛弧的原理

A. 上臂位于中立时，肱骨头与肩峰没有接触，处于无痛状态；**B.** 肱骨外展约 60° 角时，大结节与肩峰发生撞击产生疼痛；**C.** 肱骨继续外展上举约 120°，大结节进入肩峰下，疼痛消失

有部分缓解，且仍有关节功能障碍，则冻结肩的可能性大。

（陈建海　熊　建　付中国）

参考文献

1. Silliman JF, Hawkins RJ. Classification and physical diagnosis of instability of the shoulder. Clin Orthop Relat Res, 1993，（291）：7-19.

2. Bahk M, Keyurapan E, Tasaki A, *et al.* Laxity testing of the shoulder：A review. Am J Sports Med, 2007，35（1）：131-144.

3. O'Brien SJ, Pagnani MJ, Fealy S，*et al.* The active compression test：A new and effective test for diagnosing labral tears and acromioclavicular joint abnormality. Am J Sports Med, 1998，26（5）：610-613.

4. Gerber C, Krushell RJ. Isolated rupture of the tendon of the subscapularis muscle. Clinical features in 16 cases. J Bone Joint Surg Br, 1991，73（3）：389-394.

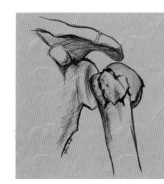

第4章
肩关节的影像检查

肩关节的影像学检查非常重要。在以往的临床工作中，如果对肩关节的影像检查技术无特殊要求，则常在急诊检查申请单上填写"肩关节正侧位和穿胸位片"。但结果成像却不能很好地表现出肩关节损伤的情况。因此，我们有必要认真地理解和阅读肩关节损伤的平片投照体位。规范清晰的 X 线投照有利于治疗方案的制订和术后的评估。

第一节　X 线检查

肩部常规 X 线片的范围包括锁骨外侧端、盂肱关节、肩锁关节和肩胛骨。目前对肱骨近端骨折创伤系列检查包括肩胛骨正位、侧位、腋位或改良腋位。三个投照平面互相垂直，可以比较准确地观察骨折情况。

一、肩关节正位片

肩关节正位片是肩关节评估的基本片。肩关节正位片提供盂肱关节、肩锁关节、锁骨远端的大致情况，是评价肩关节的基本片。使射线前后投照，将上肢处于中立、内旋或外旋位，投照中心位于喙突附近。肩关节正位片可见肱骨头和关节盂有部分重叠，大结节轮廓清晰可见（图 4-1）。肩关节正位还可以包含肱骨内旋位和外旋位两种体位。其中，肩关节内旋正位通常与 Stryker 切开位（见后述）一起用于诊断 Hill-Sachs 损伤。肩关节外旋正位是观察大结节移位最好的投照体位。

二、创伤系列片

创伤系列片包含肩胛骨正位、侧位和腋位。

1. 肩胛骨正位　也称 Crashey 位，肩胛骨正位不同于肩关节正位，它的投照垂直于肩胛骨平面，投照平面与冠状位约成 40°角，避免了肱骨头与关节盂的重叠，可以更好地显示关节盂和肱骨头的轮廓，所以又称为纯正位（图 4-2 A ～ C）。肩胛骨正位片也有助于对关节脱位及关节间隙是否正常和内固定物螺钉的长短等问题的判断（图 4-2 D）。

2. 肩胛骨侧位　也称"Y"位，与肩胛骨正位投照线垂直，平行肩胛骨体平面投照，大约与双肩平面成 40°角。侧位片上，"Y"形结构上方分叉分别是前方的喙突和后方的肩峰，下方是肩胛骨体的侧位投影，三者相交处是关节盂，肱骨头位于"Y"中央（图 4-3）。该体位的投照对观察和判断肩峰类型、肩锁关节脱位和肱骨头是否有脱位、不稳等改变有重要的帮助作用。

临床医生常常不重视肩关节的侧位片，因为在工作中很多医生认为肩关节的侧位片就是所谓的肩关节穿胸位片，在获取该体位的 X 线片资料后，常常因不够清楚而渐渐在医生的认识中被认为肩关节侧位片无太多的意义。在这一点上应该重新认识（图 4-4）。

3. 腋位　患者将肩外展 70°～ 90°，从腋下向上投照。如果患者主动外展困难，可采用仰卧位，肩外展后从腋下向头部水平投照（图 4-5、4-6）。如果患者不能忍受外展的疼痛，可以采用改良腋位——Velpeau 腋位拍摄（图 4-7）。在 Velpeall 位患者不需要肩外展，可保持肩部悬吊在胸前，身体后倾 30°～ 45°，从肩部垂直向下拍摄。

在腋位片上，正常的肱骨头是圆形，与关

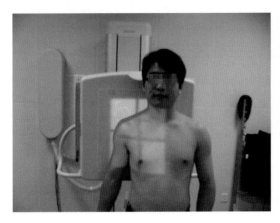
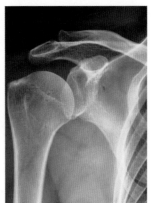

图 4-1　肩关节正位片

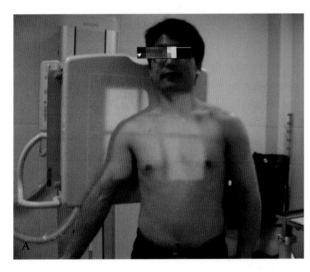
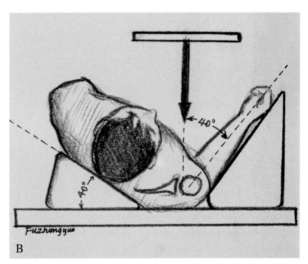
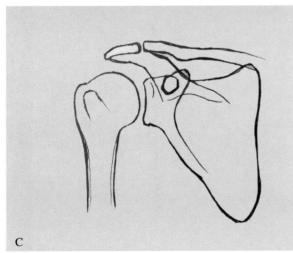
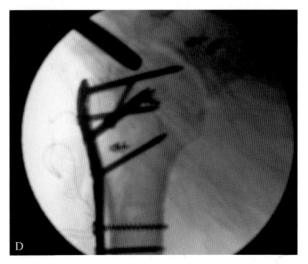

图 4-2　肩胛骨正位片

A、B.肩胛骨正位投照体位；C.肩胛骨正位投照下肩关节示意图；D.肱骨近端骨折内固定术透视下判断螺钉长短

肱骨近端骨折的外科治疗

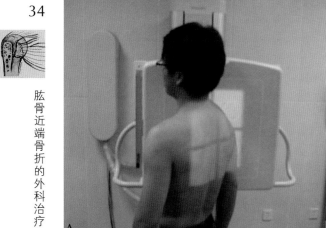

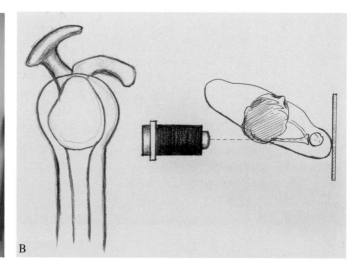

图 4-3 肩胛骨侧位投照

A. 体位；B. 肩关节侧位射线方向及肩关节示意图

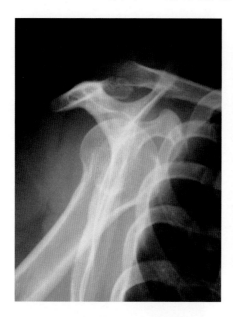

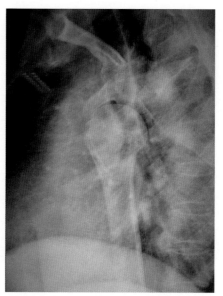

图 4-4 肩胛骨侧位片能获得许多肩关节的信息，是临床常见的"穿胸位片"

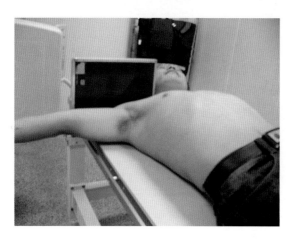

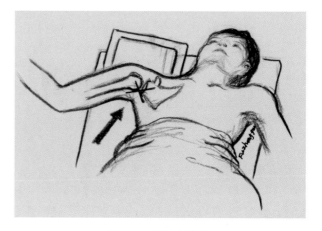

图 4-5 肩关节腋位投照体位

图 4-6 腋位示意图

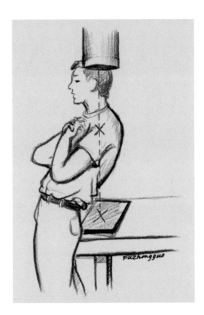

图 4-7　Velpeau 腋位示意图

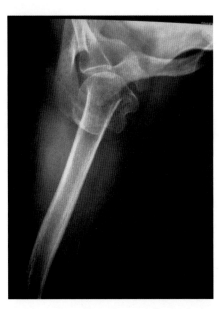

图 4-8　腋位片显示肱骨头与关节盂对应，没有前后脱位。关节间隙、肱骨头和关节盂显示清晰

节盂对应。腋位片对于观察脱位、半脱位十分有效，也很适合观察关节盂缘和肱骨头压缩骨折（Hill-Sachs 损伤）（图 4-9 ~ 4-10）。

三、西点军校位

西点军校位（West Point view）是另一种改良的腋位投照方法，患者取俯卧，肩外展约

90°，前臂自然下垂（图 4-11）。尽管新鲜骨折时这种投照的操作比较困难，但它对于骨性 Bankart 损伤十分有效。回顾性研究证明西点军校位是观察关节盂前缘损伤最有效的投照之一。

四、Stryker 切开位

Stryker 切开位的检查要点是：患者取仰卧

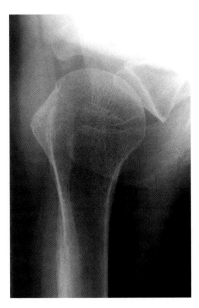

图 4-9　腋位片可见肱骨近端骨折，头颈干之间发生移位及旋转的情况，为治疗提供准确的信息

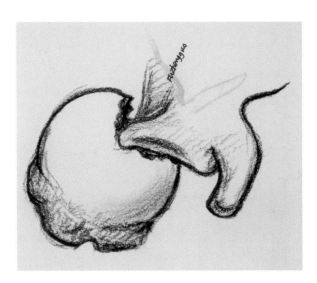

图 4-10　肱骨头部 Hill-Sachs 损伤

位，将肩前屈、外展、外旋，手枕头后。从上向下投照，投照线向头部倾斜约10°（图4-12）。

五、冈上肌出口位

冈上肌出口位片对于诊断肩峰和肩峰下异常有帮助，比如可能引起撞击的肩峰下骨赘。

拍摄方法类似肩胛骨侧位，将球管稍向下倾斜，水平方向平行于肩胛骨体，垂直方向向下成10°～15°，与肩胛冈平行。冈上肌出口位片可以很好地显示喙突和肩峰的异常，例如引起肩峰撞击的骨赘，并观察肩峰下间隙的大小（图4-13）。

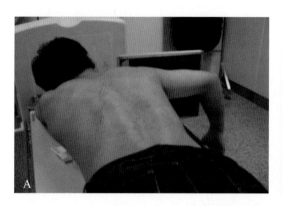
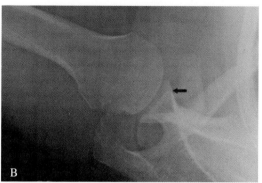

图4-11　西点军校位投照

A.体位；B.箭头示关节盂前缘。喙突和肩峰分别位于关节盂前后

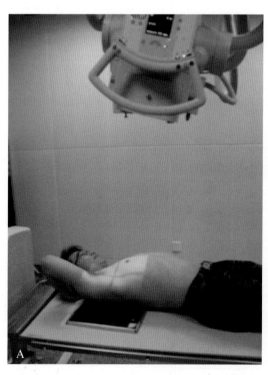
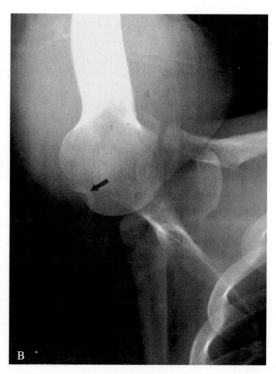

图4-12　Stryker 切开位

A.体位；B.箭头显示肱骨头后方压缩性骨折（Hill-Sachs 损伤）

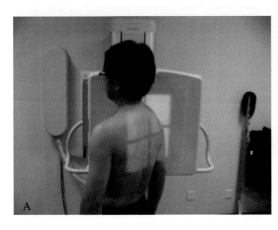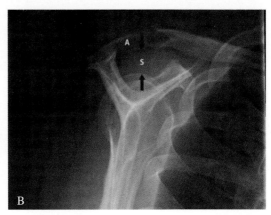

图 4-13　冈上肌出口位投照

A. 体位；B. 冈上肌出口位。A：肩峰；S：表示肩峰下间隙

第二节　CT、MRI 在肱骨近端骨折诊断中的应用

一、CT

CT 自 20 世纪 70 年代以来广泛应用于全身各系统疾病的诊断。近代多层螺旋 CT 设备具有扫描速度快、图像清晰、覆盖范围大的优势及强大的二维及三维后处理功能，能为临床提供精细的大体器官横断形态图像，而且可以在薄层扫描结束后重建各种不同视角的冠状面及矢状面图像。以肱骨近端骨折为例，让患者平卧在 CT 检查床上，一次扫描可以重建出各种不同视角的肱骨近端及肩关节图像。在横断位图像上可以清晰地显示：

1. 肱骨近端有无骨折。

2. 盂肱关节有无前后脱位。

3. 肱骨头凹陷骨折的位置及范围。

4. 肱骨头粉碎骨折时关节面骨折块的大小。

5. 有无肩胛盂骨折。

6. 肱骨近端各骨折块前后、左右方向的移位及旋转。

在 CT 二维图像的基础上可以进一步做 CT 三维重建。CT 三维重建的目的不是发现骨折，是为了了解平片和横断 CT 不易显示的复杂骨折。与二维 CT 比较，其优势为：

（1）能从前后位、后前位、斜位、仰视位、俯视位等多角度立体、清晰地显示肱骨大结节、小结节、肱骨干、肱骨头、肩胛盂的骨折。

（2）多角度显示骨折线的走行方向、骨折块大小、移位程度和相互关系、有无脱位及脱位方向等。

（3）结合多平面重建从冠状面、矢状面、任意斜面观察，可进一步明确有无小结节骨折和骨折端的移位程度。

（4）还可以采用关节解体技术，直接观察肱骨近端，明确骨折碎片的分离移位情况及分类，并且通过旋转技术多角度观察，使图像具有空间立体感并更接近真实的解剖形态。

图 4-14 ~ 4-18 列举了一些肱骨近端骨折横断 CT 及在其基础上三维重建的效果图，为临床医生提供了完整的骨骼形态和骨折细节。

将螺旋 CT 三维重建和原始二维 CT 图像综合分析，可大大提高对肱骨近端骨折分型的正确性，为临床医生确定骨折分型、选择合适的治疗计划、决定手术入路和手术方式提供可靠的依据，并为复杂肱骨近端骨折治疗方案的选择及预后评估提供更多、更准确的信息。在螺旋 CT 三维重建技术的基础上，Edelson G 提出了肱骨近端骨折新的一种分型，他将 Neer 四部分骨折进一步细分类，提出了"盾"骨折的概念。

但是 CT 的成像原理主要是由 X 线通过不同

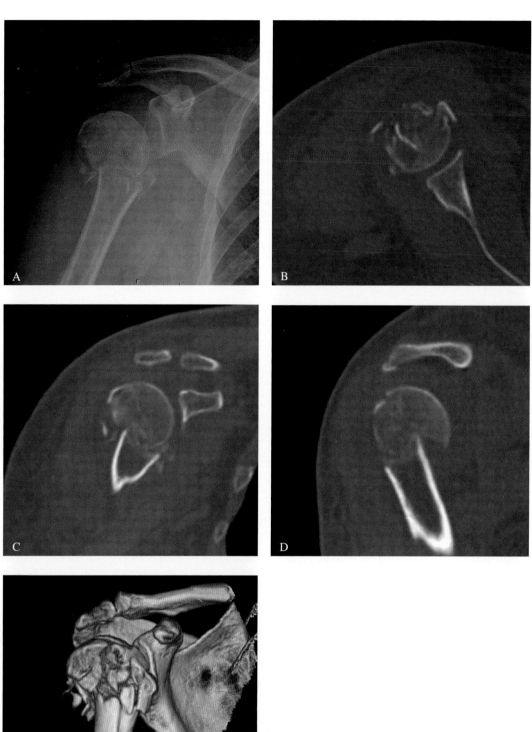

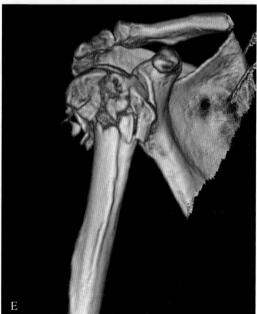

图 4-14 右肱骨近端粉碎性骨折

A. X 线平片：右肱骨近端粉碎性骨折，平片骨折块前后重叠导致移位情况观察欠满意；B ～ E：CT 轴位视角辅以多角度三维图像清晰地显示骨折块的移位情况

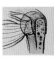
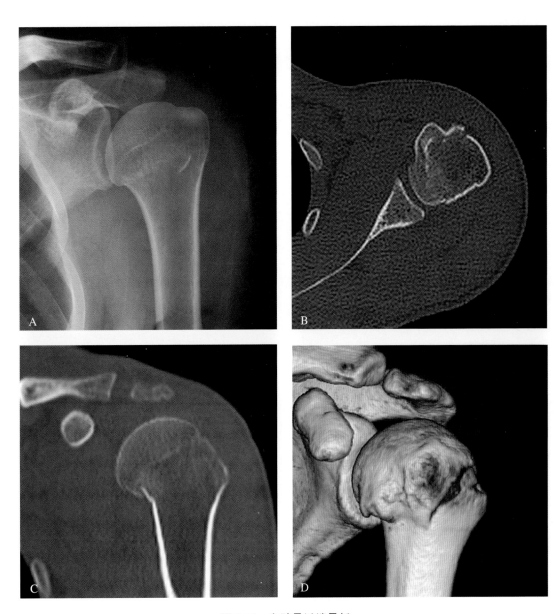

图 4-15　左肱骨近端骨折

A．X 线平片，左肱骨近端骨小梁结构模糊，局部骨质密度增高，提示嵌插骨折；B～D．CT 冠状位及三维图像可以清晰地显示骨折线及骨折端移位情况

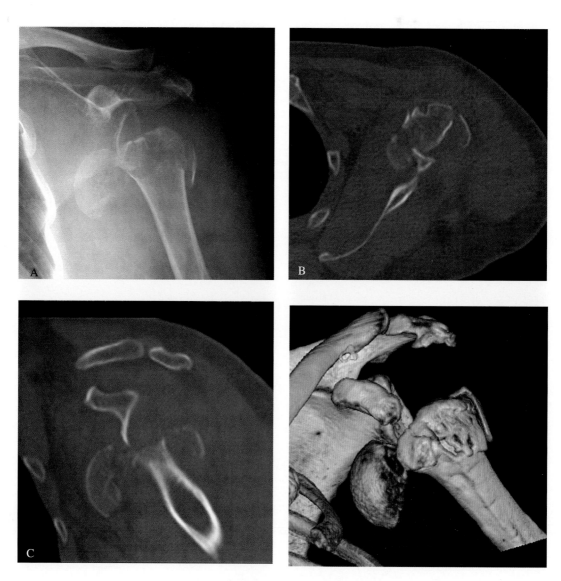

图 4-16　右肱骨近端骨折合并肩关节脱位

A. X 线平片, 右肱骨近端粉碎骨折, 肱骨头移位明显；B ～ D. CT 多平面、多角度观察骨折块移位及肩关节脱位情况

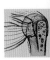

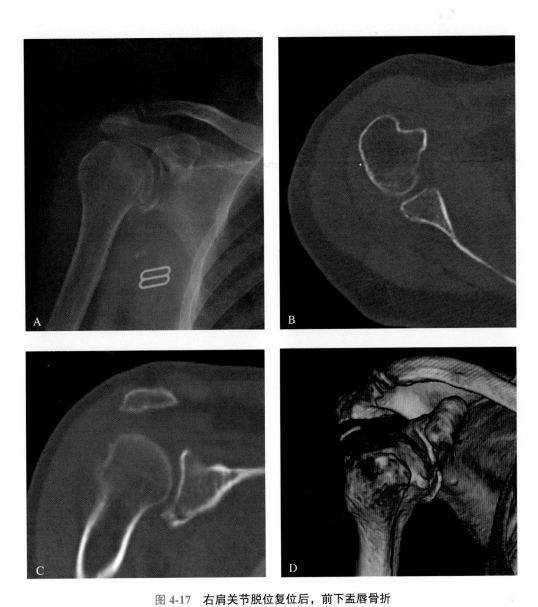

图 4-17　右肩关节脱位复位后，前下盂唇骨折

A．X 线平片显示右肩关节前下盂唇骨质不连续，局部见骨折线；B～D．CT 整体地显示前下盂唇骨折累及的范围

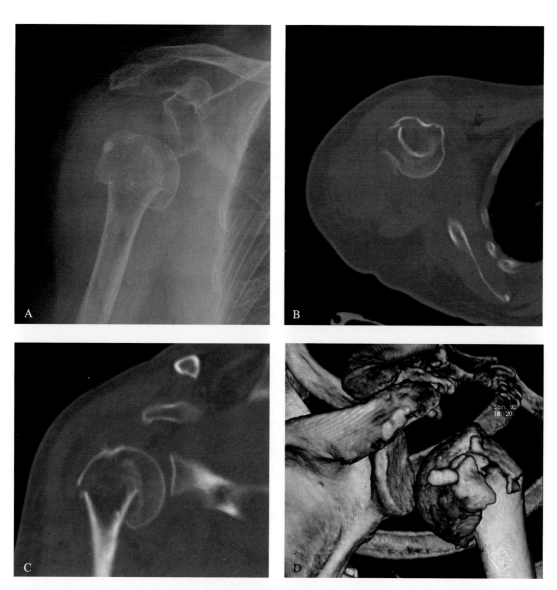

图 4-18　右肱骨近端骨折合并右肩关节脱位

A. X 线平片可见右肱骨近端骨折，右肱骨头位置下移；B～D. CT 清晰地显示了骨折端的嵌插移位、骨折块移位情况及关节脱位情况

组织的衰减差成像，它能够清晰地显示骨和软组织间的形态差异，但是 CT 的局限性在于难以显示软组织内部、肌间、韧带、关节盂的形态及结构，对于肱骨近端骨折伴发的肩袖肌腱损伤、积液、韧带损伤、盂唇损伤的显示差强人意，而这些软组织解剖结构的病理生理信息对于肱骨近端复杂骨折的完整治疗及提高预后至关重要，这时就需要通过 MRI 检查来获得这些信息。

二、MRI

MRI 是具有多角度、多方位成像、高软组织分辨率、无 X 线损伤等优势的大型影像检查设备，在临床上作为肱骨近端复杂骨折合并肩关节内部及关节周围软组织解剖结构损伤的补充检查方法。MRI 对细微骨折以及伴发的软组织、肩袖、韧带及盂唇损伤的显示非常敏感。以下情况推荐行 MRI 检查：

1. 用于诊断某些隐匿的无移位骨折（图 4-19）。

2. 肩部骨创伤的同时常伴有软组织损伤和肩关节不稳定，Hill-Sachs 病和其他骨折或骨软骨损伤的存在也是提示软组织病变和肩关节不稳定的线索。Hill-Sachs 病和反 Hill-Sachs 病分别为肱骨头后上方及前上方的局限性压缩性骨折，是肩关节前后脱位时肱骨头与盂唇碰撞导致的常见合并症。X 线及 CT 检查对细微的 Hill-Sachs 病显示欠佳，而 MRI 对该病变的显示很清晰，对怀疑肩关节不稳定的患者应推荐行 MRI 检查（图 4-20、4-21）。

3. 对于肱骨近端骨折合并盂肱关节脱位的患者，闭合复位后为排除肩袖损伤，应进行 MRI 检查（图 4-22）。

4. 对肱骨近端骨折合并盂唇损伤的显示 MRI 也具有明显优势（图 4-23）。

近年来随着 MRI 技术的发展，以及高场强 MRI 的应用和各种新序列，如三维扫描技术的开发使用，使 MRI 具有了更大扫描范围和更清晰的图像，进一步提高了对软骨损伤、盂唇损伤和小韧带损伤的显示能力。使 MRI 对结构细小、走行迂曲小韧带的显示更加直观，将有望为肩关节损伤的诊断提供更深入的帮助。

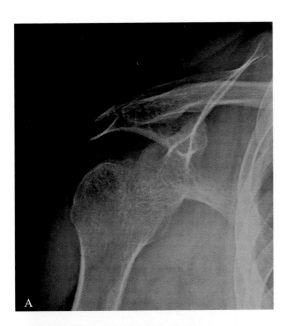

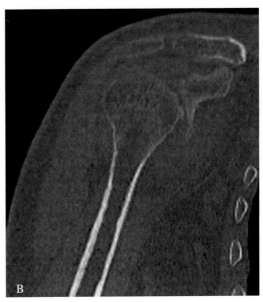

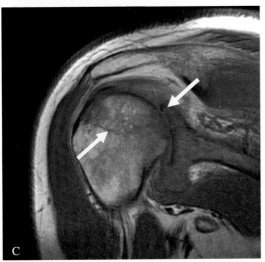

图 4-19 右上盂唇骨折、肱骨近端隐匿性骨折

A．X 线平片；B．CT 可疑右上盂唇及肱骨近端骨折；C．MRI 清晰地显示右上盂唇骨折、肱骨头无移位骨折及骨髓水肿（箭头）

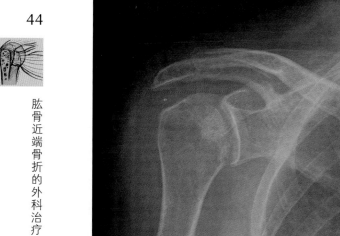
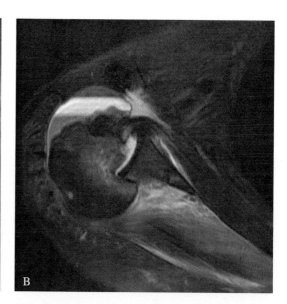

图 4-20　右肩关节反 Hill-Sachs 病

A．X 线平片显示右侧肱骨近端骨质密度不均匀增高，周围软组织肿胀；B．MRI 清晰地显示右侧肱骨前下部分局限性凹陷骨折（反 Hill-Sachs 病变）、关节囊积液、盂唇损伤、肩胛下肌肌腱和周围肌肉软组织损伤

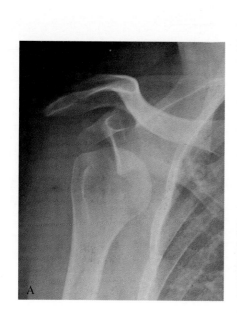
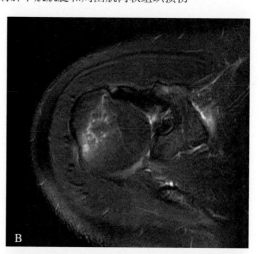
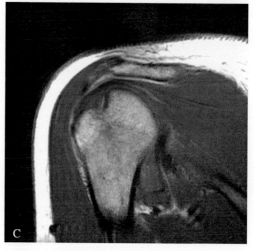

图 4-21　右肩关节脱位 Hill-Sachs 病

A．右肩关节脱位复位后，右侧肱骨大结节区似可见撕脱性骨折；B、C.MRI 可见右肱骨后上部分局限性凹陷性骨折（箭头），局部骨髓水肿

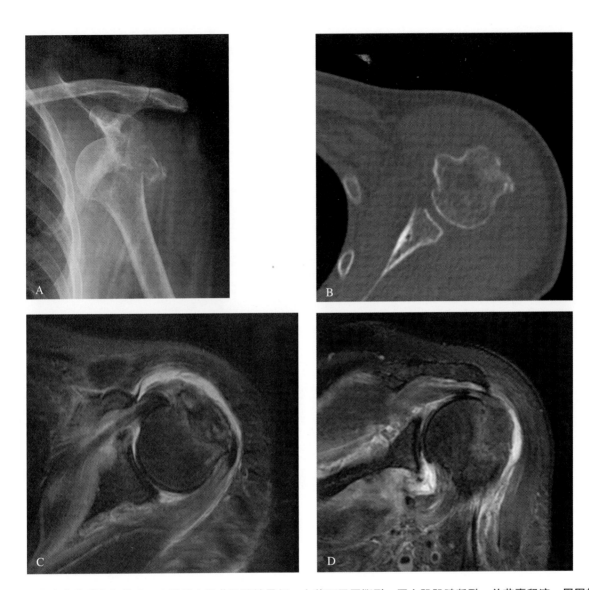

图 4-22　左肩关节脱位复位后，左肱骨大结节粉碎性骨折，左前下盂唇撕裂、冈上肌肌腱断裂、关节囊积液、周围软
组织损伤

A．X 线平片；B．CT 示左肩关节脱位，肱骨大结节多处骨折，CT 可见前下盂唇撕裂；C、D．MRI 示除骨折外还能
清晰地显示左前下盂唇撕裂、冈上肌肌腱断裂、关节囊积液和周围软组织损伤

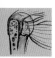

肱骨近端骨折的外科治疗

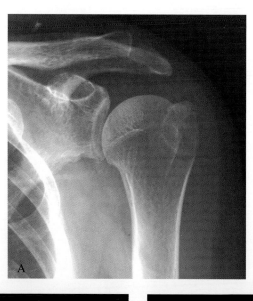

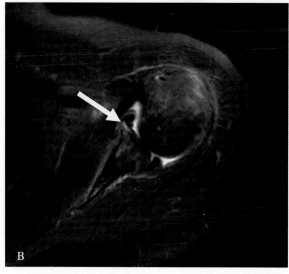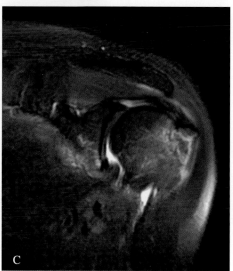

图 4-23　右肱骨大结节骨折

A．X 线平片示右肱骨大结节撕脱、移位，无法显示前盂唇撕裂；B、C．MRI 除显示大结节骨折外还能清晰地显示前盂唇撕裂（箭头）

第三节　不同影像学检查方法在肱骨近端骨折诊断中应用的比较

由于肩关节解剖学的特点，骨科临床常规的"正侧位"投照往往由于肩胛骨、胸壁、肺部的重叠不能对骨折情况进行明确的分析。而同时，有时肩关节创伤并不仅是骨组织的破坏，关节盂、肩袖等肩关节附属结构的损伤也需进行评估和排查。在此，不仅应强调 X 线投照"创伤系列片"的重要性，还应有重点、有选择地进行 MRI 检查或三维 CT 重建，以深入理解"骨折个性"，完整而系统地对肱骨近端骨折患者完成影像学评估。各种影像学检查的优点及不足的小结见表 4-1。

表 4-1　不同影像学检查方法在肱骨近端骨折诊断中应用的比较

检查方法	优点	局限性	适用情况
X 线（肩部创伤系列）	简单、方便、直观、费用低	投照角度设计要求较高；对 Neer 分型三、四部分骨折以及无移位骨折和骨折并脱位的显示不理想	首选检查方法
CT	普通 CT 能在二维空间较好地证实肱骨近端移位及旋转方向、肱骨头关节面的完整性及有无盂肱关节脱位和脱位的方向 螺旋 CT 三维重建能够在三维空间直观清晰地显示各部位骨折特征及空间位置关系，为临床医生确定骨折分型、选择合适的治疗方法提供可靠的依据	对骨折合并的软组织损伤、肩袖以及盂唇损伤的显示作用有限	① 患者因疼痛难以完成肩关节创伤系列片检查 ② 无移位骨折 ③ 大、小结节骨折 ④ Neer 分型三、四部分骨折 ⑤ 骨折合并脱位 ⑥ 肱骨头缺血坏死 ⑦ 畸形愈合 ⑧ 关节盂骨折 ⑨ 关节游离体
MRI	对细微骨折以及伴发的软组织、肩袖及盂唇损伤的显示非常敏感	扫描时间长，存在运动伪影干扰，不适合急诊检查	① 临床怀疑有骨折而 X 线片及 CT 不能显示的患者 ② 合并盂肱关节脱位闭合复位后需排除盂唇和肩袖损伤

（杜湘珂　袁　涛）

参考文献

1. Goud A，Segal D，Hedayati P，*et al.* Radiographic evaluation of the shoulder. Eur J Radiol, 2008，68（1）：2-15.

2. Parsons BO，Klepps SJ，Miller S，*et al.* Reliability and reproducibility of radiographs of greater tuberosity displacement. A cadaveric study. J Bone Joint Surg Am, 2005，87（1）：58-65.

3. Bloom MH，Obata WG. Diagnosis of posterior dislocation of the shoulder with use of Velpeau axillary and angle-up roentgenographic views. J Bone Joint Surg Am, 1967，49（5）：943-949.

4. Tom R，Norris，AG. Proximal humeral fractures and glenohumeral dislocations：PART 1 essential principles in skeletal trauma. Philadelphia：Saunders. 2001，1512-1531.

5. Edelson G，Kelly I，Vigder F，*et al.* A three-dimensional classification for fractures of the proximal humerus. J Bone Joint Surg Br，2004，86（3）：413-425.

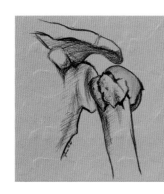

第5章

肱骨近端骨折的分型

肱骨近端骨折在上肢骨折中发生率居第二位，在 65 岁以上老年人中的发生率仅次于股骨近端骨折和桡骨远端骨折。肱骨近端骨折的治疗方式取决于骨折的类型，但是由于肱骨近端骨折的复杂性，要对每一种骨折进行精确的分类比较困难。尤其是在影像条件不足的情况下，单纯依靠 X 线平片进行分类，往往难以得到统一的结论。

正如 AO 组织大师 Marvin Tile 而言，"正确的分型是指导治疗、判断预后的重要资料，也是同行交流的共同语言，没有人会把苹果和橘子放在一起比较"。而目前肱骨近端骨折存在多种分型，并且仍在不断发展和完善。最为经典的分型是 1970 年由 Neer 提出的四部分骨折分型。这种分型是根据 Codman 肱骨近端四个解剖结构（肱骨头、肱骨干、大结节、小结节，图 5-1）的概念不断完善发展起来的。起初包含六个分类，在 2002 年进一步修改后，取消了原来六型分类的概念，单纯用"几部分"（如两部分骨折）来描述骨折，并增加了外展嵌插型四部分骨折，目前已成为最为广泛使用的肱骨近端骨折分型系统。AO 分型是由 Muller 等人提出的全身长管状骨骨折的分类系统，它没有 Neer 分型中关于移位 > 1cm 或成角 > 45°的概念，所以对原先笼统归为 Neer 一部分的骨折也进行了明确的分类，而这类骨折占到了肱骨近端骨折的 80% 以上。同时，AO 分型也进一步强调了骨折块的血供情况，因为肱骨近端骨折容易出现血供障碍的是肱骨头，而肱骨近端骨折 AO 分型时，人们关心的也是骨折发生于关节内还是关节外。2004 年，Edelson G. 等提出了基于三维 CT 成像的肱骨近端三维 CT 分型，对划分为 Neer 四部分的骨折进行了进

一步的分类，并提出了"盾"结构的概念，也使人们对肱骨近端骨折有了进一步的认识。

第一节　Neer 分型

Neer 在 Codman 的基础上，总结了 300 例移位的肱骨近端骨折的病例，根据肱骨头、大结节、小结节和肱骨干四个解剖性骨折块之间相互移位（> 1cm）和成角（> 45°）的程度，建立了肱骨近端四部分骨折分型系统。

Neer 分型根据四个解剖部位骨折块相互之间的移位进行分类，不考虑骨折线的数量或位置。Neer 分型中使用数字表示移位骨折块的数

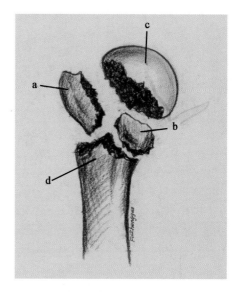

图 5-1　肱骨近端四部分解剖

A. 大结节；B. 小结节；C. 肱骨头；D. 肱骨干

量，比如两部分骨折是指肱骨近端的解剖部位分成了两个部分。先前使用罗马数字 Ⅰ~Ⅵ将骨折分为六型的概念已经取消，为了"让医生不要单纯记数字分类，而着重去理解 Neer 分型的概念"。正如 Kazuya Tamai 所说，"只有移位的骨折才是骨折，因此没有必要记忆，理解也变得简单"（图 5-2）。

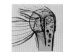

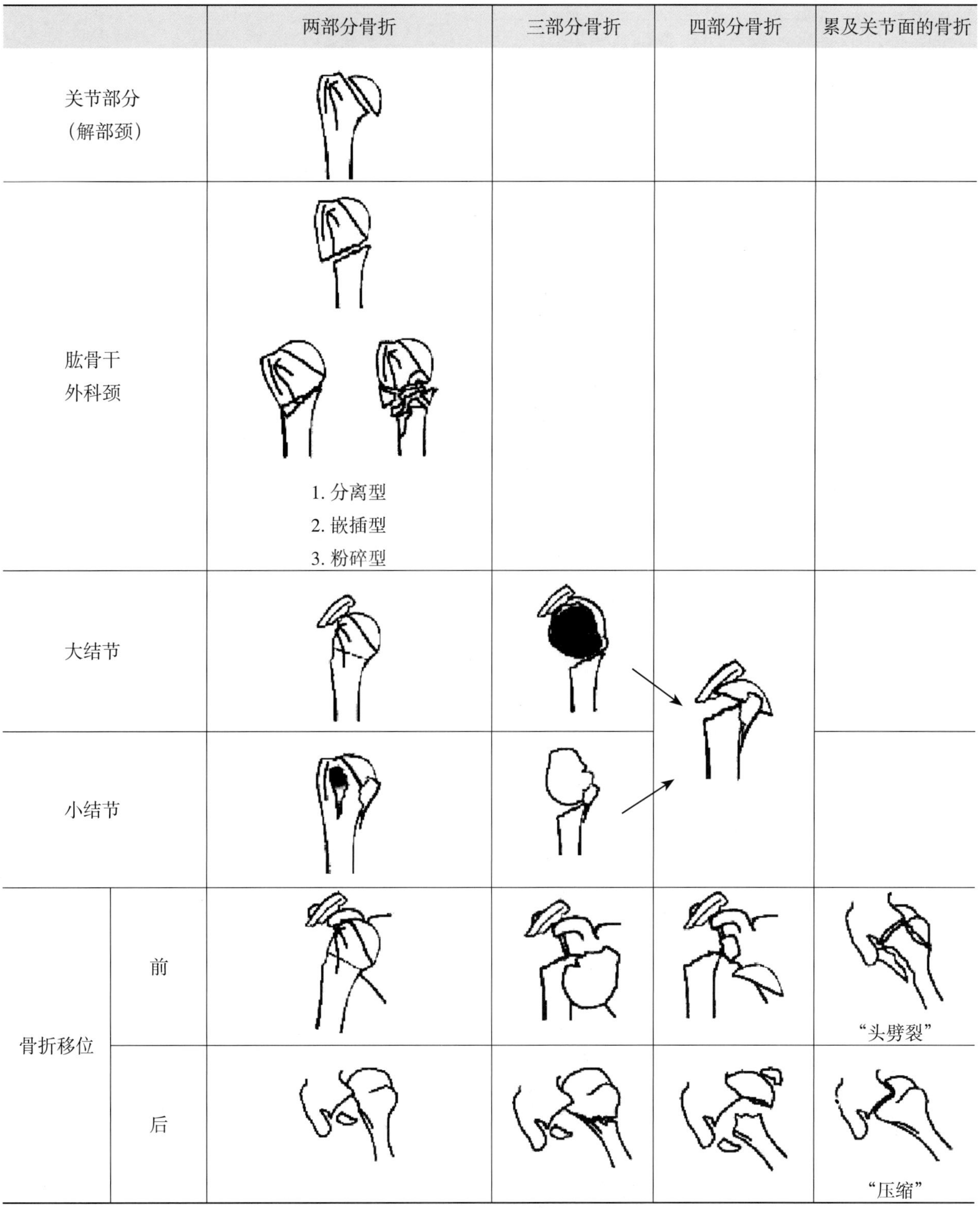

	两部分骨折	三部分骨折	四部分骨折	累及关节面的骨折
关节部分（解部颈）				
肱骨干外科颈	1. 分离型　2. 嵌插型　3. 粉碎型			
大结节				
小结节				
骨折移位　前				
骨折移位　后				"头劈裂"　"压缩"

图 5-2　Neer 分型示意图

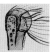

一、一部分骨折

虽然一个肱骨近端骨折可能有多条骨折线，但只有骨折移位＞1cm或成角＞45°，才被认为移位。如没有明显移位，仍称为一部分骨折。

80%～85%的肱骨近端骨折是一部分骨折。一部分骨折的骨折块被软组织保护或者相互之间有嵌插，骨折移位不大，血运一般良好（图5-3）。

二、两部分骨折

两部分骨折的定义是：四个骨折块中有一个骨折块的移位≥1cm或肱骨头成角＞45°，分为解剖颈骨折、外科颈骨折、大结节骨折、小结节骨折。

1. 解剖颈骨折　两部分解剖颈骨折比较少见。发生解剖颈骨折时，大、小结节没有骨折或者骨折移位不大，肱骨头在大、小结节及盂肱关节软组织的保护下，通常不会发生外翻或脱位。相反，有时由于移位较小，容易漏诊。由于肱骨头上缺乏软组织附着，而来自骨折远端的血供也遭到破坏，所以容易发生肱骨头缺血性坏死（图5-4）。

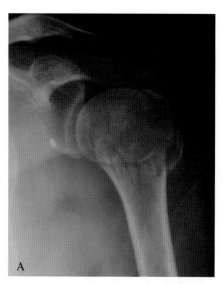
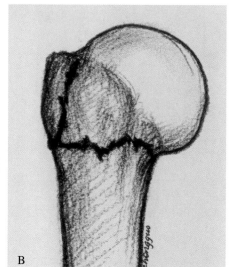

图 5-3　一部分骨折

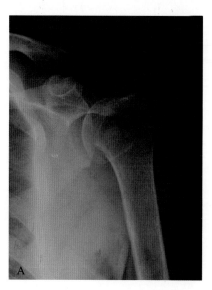
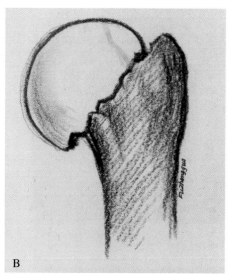

图 5-4　两部分解剖颈骨折。大结节处也有骨折，但是移位不大

2．外科颈骨折　两部分肱骨外科颈骨折比较常见。肱骨干由于胸大肌的牵拉可能向内侧移位，而大、小结节和肱骨头在肩袖的包绕下常处于中立位。临床上两部分外科颈骨折又分为三个亚型：

嵌插型：肱骨近端和肱骨干嵌插，成角 > 45°。肩胛骨正、侧位片有助于判断成角的大小。

分离型：肱骨干在胸大肌的牵拉下向内侧移位，骨折端可能损伤臂丛和腋神经。

粉碎型：肱骨干上端粉碎，胸大肌常牵拉一块骨折块向内侧移位（图 5-5）。

3．大结节骨折　肩关节前脱位时易合并大结节撕脱骨折，15% ~ 30% 的前脱位伴随大结节撕脱骨折。大结节也可能在直接暴力下发生压缩骨折，但是极其少见。发生大结节撕脱骨折时，容易在三块肩袖肌肉的牵拉下向后上方移位。因为肩峰下间隙只有 6 ~ 8mm，大结节上方移位可能造成肩峰下撞击而影响肩上举活动，大结节撕脱骨折时易同时合并肩袖撕裂。Park TS 认为普通人大结节移位 > 5mm 即不能接受，而运动员和重体力劳动者甚至要求移位 < 3mm。因此，在大结节骨折时，对于骨折是否移位的标准要更加严格。肩胛骨正位有助于判断大结节向

上方的移位，腋位片有助于判断大结节向后方的移位（图 5-6）。

4．小结节骨折　两部分小结节骨折比较少见。发生肩关节后脱位时易合并小结节骨折。在肩胛下肌的牵拉下，小结节易向内侧移位，肩关节内旋功能易受影响，同时也会影响肱骨头的血供。腋位片有助于判断小结节移位（图 5-7）。

三、三部分骨折

发生肱骨近端骨折时，当四个解剖部位中有两个部位骨折移位 > 1cm 或成角 > 45°，即为三部分骨折。最常见的是外科颈和大结节骨折，其次是外科颈和小结节骨折（图 5-8）。

当外科颈和大结节骨折时，肱骨头和小结节在肩胛下肌的牵拉下内旋并向内侧移位。当发生外科颈和小结节骨折时，肱骨头和大结节在冈下肌和小圆肌的牵拉下外旋并向外侧移位。没有骨折的结节同时也给肱骨头提供了部分血供。

Neer 的三部分骨折中并没有列出波及解剖颈的三部分骨折。在临床工作中此类骨折虽然少见，但仍然存在。Tamai 在一项回顾性研究中发现，在 509 例病例中，有 5 例（1.0%）三部分解

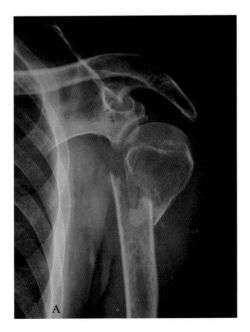
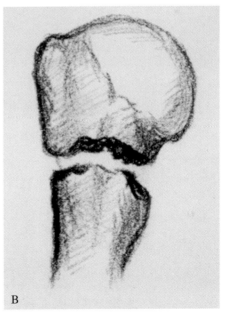

图 5-5　肱骨外科颈骨折，低位外科颈骨折 A 为嵌插型；B 为分离型

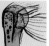

肱骨近端骨折的外科治疗

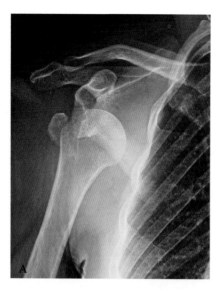
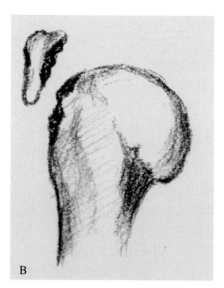

图 5-6　肩关节脱位伴大结节骨折，移位明显影响愈合和预后功能

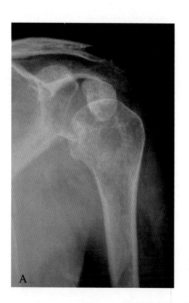
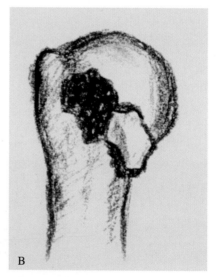

图 5-7　两部分骨折分型中的小结节骨折

剖颈和大结节骨折，3 例（0.6%）三部分解剖颈和外科颈骨折，大结节和小结节相连。

四、四部分骨折

肱骨头、大小结节、肱骨干之间相互移位＞ 1cm 或者成角＞ 45°时，称为四部分骨折。四部分骨折分为外展嵌插型四部分骨折和典型四部分骨折。发生典型四部分骨折时，肱骨头与肱骨干及大、小结节完全分离移位，肱骨头失去血供，容易发生缺血性坏死（图 5-9）。

外展嵌插型四部分骨折是 Neer CS 于 2002 年在 Neer 分型中新增加的一种骨折分型（图 5-10）。这类骨折因为其特殊的临床特点早已被人们关注。Jakob RP 的文章指出此类骨折的发生

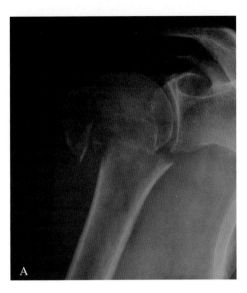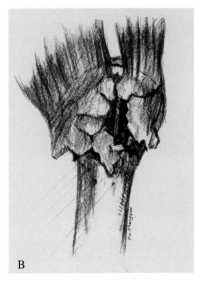

图 5-8 三部分骨折

A．注意，仅凭一张 X 线片不能准确判断正确分型，需加侧位片和 CT 才更加准确；B．大、小结节均有骨折，虽然如此，但大结节骨折块移位不超过 1cm，而小结节骨折移位＞ 1cm，肱骨头的移位＞ 45°，Neer 分型为三部分骨折

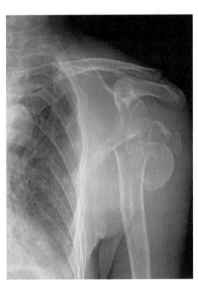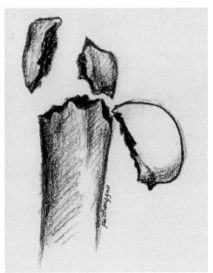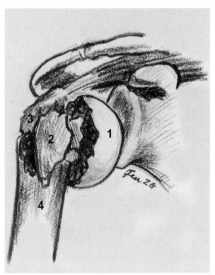

图 5-9 四部分骨折。肱骨头与肱骨干及大、小结节完全分离移位，此类骨折头坏死率较高

率约为 14%。Kazuya T 报道其发生率为 3.3%。在这类骨折中，肱骨外科颈、解剖颈和大、小结节都发生骨折，但是肱骨头没有分离移位，而是发生外翻嵌插，肱骨头与肱骨干发生成角畸形，正位片上表现为"冰激凌"样。外展嵌插型四部分骨折介于一部分骨折（微小移位）和四部分骨折之间。如果肱骨头成角＞ 45°，就由一部分骨折变为外展嵌插型四部分骨折；如果肱骨头再发生侧方移位，就变成了经典四部分骨折。Kazuya T 提出判断外展嵌插四部分骨折的标准是：① 肱骨头外翻嵌插；② 肱骨头没有完全脱位；③ 大、小结节骨折但是仍然包绕在肱骨头附近；④ 肱

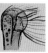

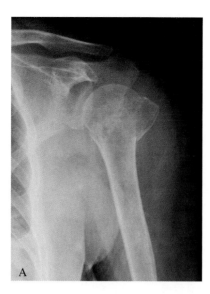
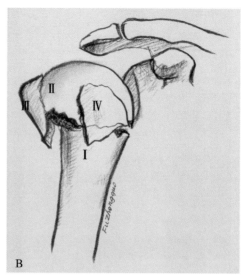

图 5-10　外翻嵌插型四部分骨折。图 B 中，Ⅰ：肱骨干，Ⅱ：肱骨头，Ⅲ：大结节，Ⅳ：小结节

骨头和肱骨干内侧皮质仍然有一定的联系。由于肱骨头与肱骨干或大、小结节之间存在骨性连接，所以肱骨头发生缺血性坏死的概率比其他类型四部分骨折小很多，而且因为肱骨头的连续性完整，即使发生肱骨头坏死，肩关节也可以获得比较理想的功能恢复，因此许多学者推荐对其采用闭合或有限切开内固定。图 5-11 显示的是经典四部分骨折。

五、骨折脱位

脱位是指肱骨头和关节盂失去了正常的解剖结构（图 5-12）。根据脱位的方向可分为前脱位和后脱位。根据骨折移位的数目可分为两部分骨折脱位、三部分骨折脱位和四部分骨折脱位。Neer 最初将骨折脱位定义为真正的脱位，即肱骨头完全脱出关节，并伴随韧带和关节周围的损伤。但在 2002 年修订的 Neer 分型中，将"某些两、三部分骨折和所有典型四部分骨折"都归为骨折脱位，因为存在"肱骨头与关节盂脱离关系"。这个定义涵盖了所有的关节内骨折，只要肱骨头发生骨折，出现了肱骨头的旋转、分离移位和半脱位，都算做骨折脱位。但国内许多学者

都将四部分骨折脱位和典型四部分骨折区分开来，认为只有骨折伴肱骨头脱出盂肱关节才是骨折脱位。

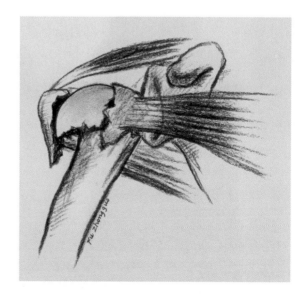

图 5-11　经典四部分骨折。大、小结节都发生骨折，头外翻，嵌插在肱骨干上

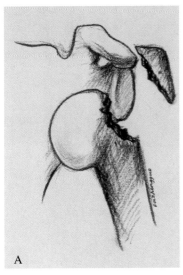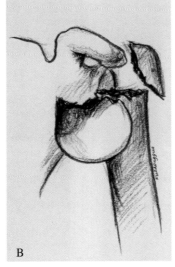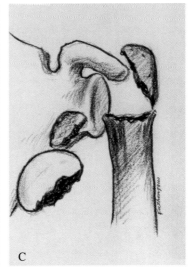

图 5-12　骨折脱位

A．两部分骨折脱位；B．三部分骨折脱位；C．四部分骨折脱位

六、关节面骨折

关节面骨折包括关节面嵌压骨折（图 5-13）和肱骨头劈裂骨折（图 5-14），它们是发生于肱骨头的特殊类型的骨折。Neer 将这两种类型的骨折都归为特殊类型的骨折脱位。要注意这两种关节面骨折是两类发生机制完全不同的骨折，它们并不存在发生上的先后和程度上的轻重关系。在治疗时要格外小心，对其修复极其困难。

1. 关节面嵌压骨折　关节面压缩常常伴随后脱位，偶尔伴随前脱位，是由于肩关节前后脱位后肱骨头在关节盂缘上发生的 Hill-Sachs 或反向 Hill-Sachs 损伤（图 5-15）。根据肱骨头关节面嵌压的范围大小可分为小于 20%、20%～45% 和 >45% 三种。

2. 肱骨头劈裂　肱骨头劈裂是肱骨头挤压关节盂，碎裂成两个或多个骨折块（图 5-16）。Neer 在此将关节盂比喻为"砧板"。肱骨头正向挤压关节盂，发生纵向劈裂，骨折块常常发生向前或向后的骨折脱位。需要注意的是，发生大结节骨折时连带的小于 10%～15% 关节面不属于肱骨头劈裂。

肱骨头劈裂往往由巨大暴力引起，并伴随外科颈或大结节骨折。肱骨头从关节面中心开始被

关节盂压碎，因此很难切开复位，常常需要进行关节置换。

Neer 分型使医生从主要关注骨折线的位置和多少，转而更多地去关注骨折的移位（肩周肌肉的牵拉）、骨折的血运情况以及关节面的完整性。

在 Neer 分型中，肱骨近端骨折只有移位 >1cm 或成角 >45°，才认为其发生了移位。关于这个移位或成角的标准受到了很多人的质疑，也使对同一骨折，不同医生的分型会大相径庭，严重影响其分型的一致性和可重复性。另外，Bahrs C 等人认为，不考虑骨折线的多少，仅仅依据移位 <1cm 或成角 <45° 标准，Neer 一部分骨折中包含的骨折类型太广泛。Neer 自己也承认这个标准是一个武断的规定。但他认为，骨折是一个连续的过程，所以区别移位和非移位需要设立一个标准，虽然没有试验或临床证明小于这个标准的骨折可以接受，或者骨折块之间的血运仍然完好，但它确实可以帮助区别移位和非移位，并且帮助术前决定和判断预后。

Neer 分型的四部分骨折的概念也使人们更容易理解骨折的移位及方向。大结节骨折后，在冈上肌、冈下肌和小圆肌的牵拉下大结节向后上

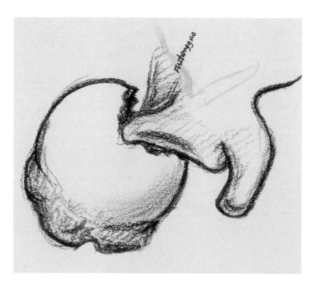

图 5-13　关节面嵌压骨折

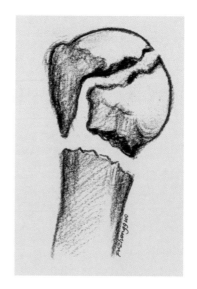

图 5-14　肱骨头劈裂骨折

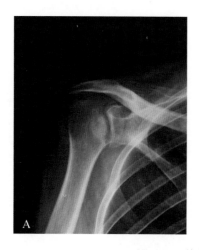

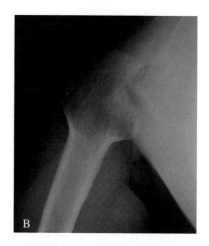

图 5-15　关节面嵌压骨折

A．肩关节前后位片显示肱骨头和关节盂重叠，不容易判断是否有关节面压缩；B．腋位片发现肩关节后脱位并伴反向 Hill-Sachs 损伤

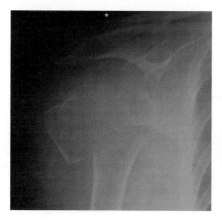

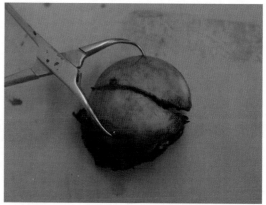

图 5-16　肱骨头劈裂骨折

方移位；小结节骨折后，在肩胛下肌的牵拉下向内侧移位；发生外科颈骨折后，胸大肌将远端肱骨干向内侧牵拉。

尽管对 Neer 分型的可重复性和一致性检测结果不佳，但它仍然是最被广泛接受的分型系统，其四部分骨折的概念也深深影响了其后出现肱骨近端骨折分型的方法。同时，Neer 也在文章中强调，不能把 Neer 分型当作一个简单的依据 X 线的分型，而应该从解剖学和骨折机制上来理解。Neer 分型通常需要借助特殊 X 线片和临床检查，甚至术中所见来综合判断。

第二节　AO 分型

AO 分型也是广泛使用的分型系统，应用于全身的长管状骨。AO 分型最早是依据 730 例骨折的研究结果将骨折分为 A、B、C 三型。对于肱骨近端骨折来说，A 型是关节外的单处骨折，肱骨头的血供不受影响；B 型是关节外多处骨折，肱骨头的血供可能受到影响；C 型是关节内骨折，易造成肱骨头缺血性坏死。每种类型又根据骨折移位的方向和程度、移位和成角情况分为多个亚型。关于肱骨近端骨折的 AO 分型如图 5-17。AO 分型的目的是使骨折的分型统一和标准化，促进疾病的治疗和临床研究。遗憾的是，和 Neer 分型一样，研究表明它的一致性和重复

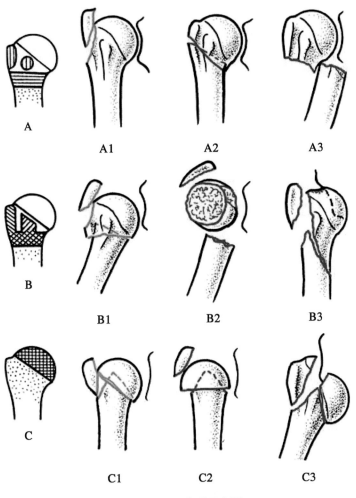

图 5-17　AO 分型示意图

性也较差。

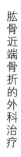

一、A 型骨折

A 型骨折为关节外的单处骨折。肱骨头血液循环正常，不发生肱骨头缺血性坏死。A1 型骨折是肱骨大、小结节骨折。再根据结节移位情况分为三个类型。

A1-1：结节骨折，无移位。

A1-2：结节骨折，伴移位。

A1-3：结节骨折，伴盂肱关节脱位。

A2 型骨折是外科颈嵌插骨折。根据有无成角及成角方向也分为三个类型。

A2-1 型：外科颈嵌插骨折，无成角畸形。

A2-2 型：外科颈嵌插骨折，内翻成角。

A2-3 型：外科颈嵌插骨折，外翻成角。

A3 型是外科颈骨折，无嵌插。

A3-1 型：外科颈骨折，有成角畸形。

A3-2 型：外科颈骨折，有移位。

A3-3 型：外科颈粉碎性骨折。

二、B 型骨折

B 型骨折为关节外多处骨折，骨折线可延及关节内（部分可有关节内骨折）。肱骨头的血液循环部分受到影响，有一定的肱骨头缺血坏死发生率。

B1 型骨折是干骺端有嵌插的关节外两处骨折。根据嵌插的方式和结节移位的程度可分为三种类型。

B1-1 型：外科颈嵌插骨折，轻度外翻；大结节骨折，向外侧移位。

B1-2 型：外科颈嵌插骨折，轻度内翻；小结节骨折，向内侧移位。

B1-3 型：外科颈嵌插骨折，侧位上轻度前倾；大结节骨折，向后方移位。

B2 型骨折是干骺端骨折无嵌插。骨折不稳定，难以复位。常需手术复位内固定。

B2-1 型：外科颈和结节骨折，无旋转移位。

B2-2 型：外科颈和结节骨折，有旋转移位。

B2-3 型：外科颈和结节粉碎性骨折。

B3 型骨折是关节外两处骨折伴有盂肱关节脱位。

B3-1 型：外科颈和小结节骨折，大结节无骨折，肩关节前脱位。

B3-2 型：外科颈和小结节骨折，大结节骨折，肩关节前脱位。

B3-3 型：外科颈和小结节骨折，肩关节后脱位。

三、C 型骨折

关节内骨折波及肱骨解剖颈。肱骨头的血液循环常受损伤，易造成肱骨头缺血性坏死。

C1 型骨折为轻度移位的骨折，骨端间有嵌插。

C1 型骨折是关节内骨折，轻度移位。

C1-1 型：肱骨头和结节骨折，轻度外翻成角。

C1-2 型：肱骨头和结节骨折，轻度内翻成角。

C1-3 型：解剖颈骨折，轻度移位。

C2 型骨折是肱骨头骨折块有明显移位，伴有肱骨头与干骺端嵌插。

C2 型骨折是关节内骨折明显移位，伴有肱骨头与干骺端嵌插。

C2-1 型：解剖颈及结节骨折，外翻成角。

C2-2 型：解剖颈及结节骨折，内翻成角。

C2-3 型：结节骨折，累及肱骨头关节面。

C3 型骨折是关节内骨折，伴有盂肱关节脱位。

C3-1 型：解剖颈骨折，肱骨头脱位。

C3-2 型：解剖颈及结节骨折，肱骨头脱位。

C3-3 型：肱骨头粉碎性骨折。

AO 分型尽管比 Neer 分型繁琐，但是由于它描述了骨折的部位、数量及其移位情况，并且描述了骨折线的方向，以及横形、斜形或粉碎型，以及骨折是否嵌插等，也更加能判断骨折的稳定程度和移位可能。而且 AO 分型包含了 80% 的被 Neer 分型忽略的一部分骨折，尽管这部分骨折多数只需要保守治疗。此外，因为 AO 分型需要考虑骨折发生于关节内还是关节外，是否累及解剖颈等情况，故而更加强了医生对骨折血运情况的考虑。总体来说，AO 分型比 Neer 分型更加系统和科学。

第三节 三维 CT 分型

2004 年，Edelson G 及其同事提出了肱骨近端的三维 CT 分型。他们研究了 73 例骨折标本和 84 例肱骨近端骨折病例，提出了 5 分类的骨折类型和"盾"骨折的概念，即两部分骨折、三部分骨折、"盾"骨折及其变异、单纯大结节骨折和骨折脱位。

Edelson G 的三维 CT 分型在某些简单类型骨折上与 Neer 分型相似，但在复杂类型骨折特别是四部分骨折的分类上截然不同（图 5-18）。Edelson 认为，肱骨近端骨折很少发生于骨质相对较硬的结节间沟，而是从沟两边的大结节或小结节上劈开。所以提出将结节间沟及其两边少量大、小结节部分归为新的骨折部分——"盾结构"。

Edelson 认为，大多数肱骨近端骨折是由于人摔倒时手撑地，肩关节处于前屈、外展、内旋姿势，此时肩胛盂像一个砧板顶住肱骨头，造成肱骨近端的骨折。其他原因如直接暴力比较少见。同时他认为骨折的发生是一个连续的过程，因此，他根据骨折的发生机制和严重程度，将三维 CT 的各个分型与骨折发生过程中的各个阶段对应了起来。

一、三维 CT 两部分骨折

两部分骨折即肱骨外科颈骨折。许多肱骨近端骨折为两部分骨折，分别为肱骨头（包含大、小结节）和肱骨干。外科颈是原始骨骺愈合处，比较薄弱。当人摔倒并用手撑地时，外科颈骨折常常使肱骨头向后方成角移位。

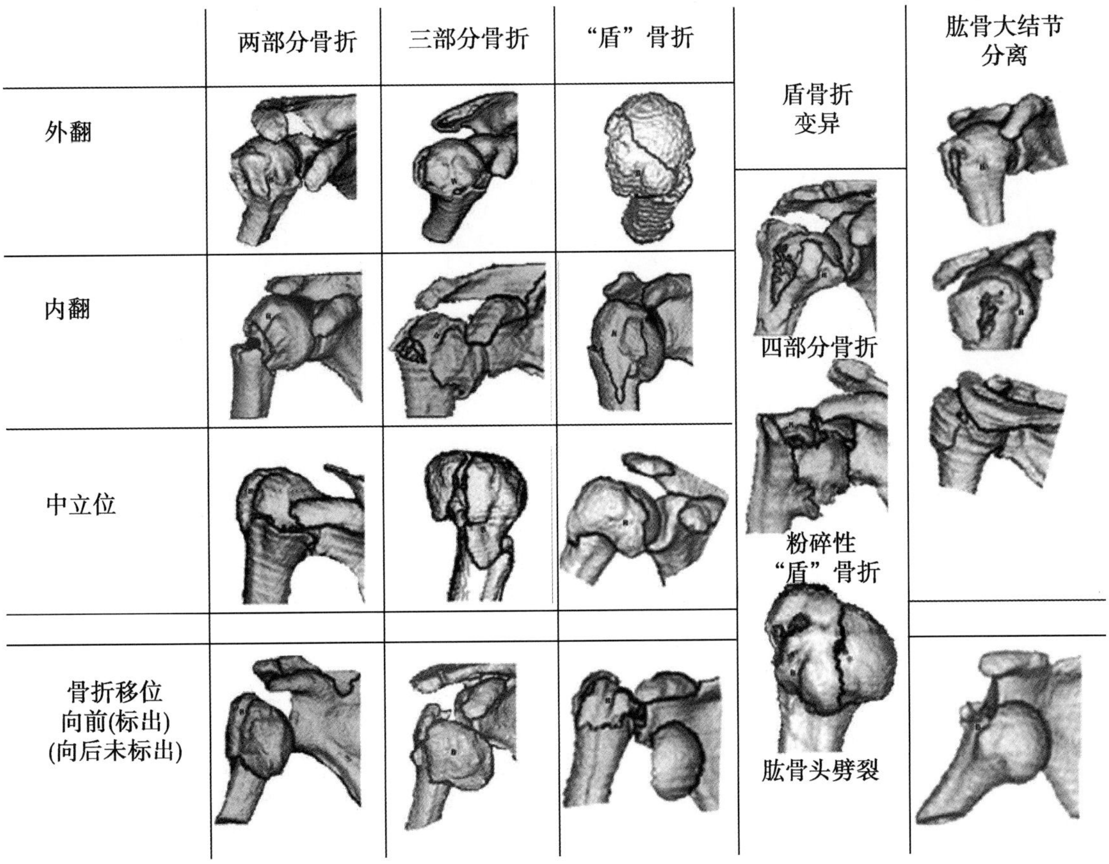

图 5-18 肱骨近端骨折三维 CT 分型

（图片引自：Edelson，G Kelly I，Vigder F，Reis ND，*et al*. A three-dimensional classification for fractures of the proximal humerus. J Bone Joint Surg Br，2004，86（3）：413-425.）

二、三维 CT 三部分骨折

三部分骨折是发生于外科颈和大结节处的骨折。此类骨折是由两部分骨折发展而来，关节盂挤压肱骨头继续向后下方移位，使大结节处发生骨折，与肱骨头分离。Edelson 认为骨折线很少经过硬质的结节间沟，而基本上都是经过结节间沟的两边。所以此处大结节骨折，骨折线发生在大结节上靠近结节间沟处，后外侧的大部分大结节发生移位，前内侧少量大结节通过结节间沟与小结节和肱骨头连在一起。

在三部分骨折中，由于结节间沟的上部分没有受到影响，所以认为旋肱前动脉的升支进入肱骨头处[28, 29]未受损，肱骨头血供尚好，不会发生缺血性坏死。

三、"盾"骨折（shield fracture）

"盾"骨折是由三部分骨折进一步发展而来。"盾"是指结节间沟和两边部分大、小结节，它是发生三部分骨折后，与肱骨头连接的唯一结构，维持着肱骨头的血供，有保护肱骨头的作用，所以称为"盾"。"盾"骨折是指"盾"结构发生了骨折。骨折常常侵犯结节间沟的上部分和小结节，可能影响肱骨头的血供。

"盾"骨折其实是解剖颈骨折。"盾"骨折，特别是更复杂的变异，会部分或全部影响肱骨头的血运造成缺血性坏死。治疗有风险，术后肱骨头坏死率较高，特别是老年体弱的患者，治疗计划要慎重，常常需要手术固定或者置换。

在最简单的两部分骨折中，骨折线仅仅存在于外科颈。在三部分骨折中，大结节处也发生骨折，结节间沟附近的"盾"没有骨折，与肱骨头仍然连接。三部分骨折继续发展，骨折便开始侵犯"盾"结构（图 5-19）。"盾"与肱骨头之间发生骨折，肱骨头与"盾"分离。在更为严重的骨折中，依据骨折发生的部位，"盾"骨折又存在三种变异：四部分骨折、盾粉碎和肱骨头粉碎。

四、三维 CT 四部分骨折

此变异通常被认为是经典的 Neer 四部分骨折，骨折线发生于解剖颈附近，将肱骨头与"盾"分开。

（1）"盾"破碎：这种骨折粉碎更加严重。结节间沟与小结节之间也发生骨折，实际上将肱骨近端分为 5 个结构：肱骨干、大结节、小结节、肱骨头、结节间沟。由于骨折累及结节间沟上部分，很可能发生肱骨头缺血性坏死。

（2）肱骨头碎裂：肱骨头由于关节盂的挤压从关节面劈裂。一部分肱骨头与"盾"形结构相连。在平片上，肱骨头好像被垂直分成了两个部分。

五、三维 CT 单纯大结节骨折

单纯大结节骨折通常位于大结节的后外侧，骨折线不经过肱二头肌肌腱沟。单纯大结节骨折多发生于肩关节前脱位患者，患者可能合并有 Hill-Sachs 损伤，甚至通常是 Hill-Sachs 损伤进一步加重造成了单纯大结节骨折。

六、三维 CT 骨折脱位

骨折脱位发生在前面任意一种骨折后并发脱位。骨折前脱位比较常见，多伴发 Hill-Sachs 损伤和大结节骨折。骨折后脱位少见，多伴反向 Hill-Sachs 损伤。

三维 CT 分型中没有包含比较少见的几类骨折，如单纯小结节骨折和解剖颈骨折等。三维 CT 分型的分类是依据大多数肱骨近端骨折发生的机制进行的，所以它没有包含所有可能的类型。然而，这个分类却使我们从骨折的发生机制上进一步加深了对骨折的认识。另外，"盾"结构的提出也是 Neer 肱骨近端骨折四个解剖部位的进一步发展。

注意事项

在理想的情况下，临床分型应具备以下特点：①涵盖临床所有的骨折类型；②不同的观察者之间的一致性及可信度高；③通过相对简单的检查及病史采集就可获得分型资料；④分型与预后密切相关。虽然目前临床流行的肱骨近端骨折分型已经在临床应用多年并取得了大多数临床医师的认可，积累了大量的经验，但没有哪一种分型方法明显优于其他。

相对而言，AO 分型属于描述性分类，完全依据骨折发生的位置和移位来对骨折分类。由于前人系统的总结，AO 分型的各个亚型涵

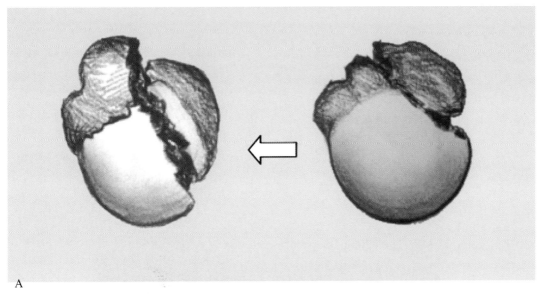

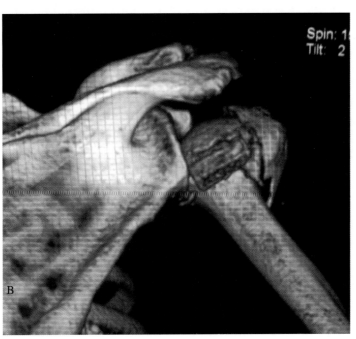

图 5-19 "盾"骨折。三部分骨折（大结节骨折）发展为"盾"骨折（**A**），骨折治疗有风险，主要是该类骨折对血供影响大，术后肱骨头坏死率较高，特别是对于老年体弱的患者，治疗计划要慎重（**B**）

盖了大部分临床常见的肱骨近端骨折类型，对手术治疗有较好的指导作用，但不能很好地预测预后[19,26]，也不利于临床医师记忆。Neer分型简便易懂，但对 Neer 经典的"移位 1cm或成角 45°"，平片阅片甚至 CT 也很难对此作出取舍。

Neer 分型和 AO 分型都是主要基于 X 线平片对骨折的分类，虽然两者都强调临床检查和术中所见的重要性。因为平片上对肱骨近端骨折的移位大小和方向判断的局限，使医生对骨折分型的一致性和重复性比较低[20-25]。许多人试图借助 CT 帮助诊断[20,22,24,25]，发现三维 CT 上判断移位和成角比在平片上容易[24,30]，并且其一致性得到了提高。

在应用 Neer 分型时，高质量的肩关节"创伤系列平片"是分型的关键，如果没有腋位片，就很难对肱骨头在斜矢状面的移位进行评价，同时也不易判断骨折是否累及小结节。

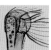

如果实在难以获得腋位片，也可在CT下评估小结节有无骨折移位。在应用AO分型时应注意关节内骨折是指骨折累及关节面，没有累及关节面的骨折即使是在关节囊内也属于关节外骨折。

（邓　磊　杨　明　付中国）

参考文献

1. Barrett JA, Karagas MR. The epidemiology of peripheral fractures. Bone, 1996, 18 (3 Suppl)：209S-213S.

2. Neer CS 2nd. Displaced proximal humeral fractures. I. Classification and evaluation. J Bone Joint Surg Am, 1970, 52 (6)：1077-1089.

3. Neer CS 2nd. Four-segment classification of proximal humeral fractures：Purpose and reliable use. J Shoulder Elbow Surg, 2002, 11 (4)：389-400.

4. Marsh JL, Slongo TF, Agel J, et al. Fracture and dislocation classification compendium -2007：Orthopaedic trauma association classification, database and outcomes committee. J Orthop Trauma, 2007, 21 (10 Suppl)：S1-133.

5. Fracture and dislocation compendium. Orthopaedic Trauma Association Committee for Coding and Classification. J Orthop Trauma, 1996, 10 Suppl 1：v-ix, 1-154.

6. Edelson G, Kelly I, Vigder F, et al. A three-dimensional classification for fractures of the proximal humerus. J Bone Joint Surg Br, 2004, 86 (3)：413-425.

7. Tamai K, Ishige N, Kuroda S, et al. Four-segment classification of proximal humeral fractures revisited：A multicenter study on 509 cases. J Shoulder Elbow Surg, 2009, 18 (6)：845-850.

8. Green A, Izzi J Jr. Isolated fractures of the greater tuberosity of the proximal humerus. J Shoulder Elbow Surg, 2003, 12 (6)：641-649.

9. Iannotti JP, Gabriel JP, Schneck SL, et al. The normal glenohumeral relationships. An anatomical study of one hundred and forty shoulders. J Bone Joint Surg Am, 1992, 74 (4)：491-500.

10. Park TS, Choi IY, Kim YH, et al. A new suggestion for the treatment of minimally displaced fractures of the greater tuberosity of the proximal humerus. Bull Hosp Jt Dis, 1997, 56 (3)：171-176.

11. Jakob RP, Miniaci A, Anson PS, et al. Four-part valgus impacted fractures of the proximal humerus. J Bone Joint Surg Br, 1991, 73 (2)：295-298.

12. DeFranco MJ, Brems JJ, Williams GR, et al. Evaluation and management of valgus impacted four-part proximal humerus fractures. Clin Orthop Relat Res, 2006, 442：109-114.

13. 王蕾，禹剑，张川，等. 切开复位内固定治疗肱骨近端四部分骨折的疗效分析. 中华手外科杂志, 2008, 24 (4)：210-212.

14. 黄强，王满宜，荣国威. 复杂肱骨近端骨折的手术治疗. 中华骨科杂志, 2005, 25 (3)：159-164.

15. Chesser TJ, Langdon IJ, Ogilvie C, et al. Fractures involving splitting of the humeral head. J Bone Joint Surg Br, 2001, 83 (3)：423-426.

16. Kamal I, Bohsali MAW. Fractures of the proximal humerus, in the shoulder, Philadelphia：Saunders Elsevier：Philadelphia. 2009：455-497.

17. Ogawa K. Fractures involving splitting of the humeral head. J Bone Joint Surg Br, 2001, 83 (8)：1209-1210.

18. Robinson BC, Athwal GS, Sanchez-Sotelo J, et al. Classification and imaging of proximal humerus fractures. Orthop Clin North Am, 2008, 39 (4)：393-403.

19. Bahrs C, Schmal H, Lingenfelter E, et al. Inter-and intraobserver reliability of the MTM-classification for proximal humeral fractures：A prospective study. BMC Musculoskelet Disord, 2008, 9：21.

20. Bernstein J, Adler LM, Blank JE, et al.

Evaluation of the Neer system of classification of proximal humeral fractures with computerized tomographic scans and plain radiographs. J Bone Joint Surg Am, 1996, 78（9）: 1371-1375.

21. Sidor ML, Zuckerman JD, Lyon T, et al. The Neer classification system for proximal humeral fractures. An assessment of interobserver reliability and intraobserver reproducibility. J Bone Joint Surg Am, 1993, 75（12）: 1745-1750.

22. Brunner A, Honigmann P, Treumann T, et al. The impact of stereo-visualisation of three-dimensional CT datasets on the inter-and intraobserver reliability of the AO/OTA and Neer classifications in the assessment of fractures of the proximal humerus. J Bone Joint Surg Br, 2009, 91（6）: 766-771.

23. Neer, CN. Fracture classification systems: Do they work and are they useful? J Bone Joint Surg Am, 1994, 76（5）: 789-90.

24. Bahrs C, Rolauffs B, Südkamp NP, et al. Indications for computed tomography（CT-）diagnostics in proximal humeral fractures: A comparative study of plain radiography and computed tomography. BMC Musculoskelet Disord, 2009, 10: 33.

25. Sjödén GO, Movin T, Güntner P, et al. Poor reproducibility of classification of proximal humeral fractures. Additional CT of minor value. Acta Orthop Scand, 1997, 68（3）: 239-242.

26. Hertel R. Fractures of the proximal humerus in osteoporotic bone. Osteoporos Int, 2005, 16 Suppl 2: S65-72.

27. Marsh JL, Slongo TF, Agel J, et al. Fracture and dislocation classification compendium-2007: Orthopaedic Trauma Association Classification, database and outcomes committee. J Orthop Trauma, 2007, 21（10 Suppl）: S1-133.

28. Duparc F, Muller JM, Fréger P. Arterial blood supply of the proximal humeral epiphysis. Surg Radiol Anat, 2001, 23（3）: 185-190.

29. Gerber C, Schneeberger AG, Vinh TS. The arterial vascularization of the humeral head. An anatomical study. J Bone Joint Surg Am, 1990, 72（10）: 1486-1494.

30. Edelson G, Safuri H, Salami J, et al. Natural history of complex fractures of the proximal humerus using a three-dimensional classification system. J Shoulder Elbow Surg, 2008, 17（3）: 399-409.

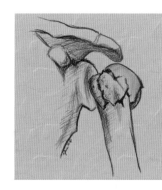

第6章

肩关节手术麻醉及镇痛

肩关节手术的麻醉可以选择外周神经阻滞、全身麻醉或者两者合用的方法。但因肩关节手术患者年龄差异大、手术体位特殊，因此在达到最理想的外科手术条件的同时要尽量避免潜在的神经损伤及其他并发症，这需要细化麻醉方法的选择及熟练掌握其他技术，例如超声引导下神经阻滞、诱发电位监测等技术。

第一节 手术麻醉

一、手术特点

1. 对麻醉的要求 肩关节是人体活动度最大的一个关节，它包括盂肱关节和肩锁关节。肩关节外包裹一薄层纤维，即关节囊，保证了肩关节的稳定性。在其外层是一组使上臂和肩胛骨相连的肌肉和肌腱，即肩袖，其覆盖在肩关节和关节囊上。根据肩关节的解剖特点，肩关节手术需要达到良好的肌肉松弛，因而对麻醉要求很高。通常可以在外周神经阻滞、全身麻醉或者两者合用下完成手术。这两种麻醉方式的风险和优点将在下面进行讨论。任何对神经阻滞有绝对禁忌证（患者拒绝神经阻滞或穿刺部位感染等）的患者都可以选择全身麻醉。

2. 体位 根据肩关节手术种类的不同，可采取仰卧位、侧卧位和沙滩椅位。其中沙滩椅位是肩关节手术常用的体位。沙滩椅位要求患者将髋关节和膝关节屈曲10°～20°，置于Trendelenburg体位的反位，以促进静脉回流。为了暴露术野，头部过度旋转和屈曲可以导致臂丛神经过伸而造成牵拉伤，故在采用沙滩椅位时，应固定头部，使患者的头颈部始终有手术床支撑并位于中立位。由于外科铺巾后不易暴露面部和呼吸道，因此要注意防止眼睛受压及全麻呼吸回路与气管插管连接处的断开。由于沙滩椅位造成手术创口位置高于心脏水平，空气易从损伤的静脉、静脉血窦进入，形成气体栓塞。

3. 骨水泥 骨水泥的化学成分为聚甲基丙烯酸甲酯，常用于肩关节成形术。然而，一些患者在使用骨水泥过程中会出现一些严重的并发症，临床称为骨水泥反应综合征，其特征表现包括急性低血压、低氧血症、心律失常、心搏骤停、心肺功能障碍，甚至死亡。产生这一综合征的原因包括聚甲基丙烯酸甲酯挥发性单体被吸收入血、其单体具有心肌抑制作用、肱骨钻孔时的气体及脂肪栓塞以及发热反应诱导的血细胞和骨髓溶解。

术中应监测各种血流动力学指标，维持适当的有效循环容量，提高患者的氧储备，可以降低骨水泥反应综合征的发生率。

4. 液体吸收 肩关节镜手术需要用生理液体充填和扩大关节腔，使关节囊最大限度地膨胀。充分提举滑膜后，关节镜即可顺利进入，并能清晰地观察关节内的组织结构。常用的生理液体为生理盐水、复方氯化钠溶液或其他特殊配方制成的灌注液。

然而液体经过开放的静脉窦被吸收后，特别在长时间手术时尤易出现液体过量吸收，导致循环血容量剧增，引起患者急性心力衰竭。

据报道，肩关节镜手术时应用的大量灌注液有可能外渗并进入颈部组织，从而迅速进展为完全性气道阻塞。

5. 低体温 肩关节手术中应常规监测体温，低体温的发生与很多因素相关，而肩关节镜手术使用大量灌注液更容易出现严重低体温。低体温会导致一系列并发症，例如凝血功能障碍、全麻苏醒延迟、恶性心律失常等。对于低体温的处理，主要在于预防，给予患者保温毯、使用输液加温器、控制室温等都可以有效维持患者体温。

6. 控制性降压　肩关节周围组织血运丰富，再加上术中不能使用止血带，故较容易出血，给术野暴露带来了一定困难，因此，肩关节镜术中常常需要控制性降压，减少出血量，以改善术野清晰度。实施控制性降压时要加强血压监测，有条件时应进行有创动脉直接测压。正常体温患者，平均动脉压（mean artery pressure, MAP）的安全低限是 50～55mmHg，在此范围内脑血流自身调节能力仍保持正常。"沙滩椅"体位对脑供血影响较大，出现脑缺血的风险增加。在此体位下，控制性降压会造成脑供血进一步减少，导致脑缺血，因此，不宜将血压降至 MAP 安全低限以下。

二、患者特点

肩关节手术患者年龄差异大，术前应了解患者的既往疾病史，特别是老年患者，多伴有不同程度的慢性呼吸系统疾病、心脑血管疾病、肝或肾功能不全、糖尿病等，均对麻醉方法的选择、实施以及管理带来一定的复杂性和危险性，容易发生各种并发症。麻醉前应继续合并疾病的治疗，维持疾病控制的稳定状态。特别是合并高血压患者手术前应控制好血压，手术日早晨应继续服用降压药物。长期服用利尿药的患者要注意监测血电解质水平。在术前应进行治疗常见的呼吸系统疾病如气管炎、肺气肿、肺炎、支气管哮喘，吸烟者至少禁烟 2 周。术前评估肺功能，必要时术后将患者送入重症监护室。

三、麻醉前准备

手术麻醉前除了进行常规查体、实验室检查外，合并其他内科疾病患者或者高龄患者需行相应检查，如心律失常者、心功能不全者需行动态心电图检查（Holter 监测）和超声心动图检查；合并慢性肺部疾病的患者需检查肺功能和动脉血气等。

术前用药是麻醉前准备的重要组成部分，术

前用药包括既往用药和麻醉前用药。

1. 既往用药

（1）抗高血压药：一般情况下，除了利尿药以外的抗高血压药应该用到手术当日。

（2）糖皮质激素：类风湿性肩关节炎患者如长期使用糖皮质激素，围术期应再补充适量糖皮质激素，防止出现肾上腺功能不全。

（3）非甾类抗炎药（non-steroidal antiinflammatory drugs，NSAIDs）：肩关节炎患者可能长期服用 NSAIDs，以达到镇痛抗炎作用，其可影响血小板功能而导致凝血机制异常。水杨酸钠（阿司匹林）引起血小板环氧酶不可逆性乙酰化，使血小板在寿命期 7～10 天内的聚集性减退。其他 NSAIDs 也可逆性地抑制血小板环氧化酶，单次用药一般抑制 48～72 小时。阿司匹林或其他 NSAIDs 可能会导致手术期或手术后出血增多，但对于已实施冠状动脉支架植入术的患者及具有心、脑血管疾病高危因素的患者，建议继续使用阿司匹林进行手术。

2. 麻醉前用药　麻醉前用药的目的是：① 缓解焦虑，充分镇静；② 产生遗忘，预防或者减少术中知晓；③ 提高痛阈，加强术中麻醉用药的镇痛作用；④ 减少气道分泌物；⑤ 预防术后恶心、呕吐。患者的心理状态、身体状况和年龄不同，手术种类和持续时间也不同，因此麻醉前用药要做到个体化，防止药物不足及过量。

（1）安定类药物和镇静催眠药物：目前最常用的是苯二氮䓬类药物，包括地西泮（安定）和咪达唑仑（咪唑安定）。此类药物作为术前用药最受欢迎，它具有抗焦虑、遗忘、镇静和预防局麻药中毒的作用，对于预防发生全麻术中知晓亦有良好的作用。

（2）镇痛药：麻醉性镇痛药具有较强的镇痛作用，同时也有镇静、抗焦虑作用，可以提高患者痛阈。但其可以长时间降低二氧化碳对延髓呼吸中枢的刺激作用，具有呼吸抑制的副作用，此外可以导致恶心、呕吐、皮肤瘙痒等，因此一般只用于术前疼痛患者。常用药物包括吗啡和哌替啶（杜冷丁）。

（3）抗胆碱能药：抗胆碱能药通过阻断节后胆碱能神经支配的效应器上的胆碱受体，抑制腺体分泌，具有干燥呼吸道的作用。此外，抗胆碱能药也具有镇静和遗忘作用。文献报道抗胆碱能药与术后老年患者精神状态改变有关，目前不常规应用。常用药物包括阿托品、东莨菪碱、盐酸戊乙奎醚（长托宁）。

四、麻醉方法的选择

1. 神经阻滞　肩部及锁骨部位由颈丛及臂丛双重支配，肩项部的皮肤和锁骨手术区域皮肤由来自颈丛的锁骨上神经（C3～4）及臂外侧皮神经（C5～6）支配，肩锁关节及深层组织中来自臂丛的腋神经（C5～6）、肩胛背神经（C4～5）、肩胛上神经（C5～6）、胸前外侧神经（C5～7）支配。因此，肩关节手术可以选择高位肌间沟入路臂丛神经阻滞及联合颈丛神经阻滞。

肌间沟是由前、中斜角肌和肩胛舌骨肌围成的呈上小下大的三角形间隙，臂丛神经在肌间沟内分为上、中、下干，上干由C5～6前支组成，中干由C7前支组成。此外，颈深丛在斜角肌间隙与臂丛处于同一水平，并同为椎前筋膜所覆盖。因此，我们采用高位肌间沟臂丛阻滞（C5水平）。在主要阻滞臂丛上、中干神经的同时可以阻滞部分颈丛神经，避免了二次进针给患者带来的痛苦。目前在神经刺激仪（图6-1）及超声

显像技术的引导下（如图6-2），高位肌间沟入路臂丛神经阻滞的成功率明显提高，降低了盲穿导致的不舒适感及相关并发症。如果没有上述设备，可以采用两点法，分别进行肌间沟入路臂丛神经阻滞及颈丛神经阻滞。

（1）适应证：适用于锁骨骨折切开复位内固定术、肩锁关节脱位切开复位术、肱骨头骨折切开复位内固定术。

（2）优点：外周神经阻滞术后恶心、呕吐减少；对机体生理功能影响小，恢复快；缩短住院时间，降低医疗费用；留置导管可进行术后镇痛。

（3）缺点：起效时间长；由于只有完全阻滞支配肩关节的神经才能镇痛完全，因此可能存在镇痛不全；联合颈丛神经阻滞后可能会导致血压升高、心率加快，与阻滞了迷走神经，交感神经兴奋性相对增强有关，对于合并高血压和冠状动脉粥样硬化性心脏病的患者不利；可能出现臂丛神经损伤，因此，原有臂丛神经损伤的患者慎用；此外，神经阻滞作用消退后，才能对患者进行神经功能评价。

（4）药物：0.375%～0.5%罗哌卡因。

2. 全身麻醉

（1）适应证：适用于所有的肩关节手术。

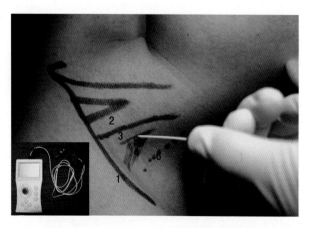

图 6-1　神经刺激仪引导下肌间沟臂丛神经阻滞

肌间沟臂丛神经的解剖定位：1标示锁骨，2标示胸锁乳突肌锁骨头，3标示前斜角肌，4标示中斜角肌，5标示肌间沟臂丛神经，6标示颈外静脉。图中左下角所示为神经刺激仪

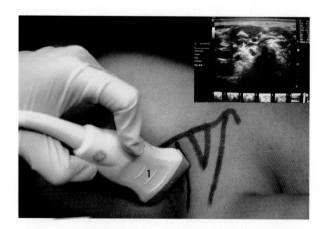

图 6-2　超声显像技术引导下肌间沟臂丛神经阻滞

肌间沟臂丛神经的解剖定位同神经刺激仪引导下肌间沟臂丛神经阻滞的定位，1标示超声探头，右上角所示为肌间沟臂丛神经超声图像

（2）优点：使患者遗忘、意识消失、无痛、肌肉松弛，并降低术中应激反应，提供最佳的手术条件和维持患者重要脏器的生理功能。随着喉罩（图6-3）的应用，患者气道应激性降低，以及代谢迅速的全麻药物的应用，全身麻醉具有实施快、苏醒快的优点。肩关节手术时外科铺巾需要遮盖患者的面部及呼吸道，全身麻醉可以有效管理患者呼吸道，避免不舒适感。术中可以进行体感或运动诱发电位监测，避免臂丛神经损伤。

（3）缺点：医疗费用高。

3．全身麻醉联合神经阻滞

（1）适应证：适用于所有的肩关节手术。

（2）优点：这种麻醉方式结合了前两种麻醉方法的优点，在保证神经阻滞效果良好的前提下，可将全麻深度维持在使患者遗忘、无意识即可，术毕患者可以迅速苏醒。由于有神经阻滞产生的镇痛作用，在苏醒时和苏醒后患者不会因疼痛而产生躁动。尤其对高龄重症患者非常理想，不但减少了全麻用药量，而且对患者的心脏功能做到了有效的保护。

（3）缺点：医疗费用高，具有神经阻滞相关的缺点。

要点提示

由于肩关节手术患者年龄差异大，合并症各异，且肩关节手术种类复杂，各有特殊之处，应根据患者情况及手术种类制订个体化麻醉方案，而不应拘泥于某种麻醉方法。

第二节　术后镇痛

一、疼痛评估

疼痛是一种主观感觉，定量困难，但疼痛的评估对于制订治疗方案至关重要。疼痛评估的目的是：①明确诊断，确定控制疼痛最有效的治疗方案；②根据疼痛评估结果及时调整治疗方案。由于疼痛不仅与生理、病理有关，还受情绪、心理等因素的影响，因此到目前为止没有一种方法能完全满足临床需要，尚有待不断改进和完善。

1．语言分级评分法（verbal rating scale，

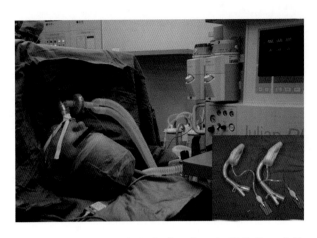

图 6-3　喉罩置入下全身麻醉，右下角所示为一次性喉罩

VRS）通过文字描述将疼痛的强度分为无痛、轻度、中度、重度和剧烈疼痛。只要听力和表达能力无障碍均可以使用，比较适合老年患者，此法的缺点是精确度不够。

2．数字评分法（numeric rating scale，NRS）用 0～10 的数字代表不同程度的疼痛，将 0 定为无痛，10 为所能想象的最剧烈疼痛。由患者评出最能代表其疼痛程度的数字。此法简单常用，可重复性强。

3．视觉模拟评分法（visual analogue scale，VAS）与 NRS 类似，应用 0～100mm 的划尺，一端代表无痛，另一端代表剧烈疼痛，让患者在线上指出疼痛程度的位置，由医生读出尺子反面相对应的数值。VAS 是各类疼痛评分法中最敏感的方法。

二、知情同意

各种镇痛方法均存在发生并发症和意外的可能，麻醉医师经慎重考虑，在选择镇痛治疗措施之前，应将相关内容告知患者，使患者在了解自己将面临的风险、付出的代价和可能取得的收益的基础上自由作出选择，同意接受镇痛治疗，并愿意承担由此带来的各种风险。

三、术后镇痛治疗的必要性

术后剧烈疼痛使患者在精神上承受着巨大痛苦，对机体心血管、呼吸等各个系统产生不利影

响。积极治疗术后疼痛有助于改善患者预后。剧烈疼痛时，交感神经张力和括约肌张力增加，使肠道及膀胱运动减弱，导致肠麻痹和尿潴留。术后疼痛是一种应激反应，它引起Ⅷ因子、凝血酶原、纤维蛋白原和血小板黏附性增加，同时纤溶功能降低，使机体处于高凝状态。此效应与儿茶酚胺的微血管效应叠加，使卧床的患者容易产生深静脉血栓。这对于合并心、脑血管疾病的患者尤为不利，可增加心肌梗死和脑血栓的发生。术后镇痛效果不佳是术后慢性疼痛的重要危险因素之一。此外，疼痛是限制功能锻炼的重要因素之一，直接影响肩关节手术后的功能恢复，因此积极的术后镇痛治疗不仅能够缓解疼痛，消除焦虑情绪，还能加速康复过程。

四、镇痛方法的选择

1. 原则　术后疼痛是肩关节疾病本身及手术创伤对机体产生的一种复杂生理反应，是多种因素综合作用的结果，因此术后疼痛具有多样性、复杂性的特点。术后疼痛是痛觉过敏（外周痛觉过敏和中枢痛觉过敏）及这种敏感向损伤周围组织异常扩散的结果。除了外科伤口对神经末梢的机械性损伤引起的疼痛外，组织损伤后周围神经和中枢神经系统敏感化是引起术后疼痛的主要原因。因此，我们提倡术后多模式镇痛，所谓多模式镇痛是指联合应用不同作用机制的镇痛药物（阿片类、NSAIDs、局麻药等），或者不同作用途径的镇痛方法（硬膜外阻滞、神经阻滞、静脉给药、口服等），通过多种机制获得更满意的镇痛效果，以降低镇痛相关副作用的发生。个体化镇痛是另一个重要概念，我们除了考虑镇痛外，还应依照其副作用、对手术预后的影响、治疗费用、住院时间来决定最适合的镇痛方式。

大部分肩关节手术患者术前由于原发肩关节疾病需要镇痛治疗，目的是阻断术前的疼痛有害性刺激。一般选择口服药物，推荐药物有NSAIDs（如布洛芬、双氯芬酸）、选择性环氧化酶2抑制剂（如塞来昔布）以及复合制剂（如氨酚羟考酮）。

2. 镇痛方法

（1）静脉持续镇痛：静脉持续镇痛是适用范围最广的镇痛方法，所用药物包括阿片类药物、NSAIDs、曲马朵等，常与单次肌间沟臂丛神经阻滞和口服药物联合应用，以达到满意的镇痛效果。其中单纯使用阿片类药物镇痛常伴随出现阿片类药物的相关副作用，例如恶心、呕吐、瘙痒和便秘。联合应用NSAIDs和曲马朵的"多模式"镇痛可以减少阿片类药物的需要量。此外，静脉镇痛效果欠佳导致的伤害性感受诱发的中枢敏感化是很多肩关节手术后出现的持续性术后疼痛的发病机制之一。因此，单独静脉持续镇痛不是肩关节手术的首选镇痛方法。

（2）单次肌间沟臂丛神经阻滞镇痛：这种方法具有操作简便、镇痛效果好的优势，可能是使用最为广泛的肩关节术后镇痛方法。但其无法提供持续性的有效镇痛，因此经常联合静脉持续镇痛。

单次肌间沟臂丛神经阻滞是有创操作，除了周围神经阻滞的一般并发症（神经损伤和局麻药毒性），也有刺穿胸膜的风险。更严重的并发症是刺入蛛网膜下腔、颈部脊髓损伤和永久性截瘫。为了预防这种严重的并发症，最基本的操作是限制进针的深度并且保持穿刺针的方向指向足侧，从而最大限度地降低误入椎间孔的风险。

（3）持续肌间沟臂丛神经阻滞镇痛：持续肌间沟臂丛神经阻滞（图6-4）是肩关节手术后镇痛的首选方法。这是因为肩关节神经解剖学上的优势，使得单根置管就能够完成整个肩关节的阻滞，并且几乎可以很好地完成任何运动阻滞。但是它是一项有难度的操作，操作者需要接受适当培训并具有丰富的经验，并且需要辅助置管设备，包括神经刺激仪和超声检查仪。神经刺激定位技术有一定的假阳性率，这也是超声显像技术定位代替电刺激定位的原因，其可以使穿刺操作上的疼痛减少。超声显像技术引导下置管可以使导管更容易放置在最适宜的位置，即臂丛上干及中干处。

持续肌间沟臂丛神经阻滞的并发症同单次肌间沟臂丛神经阻滞，持续阻滞引起的短暂神经症状与其他原因所致的神经症状鉴别起来有困难。但是，阻滞相关的神经症状持续6个月以上的很少见。

（4）肩峰下（囊内）/ 关节内浸润镇痛：研究证实肩峰下 / 关节内局麻药浸润只有极弱的临

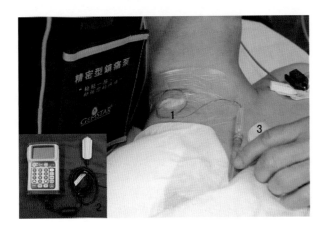

图 6-4 持续肌间沟臂丛神经阻滞镇痛

1 标示肌间沟臂丛神经阻滞留置导管，2 标示电子镇痛泵，3 标示患者自控镇痛手柄

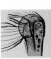
床镇痛效果。这种技术可能是软骨溶解症的致病原因之一，因此目前不再推荐使用这种镇痛方法。

（5）口服药物镇痛：肩关节手术对胃肠功能影响较小，术后 6 小时即可进食，所以口服给药是很好的辅助镇痛方式。主要药物有阿片类（重度以上疼痛时可选用羟考酮缓释片 10 ～ 20mg，q12h 或硫酸吗啡缓释片 30mg，q12h）、NSAIDs（如布洛芬、双氯芬酸）、选择性环氧化酶 2 抑制剂（如塞来昔布 200mg，bid）等。也可应用复合制剂，如氨酚羟考酮（泰勒宁）。

五、镇痛的管理要点

1. 序贯镇痛　肩关节手术后疼痛持续可达到 3 ～ 10 天，特别是关节置换术后患者由于需要功能锻炼，疼痛持续时间更长。因此，停用镇痛泵后患者会出现明显的疼痛，应及时给予序贯镇痛，并加用口服药物。

2. 副作用的处理

（1）恶心和呕吐：静脉持续镇痛中的阿片类药物使术后恶心、呕吐发生率进一步增加。但当术后出现恶心和呕吐时首先应确定是否存在低血容量性低血压，补充血容量后需加强镇吐治疗。建议使用静脉持续镇痛时，常规应用预防性镇吐措施。常用药物有 $5-HT_3$ 受体拮抗药，如恩丹西酮 4 ～ 8mg、托烷司琼 5mg，或地塞米松

5 ～ 10mg，或氟哌利多 1mg，必要时可三种药物联合应用。

（2）上肢麻木：上肢麻木主要为低浓度局麻药作用于神经引起的感觉异常。

治疗方法：降低持续输注剂量或者将持续泵入模式改为间断患者自控镇痛模式（patient-controlled analgesia, PCA），并观察上肢感觉功能恢复情况。大部分患者会在几个小时后恢复。如果仍无明显改善，可降低局麻药浓度。若同时合并运动功能明显障碍，应停用镇痛泵，改用其他镇痛方法，如口服、静脉镇痛等。

（3）瘙痒：阿片类药物引起皮肤瘙痒的机制目前尚不清楚。瘙痒部位多集中在前胸部、上肢和面部。皮肤表面外观正常，无红疹。

治疗方法：①改变给药模式：如果患者采用的是连续输注或连续输注复合 PCA 的给药模式，可停用连续输注，改为单次给药即 PCA 模式；②药物治疗：如果患者瘙痒严重，或改变给药模式后仍不能有效缓解症状时可用药物治疗。常用药物为小剂量纳洛酮静脉推注，每次 0.02 ～ 0.04mg，间隔时间 2 ～ 3 分钟，直至瘙痒缓解。此外可以选择丙泊酚静脉推注，每次 10mg，但维持时间较短；③若上述方式仍不能缓解瘙痒时，需改用其他镇痛药物。

（4）头晕、嗜睡：头晕、嗜睡主要为阿片类药物的中枢镇静作用，贫血和低血压可加重头晕症状。

治疗方法：及时纠正贫血和因血容量不足引起的低血压。在保证镇痛效果的同时降低连续输注量。合用非阿片类镇痛药，如 NSAIDs，在协同镇痛的同时，降低阿片类的用量，从而降低相应的副作用。

（5）呼吸抑制：呼吸抑制是静脉持续镇痛最严重的并发症，其发生机制是过量的阿片类药物抑制了低氧和二氧化碳蓄积对延髓呼吸中枢的刺激作用。

治疗方法：暂时停用或降低阿片类镇痛药剂量，经鼻管吸氧。发生严重呼吸抑制的同时患者一般都伴有过度的镇静，因此若呼吸频率低于 8 次 / 分，在辅助通气的同时应给予纳洛酮拮抗。美国疼痛协会（American Pain Society, APS）推荐的治疗呼吸抑制的方法为将 0.4mg 纳洛酮稀释

至 10ml，每 2 ～ 3 分钟静脉推注 1 ～ 2ml，同时观察呼吸状况，务必不要过度拮抗，因为纳洛酮为广谱阿片类药物拮抗药，小剂量时可拮抗副作用，大剂量时拮抗镇痛作用后会引起明显的撤药反应，患者会出现强烈的疼痛和烦躁。

要点提示

术后疼痛是影响肩关节手术患者预后的独立因素之一，疼痛强度已经作为第五生命体征记录在北京大学人民医院病历中。根据术后疼痛的发病机制，我们应该采取多模式、个体化的镇痛方案。推荐肩关节手术后的镇痛首选持续肌间沟臂丛神经阻滞＋口服非甾体类抗炎药。其次为单次臂丛神经阻滞＋静脉 PCA 镇痛。若手术创伤不大，可选用口服药镇痛。

序贯治疗非常重要，镇痛泵停用当日起给予氨酚羟考酮（泰勒宁）1 ～ 2 片 tid，或曲马朵缓释片 100mg bid，视情况同时应用选择性环氧化酶 2 抑制剂（塞来昔布）200mg，qd 至 bid。对于有骨折或韧带未愈合的患者，不建议长期大量使用选择性环氧化酶 2 抑制剂。

（冯 艺 安海燕）

参考文献

1. Liu SS, Zayas VM, Gordon MA, *et al*. A prospective, randomized, controlled trial comparing ultrasound versus nerve stimulator guidance for interscalene block for ambulatory shoulder surgery for postoperative neurological symptoms. Anesth Analg, 2009, 109 (1)：265-271.

2. Papadonikolakis A, Wiesler ER, Olympio MA, *et al*. Avoiding catastrophic complications of stroke and death related to shoulder surgery in the sitting position. Arthroscopy, 2008, 24 (4)：481-482.

3. Coghlan JA, Forbes A, McKenzie D, *et al*. Efficacy of subacromial ropivacaine infusion for rotator cuff surgery. A randomized trial. J Bone Joint Surg Am, 2009, 91 (7)：1558-1567.

4. Kehlet H, Jensen TS, Woolf CJ. Persistent postsurgical pain：Risk factors and prevention. Lancet, 2006, 367 (9522)：1618-1625.

5. Fredrickson MJ. The sensitivity of motor response to needle nerve stimulation during ultrasound guided interscalene catheter placement. Reg Anesth Pain Med, 2008, 33 (4)：291-296.

6. Fredrickson MJ, Ball CM, Dalgleish AJ, *et al*. A prospective randomized comparison of ultrasound and neurostimulation as needle end points for interscalene catheter placement. Anesth Analg, 2009, 108 (5)：1695-1700.

7. Bailie DS, Ellenbecker TS. Severe chondrolysis after shoulder arthroscopy：A case series. J Shoulder Elbow Surg, 2009, 18 (5)：742-747.

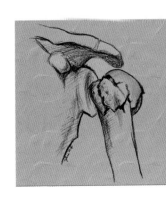

第7章

肱骨近端骨折的临床评估

肱骨近端骨折的临床评估是每一位临床医生必须熟知的，准确的临床评估能为诊断和治疗提供最可靠的依据，可最大限度降低风险和提高诊疗效果。

第一节 临床检查要点

关于肱骨近端骨折的临床评估，每一位临床医师都有自己的临床经验。在此重点列出我们在临床评估中的一些经验和体会，仅供参考。

肱骨近端骨折可由直接暴力及间接暴力引起。间接暴力多由于摔伤时肘部或手着地，暴力经肱骨干传导所致。直接暴力多由交通事故或高速运动撞伤引起，该种骨折致伤暴力大，多合并多发性骨折或血管和神经损伤。

肱骨近端骨折患者就诊时主诉多为肩部疼痛，接诊查体时应注意以下情况：

1. 查体时患者最好除去外套，注意肩部有无肿胀，高能量损伤的患者注意评估皮肤软组织有无开放性损伤。

2. 患肢血管和神经的评估 重点评估腋神经、肌皮神经支配区域的感觉及运动情况（图7-1）。

（1）腋神经损伤后的体征包括：①由于三角肌萎缩，肩部圆隆外貌消失，变得扁平甚至凹陷。肩峰突出，肱骨头易于触及；②臂不能外展。患者欲外展臂时，肩胛骨需充分外旋，致肩胛骨外角外移。小圆肌虽麻痹，肩外旋和内收动作可被其他肌肉所代替；③肩外侧感觉障碍。

（2）肌皮神经损伤后的体征包括：①肱二头肌和肱肌萎缩，臂前面消瘦；②皮肤麻痹区限于

前臂桡侧缘；③屈肘虽受限，但可由肱桡肌和前臂屈肌代替。一般而言，肌皮神经损伤者十分罕见，合并腋神经损伤可通过触诊三角肌区域的感

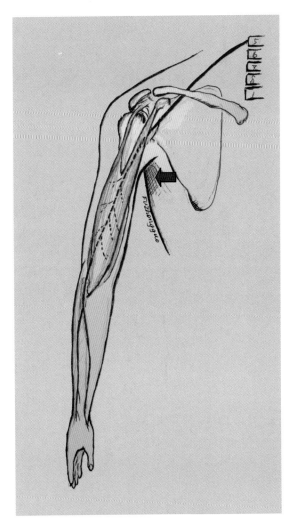

图7-1 肌皮神经走行示意图

觉进行判断和排查（图 7-2、7-3）。在此需要注意的是：有时患者因为疼痛、紧张等原因，在评估患者的感觉情况时会出现难以判断的情况。不建议采用肩关节主动外展的方法来测试腋神经的功能。因为患者因骨折疼痛往往很难做出外展动作。部分患者的腋神经损伤为一过性麻痹，应注意排查。国外同行报道肱骨近端骨折合并神经损伤的发生率约为 1/3，且发生率随着年龄的增长而增加。按照我们的诊疗体会，神经损伤的发生

虽无国外报道的如此高的比例，但对神经情况的评估和检查绝对必要。

肱骨近端的手术切口中外侧入路有损伤腋神经和血管的风险，须特别注意。

3．检查有无合并其他部位损伤。

4．如合并肩关节脱位，复位前后均需重点检查血管及神经功能。临床中遇到肩关节脱位时及时正确复位是必要的，同时不要忘记及时将风险告知患方（图 7-4）。

对患侧上肢远端肢体的检查可初步排除血管损伤及臂丛损伤。血管损伤较为少见，在肱骨近端骨折合并脱位才可能发生。一旦出现损伤，并非只有腋动脉受累，由于暴力的损伤，腋静脉也会由于内膜损伤而发生血栓。

第二节 影像学检查在临床实践中的应用

X 线检查为肱骨近端骨折的首选检查。投照体位为肩关节创伤系列片：包括肩胛骨标准正位（前后位）、肩胛骨标准侧位及腋位片。肩胛骨标准正位片的投照方法是：患侧肩关节紧贴片盒，健侧向前倾斜 40°。将放射球管垂直于片

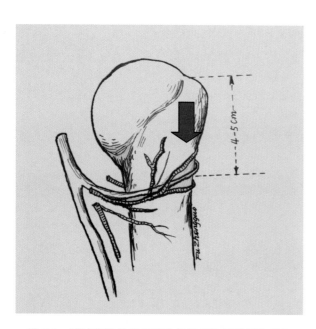

图 7-2　腋神经伴旋肱后动脉从后侧绕行肱骨外科颈

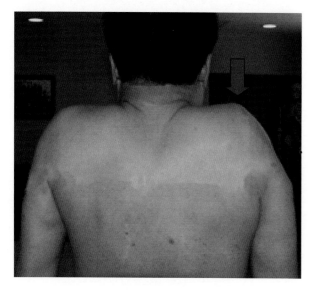

图 7-3　腋神经损伤患者方肩畸形

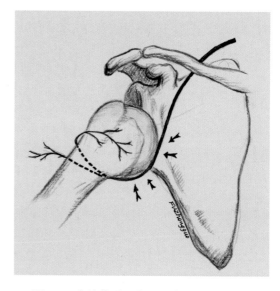

图 7-4　肩关节脱位容易对腋神经造成损伤

盒。标准肩胛骨侧位片：投照时应保证肩胛骨投影垂直于胶片，球管垂直于片盒。患者健侧可前倾 30°～40°。腋位片投照时患者取仰卧位，肩关节外展 70°，将片盒放置在肩上，使放射球管从腋下投照，方向垂直于片盒。腋位片对于观察结节的移位程度及肱骨近端向后移位的程度十分重要，应设法完成投照。如患者因疼痛难以完成标准的腋位片投照，可尝试使用改良腋位（Velpeau 位）：患者站立，身体向后倾斜 30°，将片盒放在腋下，使管球从肩关节上方垂直投照。

肩胛骨正位主要观察骨折的基本形态，肱骨头是否存在塌陷、劈裂，以及大结节向上方移位的情况、肱骨干有无受累、肱骨头有无脱位。肩胛骨侧位可进一步观察骨折的形态和盂肱关节的匹配关系。腋位主要观察小结节有无骨折移位、肱骨头旋转移位的情况和大结节骨折块的形态等。

CT 检查对于评估肩关节骨折的骨折情况和骨折移位状况有很大优势。结合 CT 扫描后三维重建，可以对诊断及治疗提供良好参考。以下情况推荐进行肩关节 CT 检查：①患者因疼痛难以完成肩关节创伤系列片检查。②肱骨近端三部分或四部分粉碎性骨折，为进一步评估病情。

MRI 检查不作为肱骨近端骨折临床评估的常规方法。因肱骨近端骨折后关节囊内骨性结构粉碎及关节腔内积血，难以准确评估病情。对于肱骨近端骨折合并盂肱关节脱位或肱骨大结节骨折的患者，闭合复位后为排除肩袖及盂唇损伤，应进行 MRI 检查。

第三节　肩袖损伤的评价

在肱骨近端单纯骨折的病例中，合并肩袖损伤的情况并非常见。何况在急性肩关节创伤的 MRI 检查中，骨髓水肿和关节腔积血为 MRI 阅片及诊断带来一些干扰。但再次需要强调的是，人们目前对肩袖撕裂的概念有了新的认识：目前认为除了肩峰下撞击外，退行性变也是造成肩袖撕裂的原因。国际上的研究结果表明：在 70 岁以上的人群中，肩袖撕裂的比例可以占到 50%。这就是说，在好发于老年人的肱骨近端骨折病例

中，可能有一部分患者在受伤之前就合并有肩袖退变性撕裂，只是因为没有临床症状而被忽略。这类患者的骨折手术前计划中是否应当修复肩袖？是采用双排锚钉固定还是使用接骨板上的缝线对肩袖足印进行重建？在肱骨大结节骨折的病例中，如大结节移位＞5mm，可能合并肩袖损伤。这一点应当引起重视。

第四节　肱骨头坏死的评估

肱骨近端骨折与肱骨头坏死的关系为：一般而言，对于 Neer 分型四部分骨折而言，肱骨头坏死率在 33%～56%，三部分骨折亦有 17%～38% 的坏死率。国内北京积水潭医院黄强报道三部分及四部分骨折肱骨头坏死率为 38%。Hertel 提出的肱骨头坏死的放射学预测标准在国际上得到了较为广泛的认可。平片可见：①骨折线向干骺端延伸＞9mm。②内侧软组织铰链移位＞2mm。③骨折端内侧背侧相对骨干的移位＞5mm。④解剖颈骨折。上述情况均预示着骨折暴力对肱骨头血运破坏较大，术后肱骨头坏死可能性大。按照 Hertel 的研究结果，当肱骨近端骨折线向干骺端延伸＞8mm 时，肱骨头坏死概率增高。国内上海仁济医院袁本祥等对一组病例进行研究后提出：骨折内侧皮质的位移＞2mm、骨折近端内侧干骺端长度＜8 mm 对肱骨头坏死的预测有较高的敏感性（图 7-5、7-6、7-7）。

在我们的临床观察中，部分肱骨头坏死患者只要术中复位满意、固定可靠，即使平片上显示坏死程度已达 Ficat 分期Ⅲ期，但术后疼痛及功能恢复尚可接受。但如果肱骨头坏死程度为Ⅳ期或Ⅴ期，则患者临床症状较为严重。关于 Cruess 改良的 Ficat 分期（图 7-8）见下。

（1）Ⅰ期：平片很难诊断，MRI 可发现早期缺血坏死表现。

（2）Ⅱ期：部分可见少量软骨下具灶性骨硬化带。

（3）Ⅲ期：可见关节面有轻度塌陷，关节面下透亮影，关节面阶梯＜2mm。

（4）Ⅳ期：肱骨头弧度消失，出现凹陷。

（5）Ⅴ期：可见肱骨头凹陷明显，表面凹凸

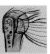

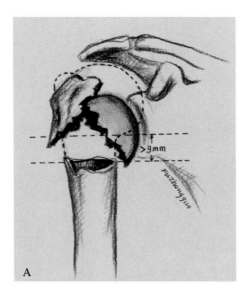 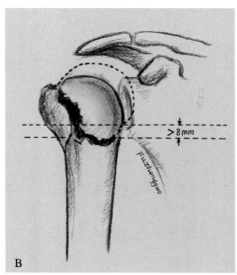

图 7-5　骨折线示意图

A. 骨折向干骺端延伸＞ 9mm；B. 骨折线向干骺端延伸＜ 8mm

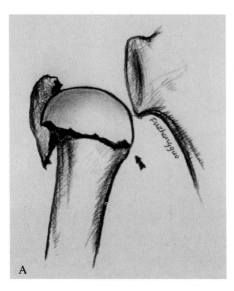 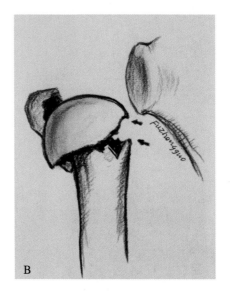

图 7-6　内侧皮质断裂，移位 ＞ 2mm，肱骨头坏死概率增加

A. 示肱骨近端骨折，内侧皮质尚完好，B. 示内侧皮质断裂，移位＞ 2mm

不平，并继发盂肱关节骨性关节炎表现。

　　如下病例可能会给您留下深刻印象：

　　患者，女，77 岁，摔伤致右肩部疼痛伴活动受限 5 小时就诊于我院。影像学资料如图 7-9、7-10 所示。术前诊断：右肱骨近端骨折（Neer 分型三部分，外科颈＋大结节）。仔细阅读冠状

位断层 CT 发现肱骨头表面关节面不平整（图 7-10）。但重建 CT 关节面尚好，头部外形轮廓可。术中发现肱骨头磨损严重，典型骨关节炎病变（图 7-11），改行关节置换术。

　　因肱骨近端骨折，经切开复位手术中才发现肱骨头存在的病变。追溯既往病史，23 年前患

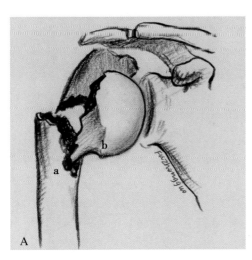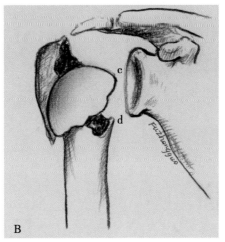

图 7-7 骨折示意图

A. a、b 定义为内侧皮质；B. cd 为内侧皮质的移位程度。该标准对肱骨近端骨折肱骨头坏死的发生亦有很好的预测作用

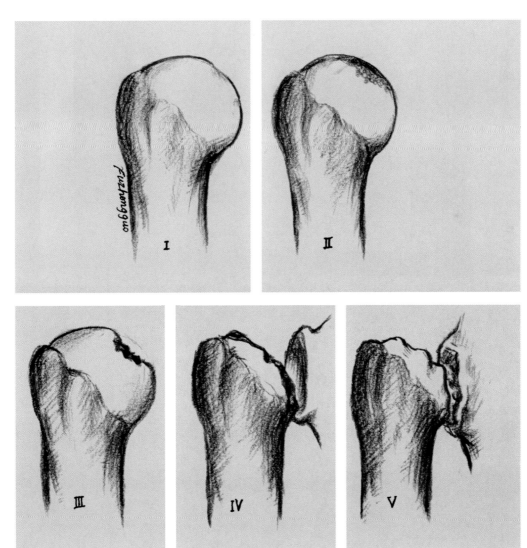

图 7-8 Cruess 改良的 Ficat 分期

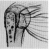

肱骨近端骨折的外科治疗

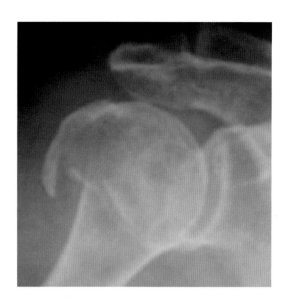
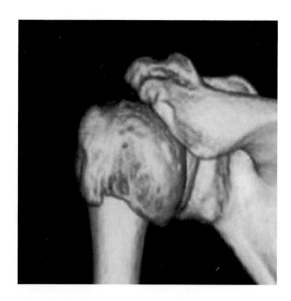

图 7-9　患者 X 线平片及三维重建 CT 影像

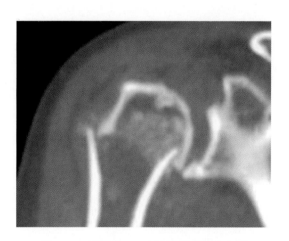

图 7-10　冠状位 CT 断层见关节面不平整

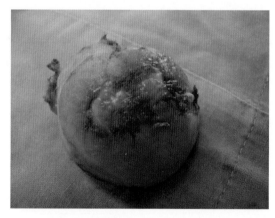

图 7-11　术中取出的肱骨头。关节面磨损严重；为典型的骨关节炎表现

者被诊断患有"肩周炎"，几乎用尽各种保守的治疗方法均无效。患者描述，"一生的黄金时间都在与肩痛作斗争！"——试想还有多少类似的病例没被发现和诊断呢？

临床中肱骨近端骨折术后肱骨头坏死病例亦时常可见（图 7-12）。

第五节　肩关节脱位的评估

在我们的临床经验中，青壮年肩关节脱位可伴或不伴有骨折，骨折多以大结节骨折多见，而中老年合并骨质疏松的患者单纯肩关节脱位较少见，多合并肱骨大结节骨折或肱骨近端骨折 - 脱位。老年患者脱位时，应重点检查腋神经及上肢血管的搏动情况。对于青壮年无骨折的肩关节脱位病例，严格吊带制动 2 周十分必要。

当肩前下脱位时，肱骨头的后外侧与前下关节盂撞击导致肱骨头关节面软骨及软骨下骨压缩性凹陷，合并部分骨缺损，称为 Hill-Sachs 损伤（图 7-13、7-14）。较少见的情况是肩关节后脱位，在这种情况下肱骨头的前外侧与后下关节盂撞击导致肱骨头关节面前下方骨缺损，称为反 Hill-Sachs 损伤。该损伤一般情况下无须处理。但应考虑该损伤机制造成的肩关节不稳定情况。

明显异常，只有在腋位和内旋位时（图 7-13B、C）可以看到肱骨头后方裸区的骨缺损（又称 Hill-Sachs 损伤，图 7-14）。

无论患者是急性还是陈旧性肩关节外伤，在临床检查做肩关节正位（AP 前后位）X 线照片时，都应注意肩关节是在"内旋位"还是在"外旋位"进行照相的。因为肩关节不同的体位照相，它所显示的肱骨头病变形态有所不同。

一、肩关节前脱位

图 7-12 所示患者为 43 岁男性，反复肩关节前下脱位，在图 A 外旋位时肩关节肱骨头未见

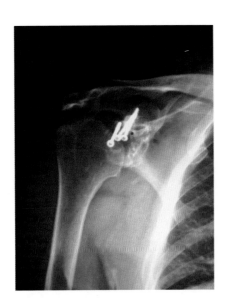

图 7-12　Cruess 改良的 Ficat 分期为 Ⅲ 期

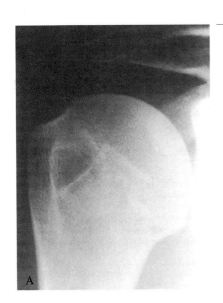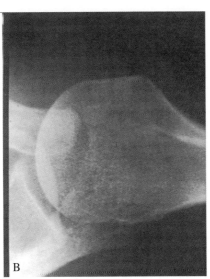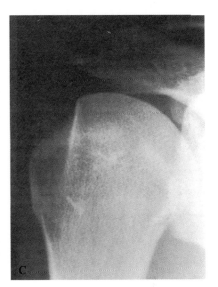

图 7-13　肩关节前脱位患者 X 线片

A. 右肩关节外旋位正位；B. 右肩关节轴位（腋位）；C. 右肩关节内旋位正位

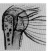

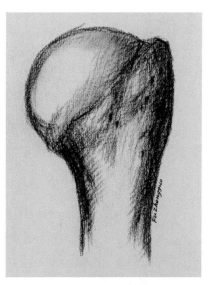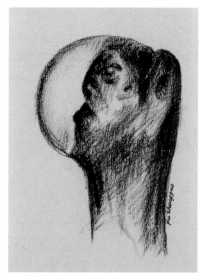

图 7-14 Hill-Sachs 损伤。肱骨头小结节侧骨损伤情况很有特点，常常脱位后骨缺损区弹性卡在关节盂缘，反复发生恶性循环，越来越加大骨缺损程度

二、肩关节后脱位

患者，男，29 岁，右侧肩关节（盂肱关节）陈旧性后脱位。影像学检查显示肱骨头骨缺损明显（反向 Hill-Sachs 畸形，图 7-15A），盂肱关节的肱骨头实际处于向后半脱位状态，肱骨头与肩盂后缘嵌插在一起（图 7-15B），肩盂后缘有游离骨块（图 7-15C）。

超过 3 周以上的盂肱关节脱位被称为"陈旧性肩关节脱位"。陈旧性盂肱关节脱位随时间延长，继发性病理变化加重，使治疗更加困难，疗效降低。患者常有外伤史。查体时，疼痛症状不重，肩关节功能受限不明显，容易误诊、漏诊。肩关节正位 X 线片不足以确诊，应做肩关节腋位、肩胛骨侧位 X 线片或肩关节 CT 平扫及三维成像以确诊。

在青壮年高暴力所致的肩关节脱位（多为盂肱关节前脱位）时，可能存在如下受伤机制：高能量的间接暴力传导至肱骨近端时，肩关节脱位时肱骨头与关节盂边缘撞击，由于较高暴力作用，可能出现肱骨头劈裂骨折，或肱骨头关节面压缩骨折，或两者兼而有之。对此类年轻患者应积极采用切开复位内固定治疗。在骨缺损较大的情况下，也可使用异体骨剪切为相应大小的骨块进行植骨。现列举典型病例：

患者，男，34 岁，运动损伤 1 周后入院。查体：肩部肿胀，直接和间接压痛均存在。疼痛及活动障碍相关的影像检查见图 7-16、7-17。

片中所见，由于外伤暴力而造成的骨压缩骨缺损，特别是有关节面的部分缺损，会明显影响关节的活动功能。

手术计划行关节部切开复位，并行同种异体骨植骨，进行关节重建手术（图 7-18 ~ 7-22）。

急性肩关节 Hill-Sachs 损伤常常容易被误诊。肱骨近端损伤的病例决不能仅凭简单的、甚至不正规的 1 ~ 2 张普通 X 线片就盲目诊断和决定治疗。这样特别容易出现漏诊、误诊、误治，导致严重的不良后果，特别是非脱位的损伤病例。该类损伤的最大问题是：关节不稳和关节的活动性脱位，患者有活动的恐惧症。肩关节的功能受到很大的影响，同时损伤累积关节面时，应该考虑到关节面的修复与重建，特别是在年轻的患者尤为重要。

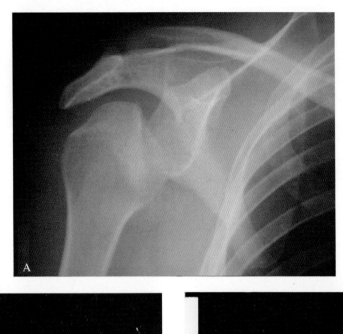

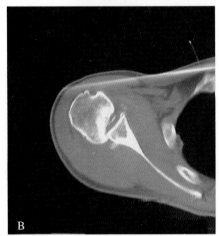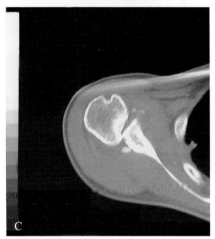

图 7-15　肩关节陈旧性后脱位影像学检查
A．X 线显示肱骨头缺损明显，B．肱骨头处于向后半脱位状态，与肩盂后缘嵌插在一起；C．肩盂后缘存在游离块

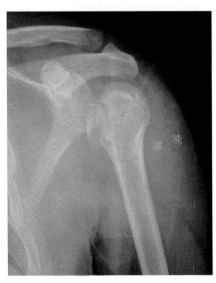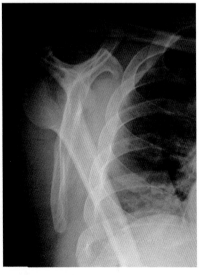

图 7-16　X 线检查显示肱骨头部有劈裂样骨折。因患者疼痛，腋位片拍摄失败

肱骨近端骨折的外科治疗

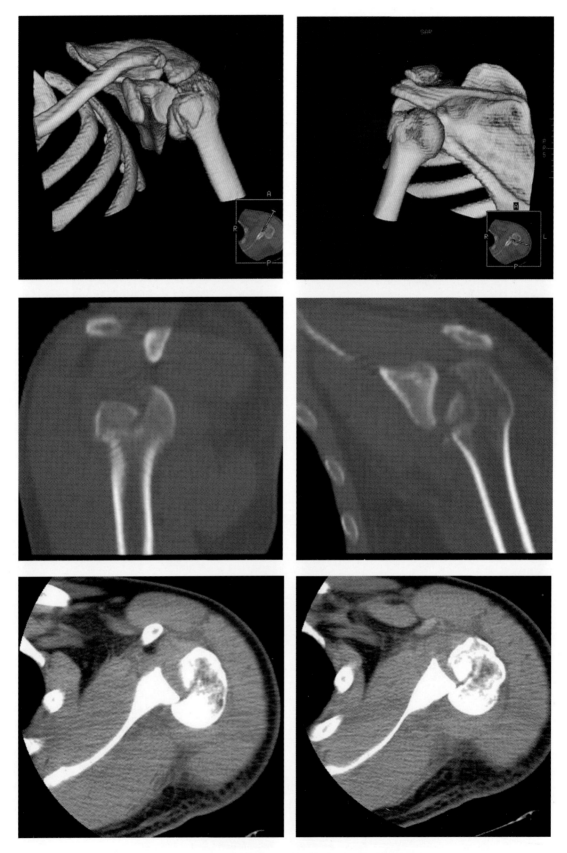

图 7-17　三维重建清晰地显现骨折的立体形象及脱位状况

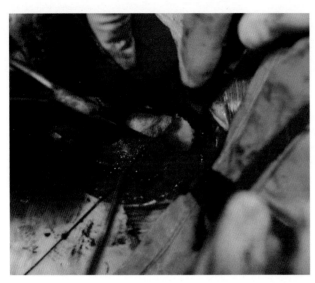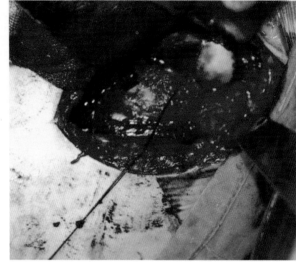

图 7-18　切开所见骨缺损情况

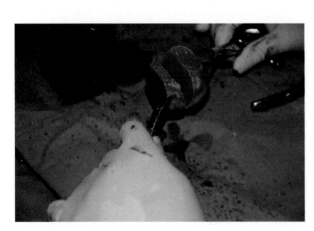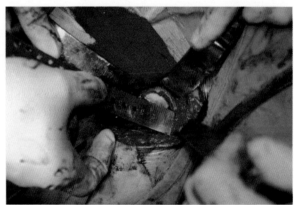

图 7-19　同种异体骨的制备情况

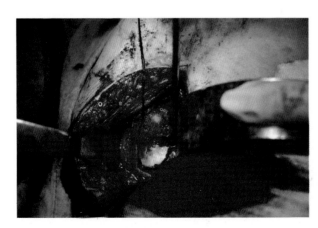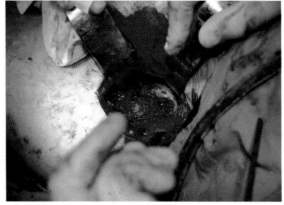

图 7-20　同种异体骨的植入

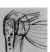

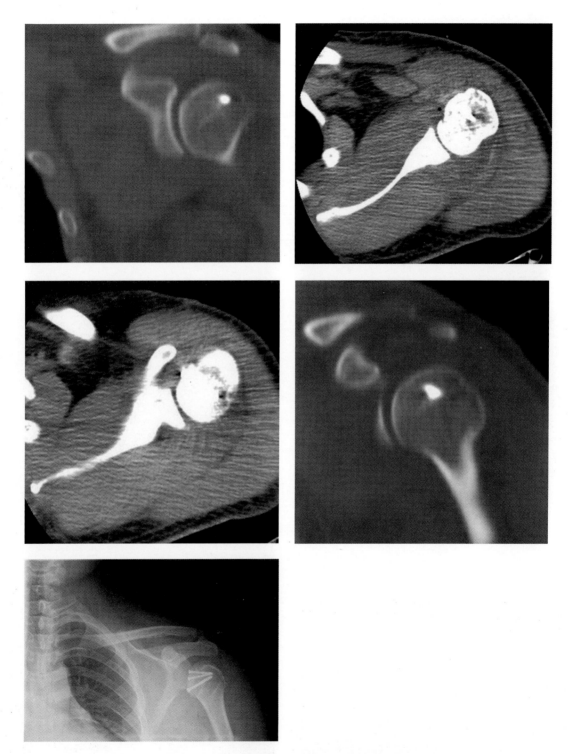

图 7-21　关节复位良好。重建外形接近解剖外形

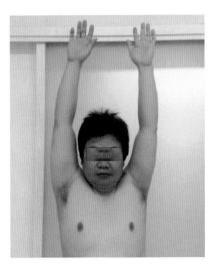
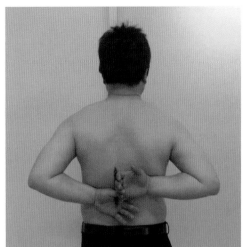
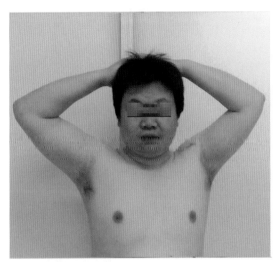
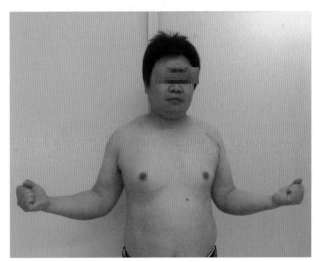
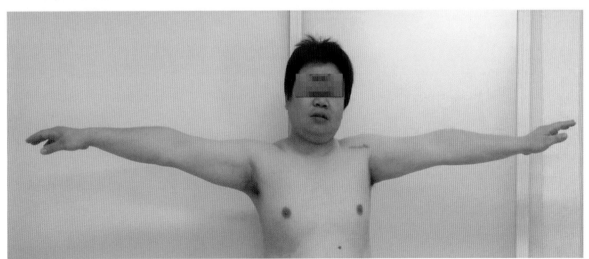

图 7-22 关节功能检查。术后功能满意

（白 露 付中国 王 蕾）

肱骨近端骨折的外科治疗

1. Iarnott IP, Williams GR. Fractures of proximal humerus in disorders of the Shoulder: Diagnosis and management. 2nd Edition. Philiclelphia: Lippincott Williams & Wilkins, 2007.

2. Blom S, Dahlbäck LO. Nerve injuries in dislocations of the shoulder joint and fractures of the neck of the humerus. A clinical and electromyographical study. Acta Chir Scand, 1970, 136 (6): 461-466.

3. Leffert RD, Seddon H. Infraclavicular brachial plexus injuries. J Bone Joint Surg Br, 1965, 47: 9-22.

4. McLaughlin JA, Light R, Lustrin I. Axillary artery injury as a complication of proximal humerus fractures. J Shoulder Elbow Surg, 1998, 7 (3): 292-294.

5. Tom R, Norris, AG. Proximal humeral fractures and glenohumeral dislocations PART 1: Essential principles in skeletal trauma. Philadelphia: Saunders, 2001: 1512-1531.

6. Gallo RA, Sciulli R, Daffner RH, et al. Defining the relationship between rotator cuff injury and proximal humerus fractures. Clin Orthop Relat Res, 2007, 458: 70-77.

7. Lanting B, MacDermid J, Drosdowech D, et al. Proximal humeral fractures: A systematic review of treatment modalities. J Shoulder Elbow Surg, 2008, 17 (1): 42-54.

8. 黄强, 王满宜, 荣国威. 复杂肱骨近端骨折的手术治疗. 中华骨科杂志, 2005, 25 (3): 159-164.

9. Hertel R, Hempfing A, Stiehler M, et al. Predictors of humeral head ischemia after intracapsular fracture of the proximal humerus. J Shoulder Elbow Surg, 2004, 13 (4): 427-433.

10. 袁本祥, 董英海, 刘祖德, 等. 肱骨近端关节囊内骨折的预后判断标准. 中华骨科杂志, 2006, 26 (7): 464-467.

11. 姜保国, 白露, 张培训, 等. 肱骨近端骨折的手术治疗. 中华创伤骨科杂志, 2009, 11 (5): 404-407.

12. Cruess RL. Osteonecrosis of bone. Current concepts as to etiology and pathogenesis. Clin Orthop Relat Res, 1986, (208): 30-39.

13. Tingart MJ, Apreleva M, von Stechow D, et al. The cortical thickness of the proximal humeral diaphysis predicts bone mineral density of the proximal humerus. J Bone Joint Surg Br, 2003, 85 (4): 611-617.

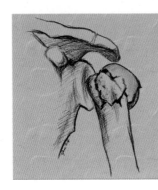

第 **8** 章

肱骨近端骨折手术治疗的适应证、禁忌证及入路

无论是在过去没有很好内固定材料的年代，还是在各种解剖锁定接骨板和人工关节极大丰富的今天，肱骨近端骨折的治疗仍旧没有达到非常理想的效果。在 20 世纪六七十年代，在 Neer 等一批学者的努力下，肱骨近端骨折的手术治疗开始逐渐被人们认可，并成为治疗该疾病的主流方法。同时，也有很多学者总结了保守治疗的疗效。但保守治疗的总体疗效却并不值得肯定。对于移位较为明显的大结节骨折，保守治疗后往往存在肩关节外展和前屈明显受限，外科颈骨折如移位明显，闭合复位后的制动期无论是肩关节外展支具固定还是悬吊固定，均存在一定的复位丢失概率。三部分和四部分骨折的保守治疗结果更差。当然，一些特殊类型的骨折，如外翻嵌插的四部分骨折，由于内侧软组织铰链尚完整，保守治疗效果尚可。在我们今天广泛采用锁定接骨板治疗肱骨近端骨折之前，也存在着手术治疗的治疗方法。诸如改良的 Ender 钉加张力带（Ender 钉维持头干角、张力带捆绑结节）、经皮穿针、普通接骨板固定（三叶草形、T 形或者两块预弯塑形后的重建板）。这些治疗方法均有可取之处，但同时也存在不足：Ender 钉加张力带的方法适应证较窄，且对肱骨头 - 干角的维持欠佳；经皮穿针对患者损伤小，是良好的微创治疗，但存在把持力较差、针道感染等不足，在手术操作中也有损伤腋神经的风险。普通的接骨板固定在年轻的患者群中疗效较好，但应用于合并骨质疏松的人群，往往存在内固定松动、破坏肱骨头内松质骨的劣势。即使是目前应用较为广泛的锁定接骨板，也存在术后复位丢失、螺钉穿出等问题。故而充分地理解和评估每一例肱骨近端骨折病例，谨慎地选择其适应证是十分必要的。

第一节 肱骨近端骨折切开复位内固定的适应证和禁忌证

一、适应证

首要适应证是：三部分或四部分骨折移位的骨折块的骨质有良好的质量，允许坚强的内固定。年轻患者，或活动量较大的老年患者，合并下列至少一种骨折情况：

1．结节移位超过 5mm。

2．骨干骨折移位超过 20mm。

3．肱骨头骨折成角＞ 45°。

二、禁忌证

1．感染区域内或周围任何潜伏性感染患者。

2．血管损伤可能会导致骨折处或受累区域的血供不足。

3．有记录的或可疑金属过敏反应。

4．患者手术区域皮肤缺损。

5．患者手术前有过度顾虑，对手术可能出现的并发症等不良结果难以接受。

6．其他不适合进行手术的临床情况。

我们在临床上体会到，与患者和患者家属交流是否手术时，患者总是对手术后的功能期望非常高，恰恰因为肩关节的功能特点，如在全身大关节中活动范围最广、功能最复杂，所以在手术后恢复最难达到伤前功能状态，同时康复过程艰苦且漫长。正因为此，如果掌握不好，会导致治疗结果不满意甚至引发纠纷。所以术前的沟通和交流甚为重要。在本书后的附录中把我们的术前准备和与患者和家属术前签字内容介绍给大家，以供参考。

第二节　手术体位

患者取沙滩椅体位，躯干抬高约45°，轻度屈曲髋关节和膝关节。将手术床头抬高以改善术中视野并降低静脉压力。使躯干靠近手术床边缘，患肩悬于床外，保证患肩在术中可行屈曲、伸直、内旋、外旋活动。将患侧肩胛骨内缘下方垫高以利于显露。利用头圈固定好头部。术中可以使用肢体支架固定患肢并维持各种体位。

关于沙滩椅体位的摆放，有几个地方需要特别注意（图8-1～8-2）：

1. 头部的固定　应将患者的头部放置在轻度后仰的位置。用沙滩椅体位专用的面罩将头部进行固定（图8-1），将气管插管从面罩内预留的出口穿出接呼吸机。如果没有专用的面罩，也可以使用弹力绷带从患者下颌或前额环绕固定。在这里特别强调的是：如果头颈部体位摆放不正，可能使患者的颈椎长期处于偏移位置，在高龄颈椎退变的患者出现术后神经根型颈椎病发作，严重时还可能有导致颈髓损伤的情况！

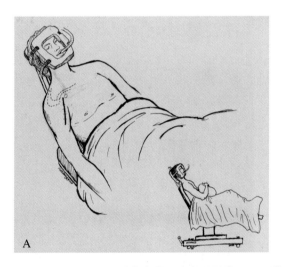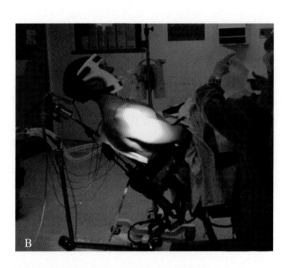

图 8-1　笔者在美国麻省总医院 MGH 学习期间拍摄的患者肩部手术体位及示意图

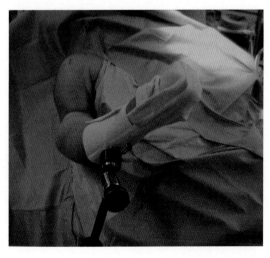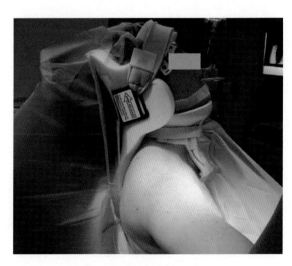

图 8-2　维持上臂体位的机械臂　　　　　　**图 8-3**　头部的保护和固定方式

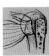

2．轻度反折的 Trenderlenberg 体位　患者处于半坐位，同时调节手术床使髋关节和膝关节屈曲。并在膝关节下垫圆棍海绵，在足跟部位垫圈形海绵，避免骨突部位压伤。

3．患者下滑的问题　轻度的反折体位可以避免患者下半身的滑动。同时可使用多头腹带对胸部适当固定，避免上半身向下滑动。

4．在将患者上半身转换为半坐位的时候，应缓慢进行，以防血压骤然改变。

5．如果有条件，可在手臂部放置可调式肩关节手术部位体位固定器（也称机械臂）（图8-2、8-4）。

手术中使用机械臂固定前臂和维持肩关节的术中体位。客观地说，机械臂可以在手术中方便术者及助手。在复位时，适当利用机械臂的特点，能为复位及整个手术的进行提供很大的便利。以下是一些操作技巧和优点：① 在进行手术入路时，可将肩关节置于轻度内旋位（注：并非在无机械臂时的贴腹体位），使三角肌-胸大肌间隙位于术野的中央，利于经肌间隙显露。② 在复位时，通过机械臂对肩关节体位的保持，更有利于复位的进行。机械臂在很多情况下可满足牵引力量的要求。③ 初步复位后的体位可以通过机械臂来维持。④ 在机械臂的

保护下选择不同位置，使术者无须受到射线伤害的同时，得到详尽的内置物在体内的信息。

临床经验告诉我们，当手术中使钢板螺钉中的螺钉尽量固定在肱骨头近关节面 5mm 时，时常使螺钉穿出关节面而被术者疏忽，术后后果严重。而应用机械臂可最大限度地观测到多个侧面的钉尖与关节面的关系。

第三节　体表标志的画线标记

肩关节处于肢体近端，软组织丰富，手术前的体表标志的标记十分重要。

在肩关节手术中，笔者常规将以下结构用画线笔标记：

一、锁骨全长

锁骨的触诊很简单，基本不存在标记困难。在较为肥胖的患者，画线时通过前屈、后伸肩关节放松三角肌在锁骨上的起点有利于触诊。

二、肩锁关节

肩锁关节的标记对于肩关节镜手术有着十分重要的意义。有时肩锁关节的标记略有误差便有可能造成后方通道的偏移，为手术带来很多困难。建议在标记肩锁关节时先从后方肩胛骨的肩胛冈触诊，肩胛冈上、下均为软组织，触诊容易。在正确触及肩胛冈后，沿骨性结构的走行向外侧触诊，可感觉到其逐渐变宽。肩峰外侧变扁，走行方向逐渐水平。仔细触诊可感知其为一个四边形的结构，用手指挤压肩峰与肩胛盂之间的软组织，体会肩峰后下角。有时纵向牵引肱骨头有利于触诊标记。沿肩峰画线后与锁骨标记线汇合，其间为肩锁关节。

三、喙突

在体表标志中，喙突位于肱骨头内侧和锁骨下方。喙突尖和内侧很容易被触及。对于体型较瘦的患者，可以用两指捏在锁骨远端与肩峰后缘，用前方手指感触喙突外侧。如患者体型肥胖或骨折后上肢近端肿胀，可自锁骨远端下方向下触诊。锁骨远端下方深部的结构为锁胸筋膜，该

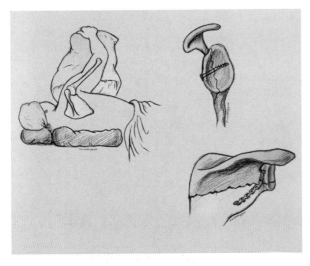

图8-4　肱骨近端骨折伴有肩胛骨骨折时，可使用侧卧位，该体位操作方便，并且简单实用

结构附着于锁骨和胸小肌之间，下方为脂肪组织，肱骨近端骨折的血肿一般不会进入该层次，故触诊深度较为确定。

铺单前通过喙突的解剖位置定位切口的起点，沿着三角肌的内侧缘，向下切口10～15cm，根据骨折情况和选用内固定材料的要求确定长短（图8-5）。

第四节　手术入路与显露技巧

我们引用一句外科领域的古老格言"暴露是外科手术的关键"。在手术过程中，合理的入路设计、正确的解剖层次是手术顺利的重要保证。同时，骨折周围的软组织条件是影响愈合的重要因素。骨科医生必须正确地解读软组织损伤和软组织血供知识，仔细设计切口，并进行精细的软组织操作以保证手术的成功。

现介绍几个肩关节手术常用的入路和相关的手术技巧，仅供参考。

一、三角肌 - 胸大肌间隙入路

胸大肌 - 三角肌间隙入路可以说是肩关节外科最常用的入路。通过该入路可以对肱骨近端骨折切开复位内固定、肩关节置换、喙突移位重建肩关节前方稳定、胸大肌部分移位治疗巨大肩袖撕裂等疾病。也可以说，除了肩胛骨骨折外，将三角肌 - 胸大肌间隙入路略经改良和变化可以胜任绝大部分的肩关节手术。

1. 切口的选择　该手术入路的切口沿三角肌 - 胸大肌间隙，长度一般为10～15cm，标准入路的起点位于喙突上方（图8-6、8-7）。

2. 浅层显露　在切开皮下组织和浅筋膜后，很容易分辨三角肌 - 胸大肌间隙和行于其间的头静脉。这是该入路中术者遇到的第一个需要注意的问题。头静脉是此间隙的重要解剖标志，在分离时应予保护（图8-8）。

在显露头静脉后，将头静脉牵拉向内侧还是外侧似乎是一个无关紧要的问题。传统的观点认为，将头静脉向内侧牵拉会影响诸多来自三角肌的静脉属支。究竟来自内侧的属支多还是来自外侧的属支多？Radkowski 等学者对40具尸体80个肩关节进行了解剖学研究发现，头静脉在三角肌 - 胸大肌间隙处外侧属支比内侧属支多。依照此依据，似乎将头静脉牵拉向外侧更有道理。笔者有时在向深层解剖时带一束肌纤维与头静脉一同牵拉，更有利于对该血管的保护。该束肌纤维

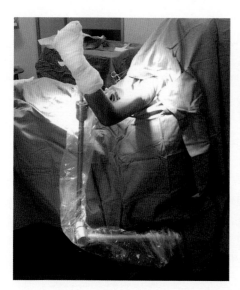
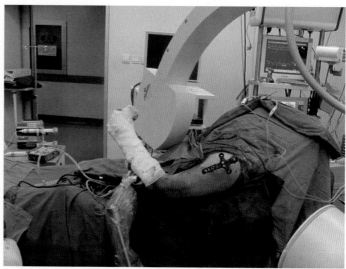

图 8-5　北京大学人民医院手术室术通过机械臂的轻度牵引和内、外旋控制，帮助术者及助手操作，并维持复位，还易于掌握位置变化和确保内固定物的合理应用

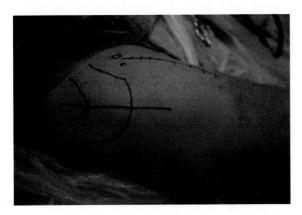

图 8-6　肩关节手术前的切口标记（黑线标记）

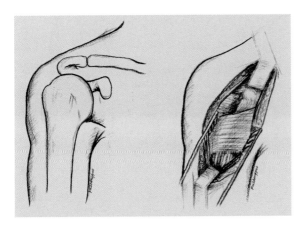

图 8-7　三角肌 - 胸大肌间隙入路

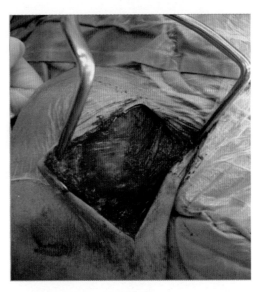

图 8-8　沿三角肌 - 胸大肌间隙进入，切开深筋膜，显露肌间隙

可能会出现失神经支配的问题，不过这不会对术后疗效产生影响（图 8-9）。

3. 深层显露　向内侧牵开胸大肌，向外侧牵开三角肌，将这两块肌肉分开，进入深层。此时推荐使用自动拉钩。在三角肌和胸大肌下方的软组织中用手指进行钝性分离，可见一淡黄色的结缔组织层。对于仅行肱骨近端骨折手术的病例，打开此层，钝性分离便可到达骨折端。此时可使用自动牵开器牵开三角肌 - 胸大肌间隙以显露联合肌腱和胸锁筋膜，完整保护好三角肌神经和血管的正常解剖生理结构。在联合肌腱外侧打开胸锁筋膜，然后将自动牵开器内侧壁放置于联合肌腱内。显露骨折的肱骨近端。术中应特别注意保护三角肌，以利于术后功能康复（图 8-9、8-10）。

在骨折病例中，为了进一步显露骨折端，可在三角肌与肱骨近端干骺端之间插入一把骨撬，撬起肱骨干并拉开三角肌以利显露（图 8-12）。

在显露骨折端后，钝性向下方分离便可见横行的肩胛下肌纤维。肩胛下肌走行在肩关节囊前方，肌肉的部分纤维及腱性组织穿过关节腔。对于肱骨近端骨折 > 2 周的患者，尤其是骨折合并脱位的病例，肩胛下肌常与关节囊形成粘连，如小结节合并骨折，有时很难分辨陈旧瘢痕和小结节骨折块。此时外旋上肢可使肩胛下肌紧张并显露出肌腹部，有利于识别此肌的上、下缘。外旋上肢还可以增加肩胛下肌和腋神经的距离，该神经从肩胛下肌下方穿出。

对于骨折手术的操作而言，无论是切开复位内固定还是肩关节置换手术，手术操作的范围都不会超过肩胛下肌的下缘。手术中使用无创镊或蚊式血管钳在肩胛下肌下缘分离可见一血管束，中间为动脉，上、下为伴行静脉，该血管为旋肱前动脉。经肩胛下肌下方绕过肱骨外科颈后向上供应肱骨头，腋神经和旋肱前动脉解剖水平在距肱骨大结节顶端 4 ～ 5cm 水平（图 8-13、8-14）。

对于肱骨近端骨折手术而言，建议手术操作

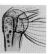

肱骨近端骨折的外科治疗

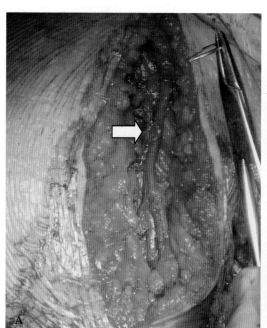

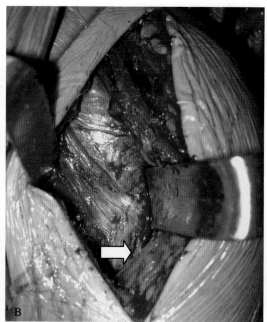

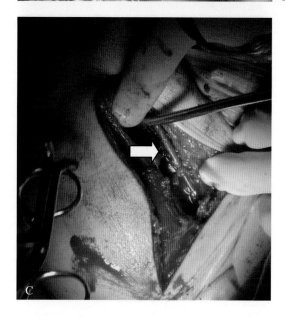

图 8-9 头静脉

A．头静脉的显露；B、C．可将头静脉拉向外侧，也可
移向内侧

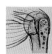

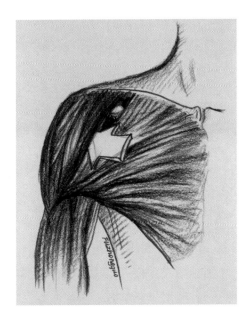

图 8-10 在水平横断面上肱骨近端周围血管及入路进入位置，可最大限度地减少腋神经中段损伤的风险

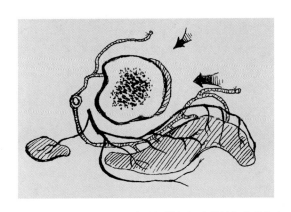

图 8-11 该入路可最大可能地保护好相应的神经血管组织

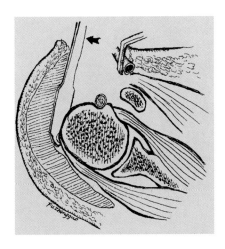

图 8-12 骨撬的放置位置及方向

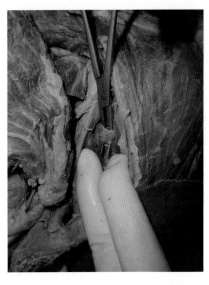

图 8-13 止血钳所指为旋肱前动脉

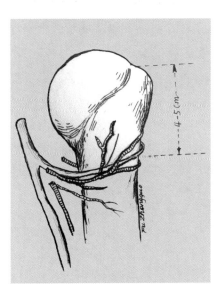

图 8-14 旋肱前动脉经肩胛下肌下方绕过肱骨外科颈后向上供应肱骨头

在肩胛下肌的上方完成，无须刻意解剖旋肱前动脉，也不要对血管束进行电凝。旋肱前动脉是肱骨头血供的主要来源之一。尽可能保护该血管有利于减少术后肱骨头坏死的发生。

肩胛下肌的上缘常常不清晰，在多数情况下与冈上肌肌纤维相混合。两肌之间为肩袖间隙。在手术结束后切勿缝合该间隙，以免引起肩关节囊前方过紧，影响手术后的肩关节活动。

在手术中，如肱骨近端粉碎性骨折累及内侧皮质时，需要使用胸大肌肌腱止点对假体高度进行定位时，可以避开肩胛下肌，用骨膜剥离器将三角肌止点近端部分剥离，通过内、外旋肩关节及从切口浅层沿胸大肌纤维寻找，可很容易找到胸大肌纤维的止点，而不干扰旋肱前动脉。

在其他的肩关节切开手术中（如 Lartajet 手术及其他对喙突操作的手术），在进入肩关节前方后，可将肱二头肌短头和喙肱肌向内侧牵拉。如需喙突截骨后原位固定，应首先在喙突上打入一枚克氏针或用 2.5mm 钻头预先打孔，必要时可攻丝。否则截骨后骨块很小，钻孔时难以控制，可能劈裂，而且很难获得解剖对位。

腋动脉被臂丛包绕。臂丛位于胸小肌的深层。上肢外展时，此血管神经束紧张并抵至喙突顶端和手术区域。因此在喙突部进行手术操作时，应注意保持上肢处于内收位或中立位。

二、外侧入路

肩关节外侧入路在早期主要用于肱骨大结节骨折切开复位内固定、开放的肩袖探查修复术和开放肩峰成形术等手术。在笔者所在的科室，微创经皮螺钉治疗肱骨大结节骨折、肱骨近端骨折手术的导向器微创治疗等技术均采用该入路。

1. 手术切口　自肩峰顶端向下，在肩关节外侧做 5cm 长的纵行切口。在浅层沿三角肌纤维方向、自肩峰向下分离 5cm。在分离三角肌时最好使用电刀或组织剪"逐层"进入。切开三角肌的深度一定要一致，否则可能因出血和肌肉纤维结构不清而影响显露（图 8-15、8-16）。

这里特别需要强调的是在三角肌切开处分离的远端一定要使用可吸收缝线缝合一针，以防止在分离过程中三角肌劈开的部分向远端延长，引起腋神经损伤。

2. 深层显露　肱骨上端的外侧面及与其相连的肩袖位于三角肌和肩峰下囊的深面。在肱骨大结节骨折时，可以直视骨折块。在有的肱骨外科颈骨折通过此入路也可以显露骨折端。在行肩袖撕裂的修补时，可通过内、外旋肩关节探查损伤情况，缝合固定时也可以通过轻度外展肩关节减轻肩袖的张力（图 8-17、8-18）。

要点提示

任何一个手术入路总是以显露清楚、创伤小、便于操作为佳。在设计手术入路时，还应考虑的问题是应当避免损伤哪些重要的结构，因显露而牺牲某些结构后能否重建。所幸的是，肱骨近端骨折的手术入路现在已经基本成熟。三角肌 - 胸大肌间隙入路可以说适用于大

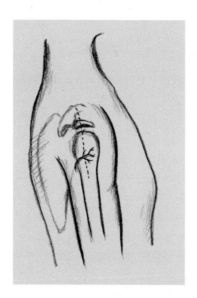

图 8-15　肩外侧入路直接可见旋肱前动脉和腋神经

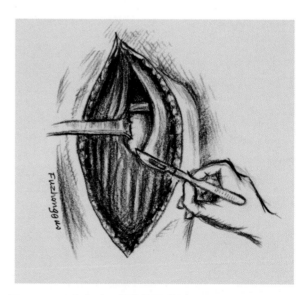

图 8-16　手术中对于肱骨大结节顶端下 4 ~ 5cm 区域应格外注意

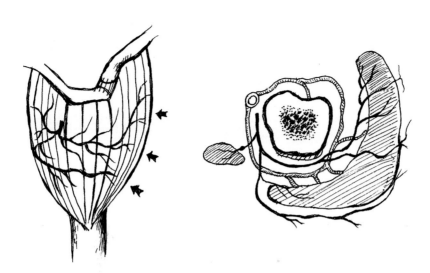

图 8-17 腋神经在三角肌的走行。腋神经（C5～6）发自臂丛后束，穿腋窝后的四边孔，绕过外科颈至三角肌深面

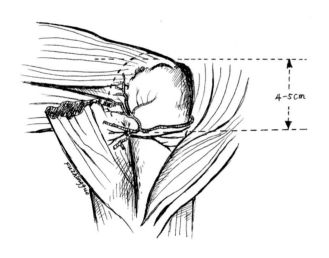

4-5cm

图 8-18 外侧入路劈开三角肌与腋神经的关系：肱骨近端 4～5cm 是腋神经、血管分支走行区，在应用外侧切口入路中易伤及该部神经和血管，并引起三角肌萎缩及功能受限等并发症

标记出腋前皱襞。切口起自腋前皱襞的中点，朝后向腋窝部延长 8～10cm。用手指探入皮下潜行分离，尤其是在上方三角肌 - 胸大肌间隙附近。以头静脉作为标记可以明确在垂直面上的位置。向上、外侧牵开皮瓣，即可显露三角肌 - 胸大肌间隙。经腋部入路将切口隐蔽于腋下，愈合后的瘢痕可被腋毛掩盖，所以从美观角度考虑较前侧切口更为理想。此外腋部切口缝合张力小，愈合后瘢痕不会扩大。仅在一种情形下不宜采用这种切口，即肌肉发达的患者，因为此时不易牵开皮瓣，难以充分显露肩关节前方的肌肉结构。如果通过腋部切口不能获得充分的显露，可以向上延长到三角肌 - 胸大肌间隙。这些手术入路都是经过实践考验的。根据患者的个体情况和医师对入路的熟悉程度选择适当的入路是手术成功的重要步骤。

部分肱骨近端甚至是肩关节部位的手术。在单纯的肱骨大结节骨折病例，可视情况采用肩关节外侧入路，部分劈开三角肌进入，显露亦满意。Hoppenfield 在其《骨科手术入路》（Surgical Appoaches of Orthopedic Surgery）一书中介绍了一种有利于美观的腋部切口：患者仰卧，肩关节外展并外旋90°，用无菌记号笔

（张殿英　付中国）

参考文献

1. Radkowski CA, Richards RS, Pietrobon R, et al. An anatomic study of the cephalic vein in the deltopectoral shoulder approach. Clin Orthop Relat Res, 2006，442：139-142.

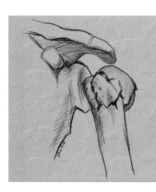

第 9 章
复位的相关知识和技术

在肱骨近端骨折外科治疗中，肱骨头移位的复位问题是该部骨折治疗的核心问题。它的复位直接影响肩关节的功能和远期效果，特别是年轻患者的修复标准更应严格，因此要特别重视。

提到复位标准，绝大多数医生均有自己的临床经验和标准，术中复位的结果常常由术者主观评定"可接受范围"，因而导致了一些没有明确标准的复位。

现列举一临床病例：患者，女性，73岁，行走不慎摔倒致左肱骨近端骨折3天，急诊入院。无手术禁忌证，完善术前检查，行"切开复位、LCP钢板内固定术"，X线片所示见图9-1。术中直视下分析骨折复位应该没问题（图9-2），通过牵引复位，医生认为骨折复位位置可接受，顺利应用解剖锁定钢板进行固定（图9-3）。

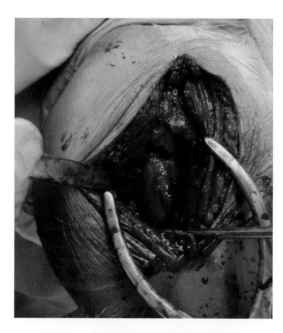

图 9-2　术中可见大、小结节骨折情况

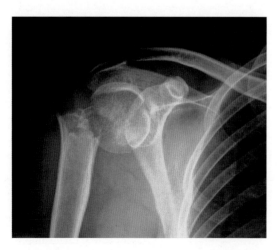

图 9-1　X线片肱骨头移位明显，内皮质有缺损，大、小结节骨折，可认定为四部分骨折

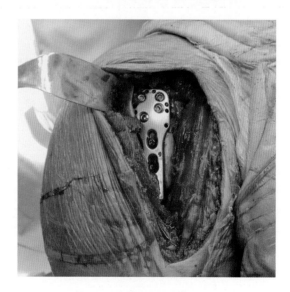

图 9-3　钢板固定后情况

这一病例给我们什么经验呢？肱骨头颈的内侧皮质复位情况表明，肱骨头部存在明显内移和短缩畸形（图9-4）。其原因是颈干角小而没能矫正；肱骨头因纵向压缩骨折导致的骨量丢失，手术中没能有效矫正复位和合理植骨导致肱骨头下内皮质部短缩，无法维持在解剖位置上。

手术中通过C形臂监控下复位固定（图9-4），最后的复位固定情况见图9-5。该骨折复位常常被医生认为是可接受范围。

关于关节内骨折的复位标准，即哪些情况可以接受，哪些情况不能接受，在下肢骨折的研究中较为常见：作为下肢负重关节，关节台阶＞2mm，或者力线偏移均会造成较为严重的后果。上肢关节内骨折复位情况要求并不像下肢严格。例如桡骨远端骨折，掌倾角的丢失最多不要超过10°。桡骨短缩最好控制在2mm以内等，均有较为明确的文献报道。对于肱骨近端骨折而言，重要结构诸如大、小结节的位置由于接骨板遮挡很难在平片上观察，加上并无X线测量的肱骨头部骨折移位角度定义，使得对于复位评价没有量化的标准。笔者是根据个人临床经验对肱骨近端骨折的复位加以说明。

由于手术入路原因和骨折的特点，肱骨头复位的情况难以在直视下观察，只能通过手指感触。因此肱骨头仰角（头干角）复位欠佳较为常见。结合上述病例，我们认为复位有如下几点欠缺：① 肱骨头部下沉超过1cm。② 肱骨头部后旋成角约大于30°。③ 肱骨头部头干角变小20°。④ 肱骨头部向内侧移位约1cm。笔者将本病例的复位示意图画出，肱骨头的侧方移位在X线中可有明显的表现。临床发现正位片中头颈明显变短，腋位片示头部偏移时（图9-6），一定要注意肱骨头部侧方移位的矫正。

无论是Neer分型三部分或四部分骨折，无论大、小结节移位有多大，在进行切开复位的过程中，大、小结节在直视下的解剖复位似乎不是太困难的事情，复位最不易的部位是肱骨头。我们在许多的病例中已经理解到这一点。对凡是要采用切开复位内固定的病例，一定尽力把脱位的肱骨头复位到"可接受的位置"上。至于复位结果距完美的解剖标准有多少，虽有相关的文献报道，但并无统一标准。有时，在对肱骨头进

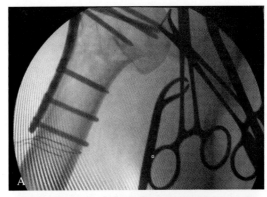
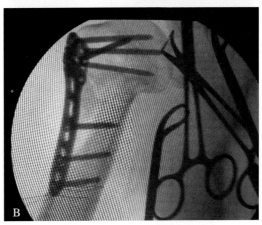

图 9-4　术中 C 形臂检查

A．术中C形臂检查可见经反复多次复位，位置仍欠理想，肱骨头下沉；B．再次调整复位，位置可接受，打入螺钉固定

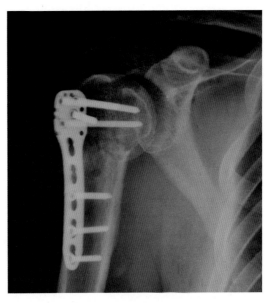

图 9-5　术后 X 线片，常规评价复位可，但对于可接受的标准范围究竟是如何判断或评定仍然不明确

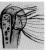

肱骨近端骨折的外科治疗

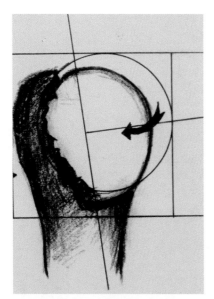

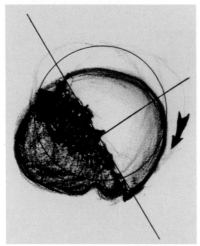

图9-6　肱骨头侧方移位示意图

行复位的过程中，还可能加重损伤而导致更大的移位。故有时给人一种骑虎难下的感觉。看着X线透视下"耷拉着脑袋"的肱骨头，仿佛给术者一种嘲笑。只好在手术结束后用诸如"损伤太严重，复位固定在此位上已非常不易"、"这个颈干角虽然大点儿或小点儿，在这个年龄已经足够了"等理由来搪塞不理想的后果。头颈角度不良对术后功能影响大，在大、小结节直视下解剖复位的前提下，通过特殊撬棒或相应的工具，或在移位的肱骨头上穿插克氏针辅助复位非常必要（具体操作在骨折手术治疗中有详细叙述）。

第一节　肱骨近端骨折复位的"时间角度测量"

　　为了方便临床治疗评价和易于掌握实际操作的复位标准，作者根据临床实际应用的需要设计了一个时间角度测量系统，旨在为同道提供一个应用简便、快捷和相对准确的方法，作者认为该方法有实用性，无妨了解一下。

　　在应用此法前，请先理解作者的思想认识：

　　肱骨头外形为半球形结构，确切地说是小半球形结构。它由球顶和连接肱骨颈的圆盘形结构组成，其外形酷似一个传统的中国饭碗，碗底中心点即为肱骨头的顶点，当把碗的形状与肱骨头联系在一起时，就可以较明确地把复位的结果形象地在自己头脑中呈现（图9-7）。

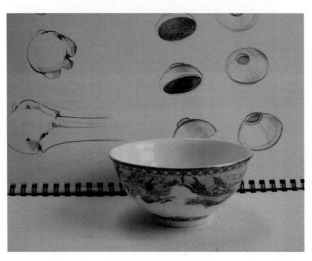

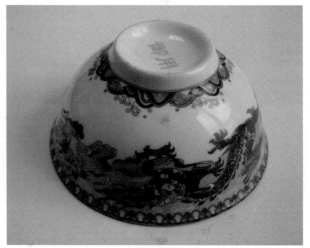

图9-7　碗与肱骨头在外形上的相似之处

当把两者联系在一起后，相信大家对肱骨头的位置一定有一种似乎更容易评估和标定的感觉（图9-8）。

现在，有了形象的感觉，我们再设计所谓的角度时间量尺。图9-9显示的是全球共识的时钟表盘，将倒扣的碗的碗底中心规定为12点的位置，碗口连线中心点为指针中心区，时针随着肱骨干的轴线平行线的变化而反映出肱骨头的旋转角度（图9-9、9-10、9-11）。

肱骨头骨折移位变化的测量与评估有了另一种标记和测量，对临床工作应该有较好的帮助作用（图9-10）。

简单地说，"角度时间"的概念就是应用时间表盘的度数来进行肱骨近端肱骨头旋转移位的复位评估，把表盘时间的读数转换为旋转角度。一定有人要问直接测量角度不就完了吗？干嘛非要故弄玄虚把时间与角度弄到一起呢？

这是因为在大量的临床治疗病案回顾总结中，肱骨近端骨折切开复位内固定的术后肱骨头旋转复位不理想的病例占术后并发症之首。究其原因是医生手术复位忽略了肱骨近端颈干角的准确复位，由于肱骨外科颈短，不同于股骨颈骨折复位明确，往往没有具体的标准，每一位医生心里均有不同的"复位可接受的标准"。

我们相信医生们对每天面对的时钟盘面实在是太熟悉了，甚至只在盘面上标明12点、3点、6点和9点的位置，无论时针、分针指在何位置，均能准确说出具体时间。对时针和分针来

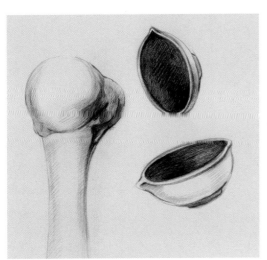
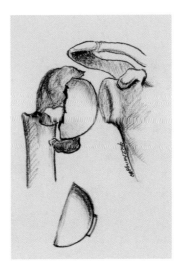
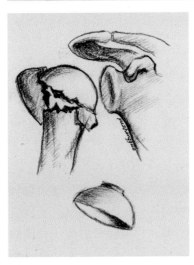
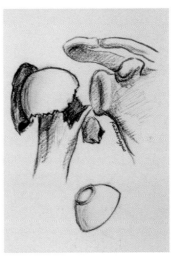

图 9-8　肱骨头与碗的关系示意图

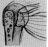

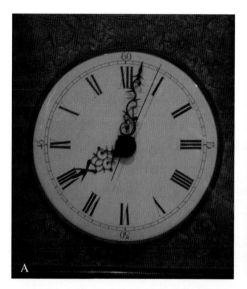
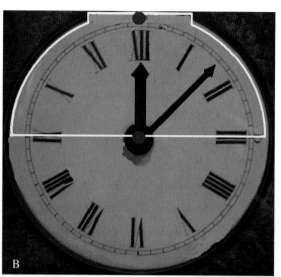

图 9-9　钟表盘与碗形象图

A．钟表盘；B．碗底中心为 12 点位置，碗口连线为指针中心区

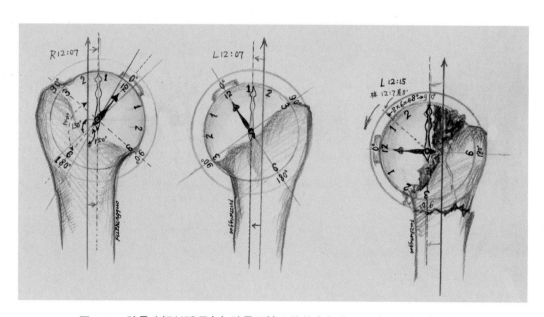

图 9-10　肱骨头解剖弧顶点与肱骨干轴心线的夹角关系通过时间表盘来表示

说，表盘一周分别有 12 个小时和 60 分钟；表盘指针旋转角度一周为 360°。如果把每分钟换成角度数，即为：360°/60 分钟 =6°/ 分钟。

也就是：

每 1 分钟 =6° 角

图 9-11 是我们熟悉的骨科量角尺，稍加改编就变成"表盘角度尺"（即时间角度尺）。

如果我们把时间的概念直接应用到复位的角度评估上，相信会有意想不到的收获。我们的目标是通过心里的假设时间角度尺的衡量达到复位的标准。

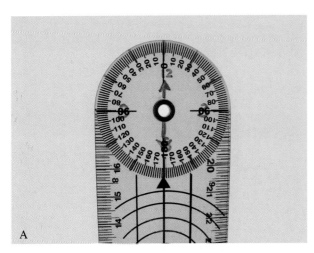

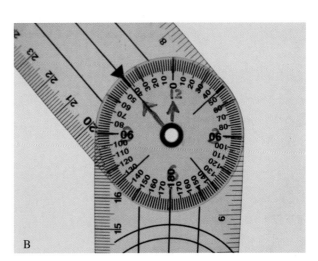

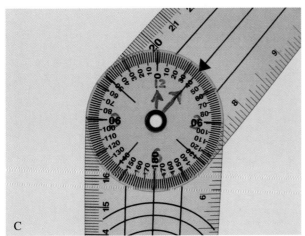

图 9-11　骨科量角尺

为了适合左、右侧不同的肱骨头的测量，我们把时钟盘面设计成 12 点至 6 点，直径分界线双侧（左、右侧）读数均为 1 点至 6 点，如：正常的 L12：50 时，在设计尺中读成：右侧 R12：10；正常的 12：10 时，在设计尺中读成：左侧 L12：10 时。双侧角度时间相同，也表示左、右侧的头干角是相同的。因此复位手术中可根据平均正常头干角做标准对照复位；也可根据术前正常侧的时间角度测量来衡量手术侧的头颈复位位置。

文献肱骨近端的头干角为 130°～150°；平均 140°。假定时针永远设定其指向 12 点位置，时针方向线永远与同侧的肱骨轴线相平行；而分针永远指向肱骨头完整弧线的顶点，即：碗底视

觉切线位的中点顶点，与时间表的转换这一范围是：130°～150°≈12：05～12：08；平均 140°≈12：07（图 9-12）。至于允许范围，也即所谓的"临床可接受范围"是多少，目前我们只能定为越接近 12：07 越好。

> 标准时间角度：
>
> 　　　12：07（140°）

根据文献查寻，颈干角的变化范围为：130°～150°。

转换成时间标记是：12：09～12：05。因此定为

肱骨近端骨折的外科治疗

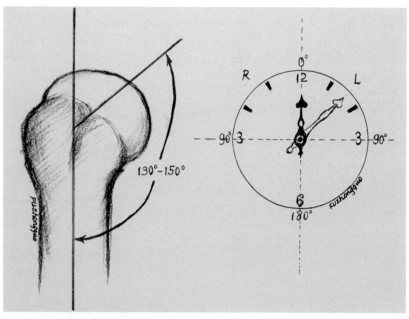

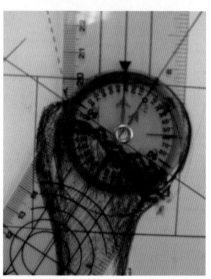

图 9-12　颈干角解剖及时间角度尺测量示意图

可接受时间角度：

　　12：09 ～ 12：05

　　（130°～ 150°）

　　该时间特点刚好是时针指向 1 点至 2 点之中间区域，也是我们表盘熟知区。

双侧 140° 标志方式分别为：

左侧 L 12：07

右侧 R 12：07

　　应用此方法作为衡量参考标准。诸如：打入头内克氏针调整颈干角度近于 12：07 的标准。此后可在此观察肱骨头的下方与肱骨干近端骨折内侧缘（即内折页）是否有嵌插，或过度复位成该部的骨折断端分离等变化，及时在确保颈干角不变的前提下矫正其他畸形。腋位X线片中可见头颈轴线的长短变化，这也是复位可以参考的一个方面（图9-13）。

复位有了形象的表示后，就更加容易规范，并且复位就有较明确的尺度标准。肱骨头的复位可以有更加形象的描述和规范。对于肱骨头的侧方旋转移位我们仅作为通过X线检查来判断移位角度，因为侧方畸形的角度常常远不如肱骨头的轴向旋转畸形对肩关节骨折愈后功能影响大。同时，医生会通过手术切口，用手指直接按压复位，因此我们暂且只评估轴向旋转畸形。但是这不意味着侧方旋转就可以置之不理，应该尽可能矫正。应用此法评估时，要求被评估的肱骨近端的X线片必须为肩关节的纯正位（真实表达颈干角体位），以确保评估的真实可靠（图9-13）。

角度时间测量法会使医生在术中不必拿着量角尺反复测量，只需用头脑中的钟表盘面的形象来衡量骨折复位的位置标准。

我们实践一下，看看大家有何感受。图9-14和图9-15显示的是一例患者肱骨头线片和假想的时钟表面指针情况。

您可在心中确认头顶位置（即：碗底的中心点），在心中把它确认为12点位置（即时针所指位置），把肱骨干轴心线确认为与分针平行的位置。此时，根据分针所指碗边缘的交叉点与您确定的12点的位置，您可以轻松读出准确时间R 12：14，与标准时间12：07相差7分钟，马上您就会认识到（7×6°＝42°）42°差，不在可接受时间角度（12：09～12：05）中，必须重新矫正。

在此我们尝试应用时间角度尺的测量方法，看一看您对肱骨近端骨折头旋转移位复位的心

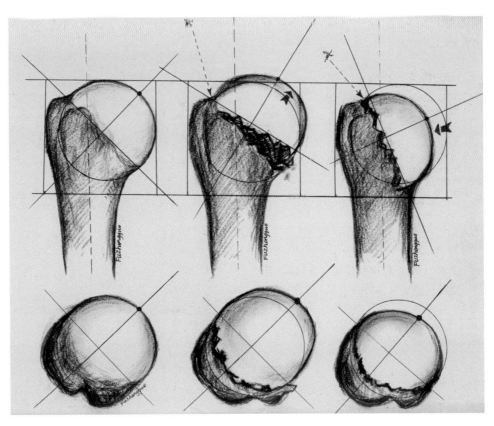

图 9-13　肱骨头部的骨折移位经过手法复位等手段，常常可以达到肱骨头部的上缘与大结节骨折缘的折页样对合

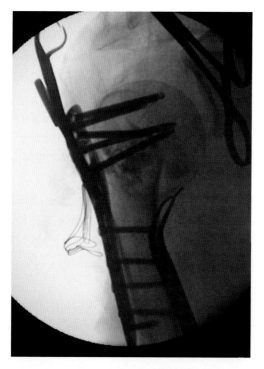

图 9-14　头颈干角情况

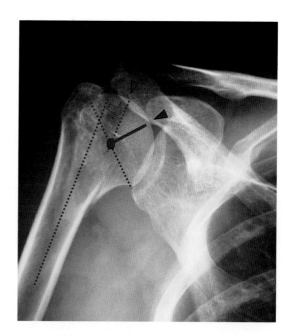

图 9-16　角度时间读数 R 12：06

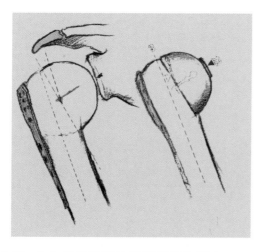

图 9-15　心中假想的时钟表面指针位置 12：14，与
　　　　 12：7 相差 7 分钟

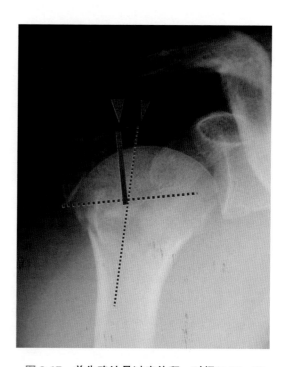

图 9-17　首先确认是过度外翻，时间 R 12：03

理衡量与实际测量是否有很大的落差（图 9-16、
9-17、9-18）。

　　例 1　图 9-16 显示的时间角度读数在 12：09 ～
12：05 合理范围内，不需要矫正头部的颈干角。
肱骨头下移，需将肱骨头撬起复位。

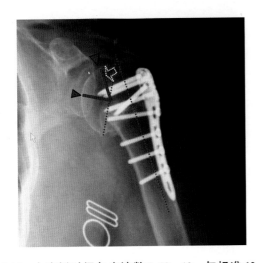

图9-18 本病例时间角度读数 L 12：10，与标准12：07相差3分钟，3×6°＝18°，时间角度读数在12：09～12：05，接近合理范围内，结果略有欠缺。但遗憾的是该病例头部内移和与肱骨干有嵌插畸形没有矫正

例2 图9-17 X线片显示时间角度读数为12：03，与标准12：07相差10分钟。因此需要矫正颈干角度10×6°＝60°。外翻嵌插畸形，复位后大部分需植骨充填治疗。

例3 图9-18的该病例提示：肱骨近端骨折的复位需要综合评定，注重角度复位的同时还要考虑矫正短缩、旋转或不同方向的移位等情况。

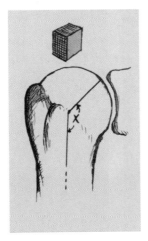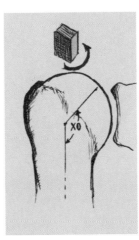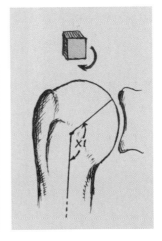

图9-19 在X线片上肱骨近端的颈干角的评估测量，由于旋转角度的差异会导致颈干角不准确。当肱骨内旋或外旋位测量颈干角时均大于标准中立位时的颈干角

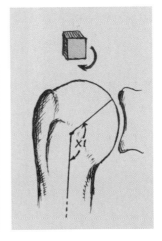

在颈干角评估时，由于肩关节活动度大，肱骨近端结构复杂，故而，所有的复位情况的讨论都基于统一的体位：在术中透视或手术后拍摄X线片时，上肢应当放置于旋转中立位。即前臂与上臂成90°角，拇指方向与其余四指垂直。因为肩关节在内旋或者外旋时，正位X线片上测量的肱骨头头干角是不同的。假设中立位拍摄的肱骨头头干角为X，内旋位拍摄的肱骨头头干角为X0，外旋位拍摄的肱骨头头干角为X1，则X0＞X＞X1。即内旋位X线片测量的肱骨头头干角是偏大的（图9-19），这一点需要重点强调一下。因为在肱骨近端骨折手术中。拍摄X线片时往往将患者上肢固定在患者身上（没有机械臂固定的时候）。而在肱骨近端骨折手术后，我们往往使用悬臂吊带保护固定。上述两种情况肩关节均处于内旋位，这样在拍片评价测得的肱骨头头干角往往偏大。这可能会掩盖肱骨头仰角复位不良的实际情况。因此术中X线透视检查评估复位结果时，一定想办法投照出标准体位（中立位下的颈干角检查）。

对于肱骨头头干角的解剖学研究并不多。所报道的有以下几个，Boileau通过计算机三维成形技术对肱骨头的三维解剖进行了研究，认为肱骨头头干角平均为129.6°±2.9°。Hertel也对一批肱骨标本进行了研究，结果表明：肱

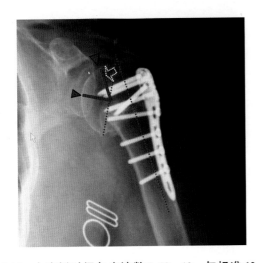

骨头的平均头干角是137°±3.6°。国内袁本祥等学者对180例正常成人志愿者进行了三维CT重建，并对肱骨近端一些解剖学数据进行了详细的测量，得出了代表中国人群的肱骨近端解剖学数据：国人平均肱骨全长为29.7±1.9cm，头干角平均为129.7°±4.3°，与欧洲人群相比，只有肱骨近端髓腔直径与肱骨头高度比较，差异无统计学意义，而其他项目诸如肱骨头高度、头干角、后倾角均与欧美人群的研究结果有明显差异。由此我们可以认为，复位对肱骨近端头干角复位至130°左右较为理想。

更进一步，Angudelo等通过对多中心锁定接骨板治疗的153例肱骨近端骨折进行了回顾性研究，所有的患者均在手术结束后进行C形臂透视。在透视屏幕上测量肱骨头头干角，并且测量所有锁定螺钉相对于接骨板的角度，术后规律随访。研究的最终评价结果以固定丢失、内固定失败、肱骨近端头干角丢失、肱骨头塌陷为阳性结果。研究结果表明：以手术中复位后即时透视的肱骨头复位况为标准：当手术复位肱骨头头干角＜120°时，肱骨头头干角丢失，肱骨头内翻塌陷的概率大大增加；肱骨头头干角＞120°时，

肱骨头头干角丢失的概率较小。

肱骨头颈干角矫正不良，术后螺钉穿出的可能性大大增加。虽然螺钉穿出和多种因素有关，上述病例的颈干角110°并非最直接的原因，但复位不良造成肱骨近端力线畸形导致的一系列问题不容忽视。

Owsley等对53例肱骨近端骨折行切开复位内固定的患者进行了回顾性研究。他认为，采用锁定接骨板治疗的肱骨近端骨折螺钉穿出的比例较高，并未提出与手术复位的角度有关。但笔者认为，肱骨头复位不良造成的肱骨头内翻塌陷进而造成的螺钉对应区域的几何形态的改变可能是螺钉穿出的危险因素（图9-21）。

骨折引起骨组织内部的压缩等损伤，造成骨折部骨缺损，对于该部的固定与复位有明显的影响（图9-22、9-23）。

第二节 内侧皮质支撑

在肱骨近端骨折手术治疗中，近年来复位丢失的概念渐渐得到了广泛的重视。肱骨头颈干角的不断减小伴有肱骨头高度丢失、塌陷是导致预

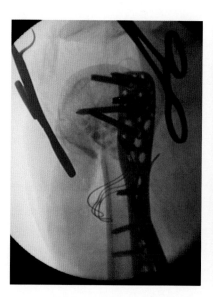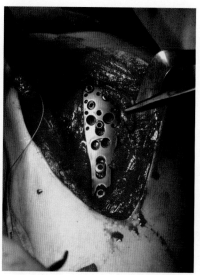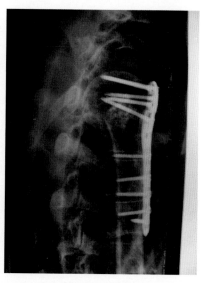

图9-20　在该病例的治疗中，肱骨头颈干角在复位后时间角度测量为L12：12，与标准时间角度读数
12：07相差5分钟，即5×6°=30°，颈干角（实际100°）＜110°

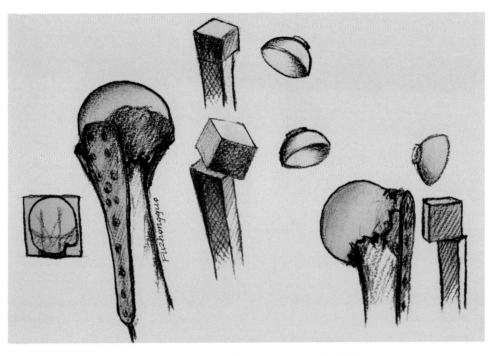

图 9-21　复位不良是内固定失效的重要原因

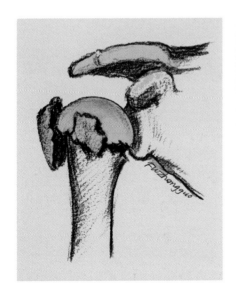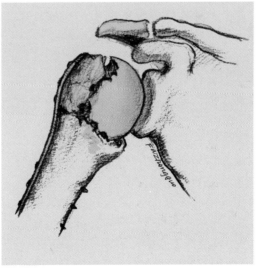

图 9-22　骨量丢失复位的后果

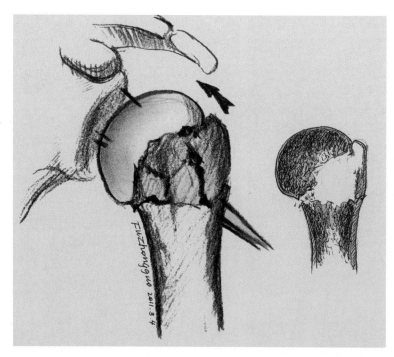

图 9-23　解剖复位后会出现骨腔内骨小梁相应区的空虚，无骨组织支撑，因此对该类骨折植骨是非常必要的

后不良的一个重要原因。Gardner 通过对一组病例的回顾性研究，提出了肱骨近端骨折内侧皮质支撑作用的理论，并在临床上得到了广泛的认可。该理论认为：肱骨头下方内侧皮质的支撑力对防止术后肱骨头塌陷起主要作用。在复位和固定时，该部位必须作为重点修复和复位的部分，给予足够的重视，并给予充分复位和支持。

关于内侧皮质对肱骨头的支撑作用现在已经得到越来越多学者的重视。Kralinger 等通过对 20 例尸体标本进行生物力学研究。结果表明：内侧皮质损伤（在该研究中采用骨刀对内侧皮质进行截骨，在内侧皮质打出一约 10mm 的间隙模拟临床情况。在临床实践中，最常见的情况是内侧皮质斜行劈裂，肱骨头连带内侧皮质上方的骨折片整体塌陷）的标本在 100.9N±47.1N 的平均载荷下平均移位 34.4mm±11.1mm。在 111.4N 最大支撑载荷下平均移位 35.8mm±13.8mm。而内侧皮质完好的标本的力学测量结果为：在 100.9N±47.1N 的平均载荷下平均移位 2.96mm±

2.92mm。在 111.4N 最大支撑载荷下平均移位 4.9mm±4.2mm。故而对于内侧皮质不稳定的患者采用单独的锁定螺钉支持十分必要。

在此类病例中，肱骨头内下方的皮质断裂，内侧皮质的支撑作用破坏。在重建内侧皮质支撑时，有以下标准：①内侧皮质的骨折线复位良好。②肱骨近端干骺端的骨折线与肱骨头稳定嵌插。③单独的锁定螺钉打入肱骨头靠近内侧皮质的内下象限，通过角度稳定作用对内侧皮质进行支撑。如果该骨折内侧皮质复位不良、力线不佳或无螺钉支撑则视为无内侧皮质支撑作用。

关于复位和内侧皮质支撑的相关内容将在之后的内容中专门叙述。在介绍手术技术的时候，应当说明的是，在 PHILOS 接骨板的 E 孔，两个相互贴近的螺钉孔便是用来打入对内侧皮质支撑螺钉的。两枚螺钉角度相互交叉，螺钉方向位于肱骨头内下方。在骨折线累及外科颈及内侧皮质时，该螺钉的打入是尤为必要的（图 9-24、9-25）！

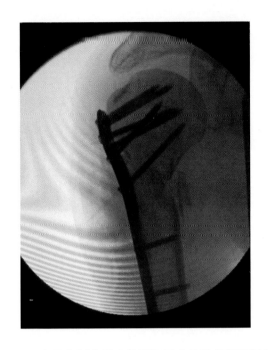

图 9-24 应用内侧皮质支持螺钉固定的肱骨近端骨折，术后随访可见内侧皮质骨痂形成，顺利愈合，未见肱骨头内翻塌陷及高度丢失

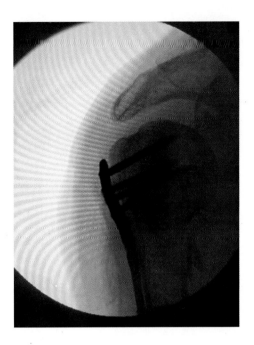

图 9-25 无内侧皮质支持螺钉固定的病例。术后可能导致肱骨头塌陷、螺钉穿出，内侧皮质未愈合

注意事项

　　肱骨近端骨折移位，特别是肱骨头的移位，在复位的过程中，往往因为头颈短，即使角度偏移较大，给医生的感觉不像股骨颈骨折头移位表现明显，因此在手术的复位过程中，常常复位不满意。但是医生认为"位置可接受"，从而导致了术后头的旋转角度畸形，功能明显受影响。本章节中我们特别推荐了"时间角度测量"方法，目的是让临床医生有一个相对合理的评估方法，避免术后才发现的头部旋转畸形过大而术中未能及时矫正的遗憾。临床中因复位不良而导致的术后并发症频有发生，望同道注意。

第三节 肱骨近端骨折术后复位丢失内固定失败病例

　　患者，女，46岁。外伤后10小时就诊，X

线片显示左侧肱骨近端骨折，Neer 分型为两部分骨折。完善术前准备后接受"肱骨近端骨折切开复位内固定术"。图 9-26 为患者第一次手术后X 线片。采用非锁定接骨板治疗。术后阅片发觉外科颈处肱骨头似有旋转，肱骨近端内侧皮质仍有分离。颈干角的时间角度为 12：14，与正常12：7 相差 7 分钟，即与正常解剖颈干角相差：7×6°=42°。

　　该病例第 1 次手术按照前述"碗形象"的理解（图 9-27）：肱骨头旋转未能完全纠正，与干骺端的对线存在偏差。内侧皮质未能达到角度稳定的固定或嵌插稳定。

　　对于该病例正常应该矫正至 12：07，形象应该是图 9-28 所示，事实上时间角度测量是L12：14（图 9-29），与标准 12：07 相差 7。颈干角减少 7×6° = 42°，应该矫正。该病例中因为当事医生认为"可接受角度"，故未进行进一步矫正。图 9 30 所示的复位欠缺角度数会为医生明确提醒，帮助医生克服"复位可接受的位

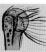

肱骨近端骨折的外科治疗

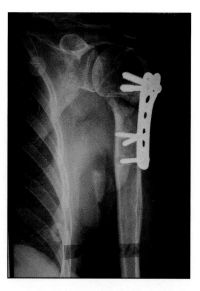

图 9-26　第一次术后 X 线片

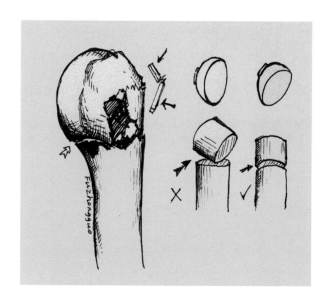

图 9-27　"碗形象"示意图

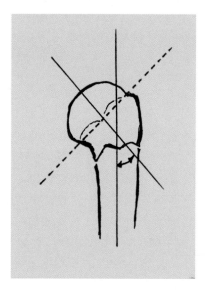

图 9-28　正常应该矫正至 12：07

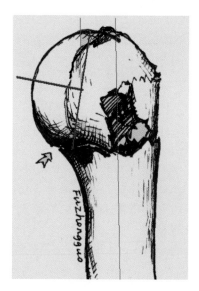

图 9-29　实际中时间角度测量是 L12：14

置"的模糊判断。42°对于骨干部骨折复位欠缺角度是绝对不能允许的。

肱骨头颈干角的复位角度欠缺 42°往往是由于头颈短和头面圆形，即使大的旋转畸形也常常被误解，这可能是临床医生肱骨近段端骨折治疗复位不良的最主要原因。

未矫正颈干角畸形的钢板螺钉内固定，术后 3 个月肩胛骨正位片：可见骨折区域较多骨痂，但骨折端未见明显骨性连接（图 9-31）。医生复位时被骨折部局限的视野，和局部骨折的假象误导，使术者忽略了准确复位的良好机会（图 9-32），说明手术入路与直视下视野可造成错误判断（图 9-33）。

临床中复位的误差被碎骨块和因骨折端微动产生的骨痂所蒙蔽。产生复位误差，是因为手术视野中大部分骨折状况被肩袖覆盖遮挡，所以复

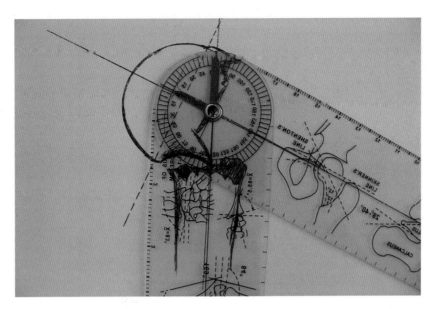

图 9-30　复位

应用时间角度法测量 L12：14，正常 12：07，相差 7 分钟刻度。每分钟刻度为 6° 角。本病例欠缺角度为 42°

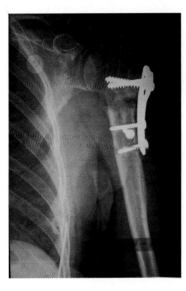

图 9-31　术后 3 个月 X 线片

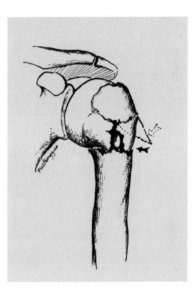

图 9-32　复位时的视野和局部骨折示意图

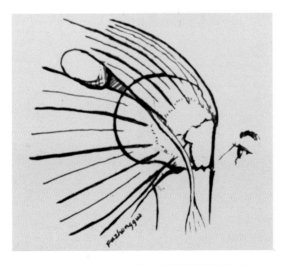

图 9-33　手术入路与直视下视野示意图

位有时不易判定。

　　术后 6 个月的肩关节正侧位 X 线片显示骨折线仍然清晰，固定板钉与骨组织的情况明显的骨不连（图 9-34、9-35）。应该看到，此种复位后的位置对骨折愈合影响较大。

　　术后 18 个月，患者仍感觉骨折部位疼痛，肩关节活动受限。以"骨折不愈合"再次接受手术治疗。患者第二次手术时换用 5 孔三叶草形钢板，用三枚螺钉固定肱骨头，对肱骨头的旋转畸形进行了纠正。但未对不稳定的内侧皮质区域进行处理（图 9-36）。三叶草形接骨板固定后 7 个

肱骨近端骨折的外科治疗

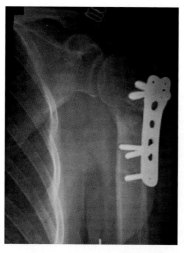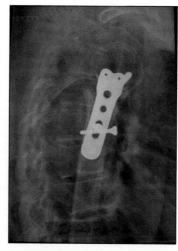

图 9-34　术后 6 个月 X 线片

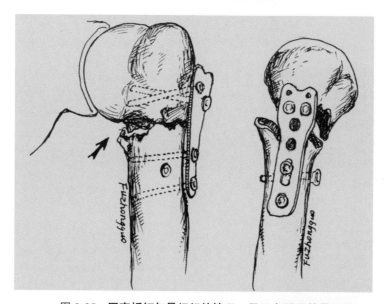

图 9-35　固定板钉与骨组织的情况，显示有明显的骨不连

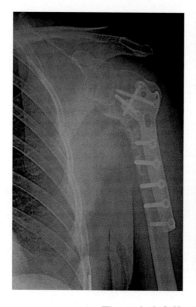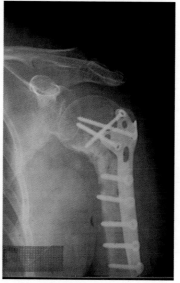

图 9-36　患者第二次手术后 X 线片

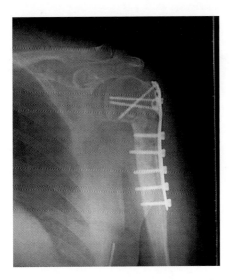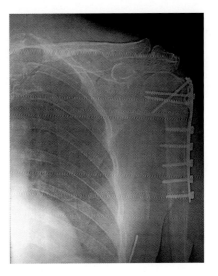

图 9-37　三叶草形接骨板固定后 7 个月 X 线片

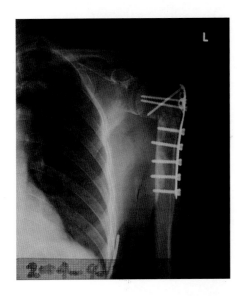

图 9-38　三叶钛金属板固定术后 8 个月结果仍不愈合

月复查，显示骨折仍无愈合，且骨折间隙似在增加（图 9-37），三叶草形钢板固定术后 8 个月结果仍不愈合（图 9-38）。

三叶草形接骨板固定到术后 21 个月，接骨板断裂（图 9-39）。

患者第三次接受手术，拆除三叶草形钢板，换用了具有角度稳定性的肱骨近端锁定接骨板（AO LPHP）。打满近端四枚锁定螺钉把持肱骨头。但本次手术仍未处理不稳定的肱骨头下方内侧皮质区域。这使得该部位对应的接骨板区域应力集中（图 9-40、9-41）。LPHP 固定术后 5 个月，第三次出现骨折不愈合及钢板折断（图 9-42）。

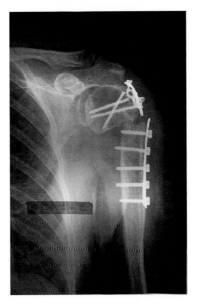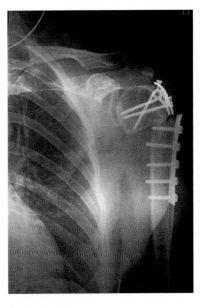

图 9-39　接骨板断裂 X 线

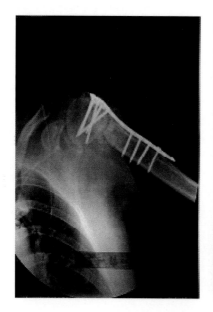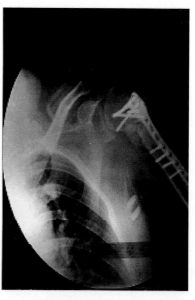

图 9-40　第三次手术后 X 线片

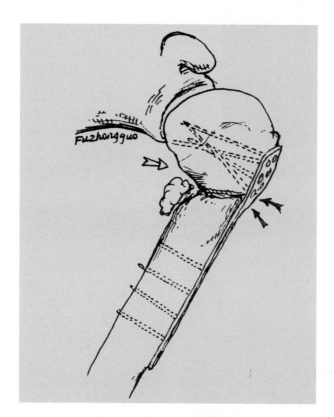

图 9-41　第三次手术示意图

第4次手术：第4次手术采用自体腓骨移植及骨折断端松质骨填塞（图9-43），同时肱骨近端外侧再次应用LCP锁定钛金属板进行固定，是骨折在断端植骨的同时建立了骨折部内、外皮质的稳定结构，内侧皮质的稳定和长皮质骨螺钉固定植骨块重建了肱骨近端生物力学的稳定性。术后3个月，X线片显示骨折愈合（图9-44），术后8个月愈合情况，在此也标志着这

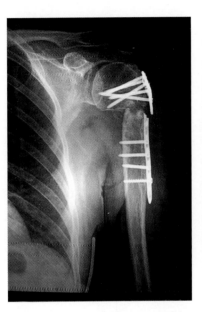
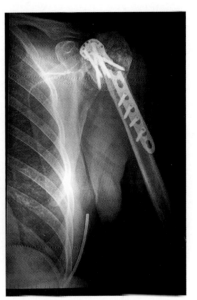

图 9-42　**LPHP 固定术后 5 个月 X 线片**

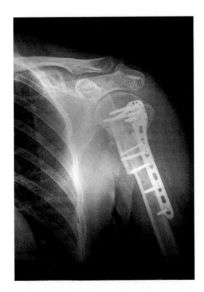
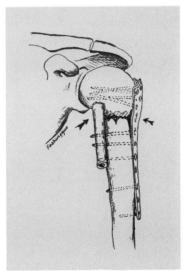

图 9-43　**采用自体腓骨移植及骨折断端松质骨填塞**

个不幸的、极其复杂经历的病例终于治疗成功（图9-45），术后8个月显示患者功能满意（图9-46）。

两部分骨折虽然简单，第1次手术复位的问题导致后续治疗的一系列灾难性的后果，可见复位的重要。第2次手术由于应用非锁定钢

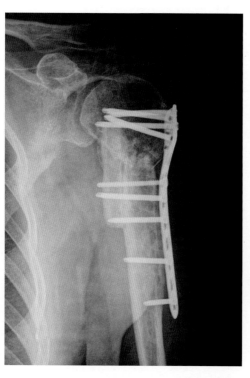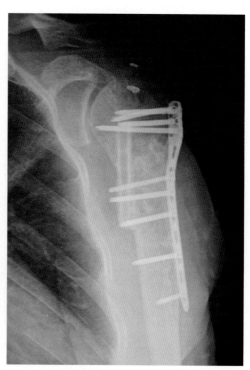

图 9-44　术后 3 个月 X 线片，显示骨折愈合

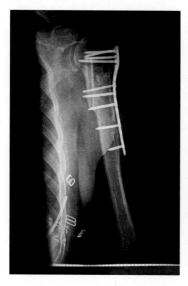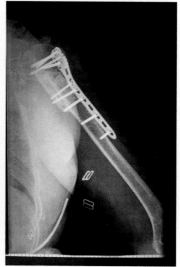

图 9-45　术后 8 个月愈合情况，在此也标志着这个不幸的、极其复杂经历的病例终于治疗成功

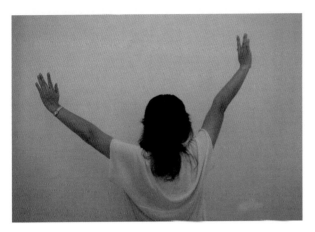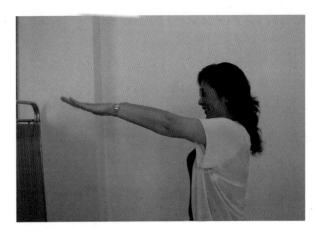

图 9-46　术后 8 个月患者的功能情况，结果满意

板，没有角稳定的作用最终失败；第 3 次手术虽然应用具有角稳定作用的锁定钢板，但忽视了内皮质稳定作用，因此同样导致失败；第 4 次手术重视了内侧皮质稳定，用腓骨支撑起到了很好的作用，最终使治疗有较好的结局。通过该病例我们可深刻地认识到复位的质量和治疗结果密不可分，内侧皮质的稳定有着极为重要的意义。

　　本病例是想让同道们重视肱骨近端骨折的复位和治疗的合理性。手术中多花费一些时间和精力去合理完成复位并应用合理有效的方法重建肱骨近端的稳定结构是治疗成功的关键。愿同道们不在复位的问题上遇到挫折。

（王秋根　白　露　付中国）

参考文献

1. McQueen MM. Redisplaced unstable fractures of the distal radius. A randomised, prospective study of bridging versus non-bridging external fixation. J Bone Joint Surg Br, 1998，80（4）：665-669.

2. Short WH, Palmer AK, Werner FW, *et al*. A biomechanical study of distal radial fractures. J Hand Surg Am, 1987，12（4）：529-534.

3. Agudelo J, Schürmann M, Stahel P, *et al*. Analysis of efficacy and failure in proximal humerus fractures treated with locking plates. J Orthop Trauma, 2007，21（10）：676-681.

4. Boileau P, Walch G. The three-dimensional geometry of the proximal humerus. Implications for surgical technique and prosthetic design. J Bone Joint Surg Br, 1997，79（5）：857-865.

5. Hertel R, Knothe U, Ballmer FT. Geometry of the proximal humerus and implications for prosthetic design. J Shoulder Elbow Surg, 2002，11（4）：331-338.

6. 袁本祥，刘祖德，张琳琳，等 . 国人肱骨近端三维解剖研究及其对假体设计与植入的影响 . 中华骨科杂志，2007，27（2）：120-124.

7. Agudelo J, Schürmann M, Stahel P, *et al*. Analysis of efficacy and failure in proximal humerus fractures treated with locking plates. J Orthop Trauma, 2007，21（10）：676-681.

8. Owsley KC, Gorczyca JT. Fracture displacement and screw cutout after open reduction and locked plate fixation of proximal humeral fractures [corrected]. J Bone Joint Surg Am, 2008，90（2）：233-240.

9. Hertel R, Hempfing A, Stiehler M, *et al*. Predictors of humeral head ischemia after intracapsular fracture of the proximal humerus. J Shoulder Elbow Surg, 2004，13（4）：427-433.

10. Kralinger F, Unger S, Wambacher M, *et al*. The medial periosteal hinge, a key structure

肱骨近端骨折的外科治疗

in fractures of the proximal humerus: a biomechanical cadaver study of its mechanical properties. J Bone Joint Surg Br, 2009, 91 (7): 973-976.

11. Gardner MJ, Weil Y, Barker JU, *et al*. The importance of medial support in locked plating of proximal humerus fractures. J Orthop Trauma, 2007, 21 (3): 185-191.

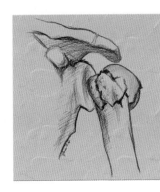

第 10 章
骨质疏松的骨折固定问题

在肱骨近端骨折的手术治疗中，目前临床普遍使用的方法是切开复位内固定。无论采取何种方法进行固定，都需要对骨折块解剖复位和坚强固定。但需要手术治疗的肱骨近端骨折患者多为老年患者，在骨质疏松的患者中，肱骨近端干骺端中央区域的骨小梁非常稀疏，有学者形容骨质疏松的肱骨近端更像鸡蛋壳。骨量的减少使得内固定物对骨折块的把持力大大减低。手术后长期随访出现的肱骨头内翻塌陷以及复位丢失的问题也时有发生。故而有必要将肱骨近端骨质疏松骨折的情况再讨论一下。

第一节　国际研究

关于肱骨近端骨质疏松问题，Hall 等早在 1963 年就对肱骨近端的骨量进行了研究，并认为随着年龄的增长，肱骨近端骨密度（bone mineral density，BMD）逐渐下降。最主要的变化区域是干骺端（接近外科颈）、肱骨头中心和大结节。其中大结节变化最为显著。Saitoh 对 158 个肩关节标本进行了骨密度研究，他将自肱骨头关节面至解剖颈之间的部分平均分为三份，每份分为前、中、后、内侧、中间和外侧共九个区域。再通过对选定区域进行打孔取骨，结合双能 X 线骨密度仪测量骨密度的方法对骨量进行评估。得出结论：在骨质疏松病例中，外科颈骨皮质的平均密度仅为肱骨头的 1/2，外科颈处松质骨平均骨密度仅为肱骨头的 1/3。这也就解释了临床上为何外科颈骨折最为常见。Meyer 等对 14 例肩关节进行了骨密度研究，将感兴趣区域（regions of interest，ROI）定位于肱骨大、小结节部位，并将大、小结节区域分为前方、中间、后方三个区域，通过定量计算机体层摄影方法进行测量。研究结果表明：肱骨大结节部位的骨密度明显低于肱骨头关节面下方，就大结节部位本身而言位于中间区域的骨密度高于前方和后方。这本是一篇讨论肩关节镜下肩袖撕裂后锚钉修复置钉位置的研究，却和肱骨近端骨折的临床情况相吻合：对于老年人而言，大结节骨密度的损失的确是骨折固定中的一个"隐患"。

Meyer 等人的研究发现，老年人较年轻人肱骨近端骨量稀疏，特别是在结节部和干骺端（图 10-1）。

骨质疏松肱骨近端骨折固定后失败病例极为多见，给临床带来的麻烦很多，因此我们应认真理解和严格选择治疗方法。图 10-2 所示为我们接诊过的病例，片中可以看出有钢板螺钉固定过的痕迹，无疑是固定失败的病例。下一步治疗选择非常困难。术前应该充分地分析和评估手术风险，如果该类患者伤前就体质弱、功能差，平时生活不能自理，应尽量保守治疗；如果患者有较好的功能需求，可考虑假体置换治疗。

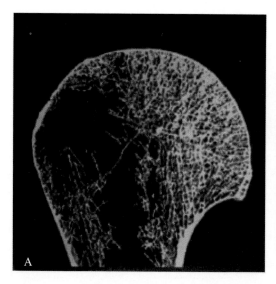
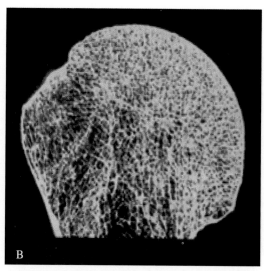

图 10-1　老年人（A）较年轻人（B）肱骨近端骨量稀疏，特别是在结节部和干骺端（图片引自：Meyer, DC, *et al.*, **Association of osteopenia of the humeral head with full-thickness rotator cuff tears. J Shoulder Elbow Surg, 2004, 13（3）：333-337）**

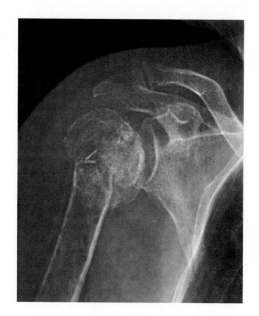

图 10-2　固定失败病例的 X 线片

第二节　我们对于肱骨近端骨质疏松的认识

我们对肱骨近端内部骨质的分布情况进行了相关研究。通过对肱骨近端内部不同区域骨密度的测量，从而进一步加深对肱骨近端骨量分布及重要解剖部位骨密度情况的认识。我们对 60 名志愿者肱骨近端使用 Hologic DELPHI-A 双能 X 线骨密度仪（Hologic．INC．35 Crosby Drive Bedford .MA． 01730.USA ）进行了骨密度测量（图 10-3）。

我们将肱骨近端划分为五个区域 R1、R2、R3、R4、R5，分别代表肱骨干、外科颈、大小结节、解剖颈、软骨下骨（图 10-4）。具体的划分方法为：以肱骨近端骨骺处最宽的部分为边长画一个正方形，正方形内部的骨骼定义为肱骨近端干骺端，正方形远端部分为骨干；在干骺端范围内，选取关节面的最高点（A）和最低点（B）连线，其近端为肱骨头，依据其厚度等分，近端部分为 R5，远端部分为 R4；经关节面最低点（B）画一条水平线同肱骨外侧皮质的交点（C），A 点、B 点和 C 点围成的近似三角形的区域为 R3；在干骺端内 R3 远端的部分，近似梯形的区域是 R2；肱骨干部分的区域为 R1。即 R1 代表肱骨干，R2 代表外科颈，R3 代表大、小结节区域，R4 代表解剖颈区域，R5 代表软骨下骨区域。

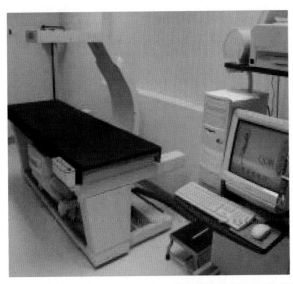

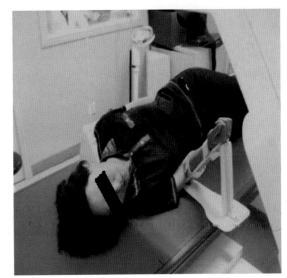

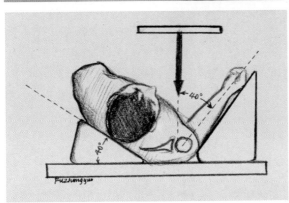

图 10-3 采用双能 X 线骨密度仪，投照方向与肩胛骨平面垂直

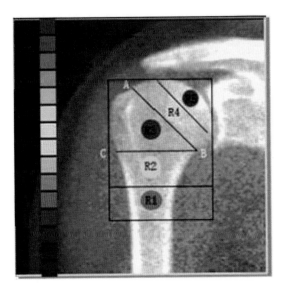

图 10-4 肱骨近端骨密度区域

测量所得肱骨近端 R1～R5 各个区域骨密度见图 10-5 和表 10-1。

通过以上测量研究，我们认为：肱骨近端不同区域骨密度，大、小结节（R3）和外科颈（R2）区域是肱骨近端骨密度最低的两个部位，肱骨头（R5）、肱骨干（R1）和解剖颈（R4）的骨密度较高，印证了肱骨近端骨折最易出现在大、小结节及外科颈区域；外科颈区域（R2）骨密度在高龄老年女性进一步减低，使这个区域出现骨质疏松性骨折的风险进一步升高；肱骨头（R5）和肱骨干（R1）区域的骨密度减低，削弱了内固定系统对骨折的固定效果，增加了骨折移位、复位丢失的风险。

遗憾的是，面对骨折的患者时，虽然有骨密度测量仪器，却限于患者条件，无法进行骨密度的评估。是否有一个简便的方法，从平片上判断

表 10-1　R1~R5 各区域骨密度情况

区	均数 ± 标准差（g/cm²）	最小~最大值（g/cm²）
R1	0.609±0.110	0.338~0.925
R2	0.489±0.097	0.268~0.729
R3	0.430±0.068	0.303~0.642
R4	0.586±0.102	0.364~0.875
R5	0.684±0.101	0.462~0.958

出患者骨质疏松的情况呢？

　　Tingart 等学者对 19 例肱骨进行了肩关节正位平片的投照，并对其进行了肱骨近端的骨密度测量，同时测量了肱骨近端骨皮质的厚度并对两者进行了相关性研究。他发现肱骨近端干骺端骨皮质的厚度和肱骨近端各结构的骨量成正相关，并大胆预测：肱骨头下方干骺端骨皮质厚度与其下方皮质的厚度之和如＜ 4mm，则预示着肱骨近端较为严重的骨质疏松。

　　图 10-6 所示为一位 81 岁女性患者，肱骨近端骨折。平片显示肱骨近端松质骨稀疏，皮质变薄；肱骨头下方干骺端骨皮质厚度与其下方皮质的厚度之和＜ 4mm，箭头所指区域骨小梁稀疏，此区域为内固定治疗的螺钉把持区，易于失效。该类患者的切开复位选择非锁定钢板螺钉固定失效率非常高，要特别注意。

　　近年来，不少学者[9]通过三维立体技术对肱骨近端骨密度进行了大量的研究，总结出骨量在肱骨近端的分布规律：内侧皮质附近、肱骨头后下方松质骨骨密度最大，肱骨头中心居中，大、小结节骨量较上述结构明显减少。

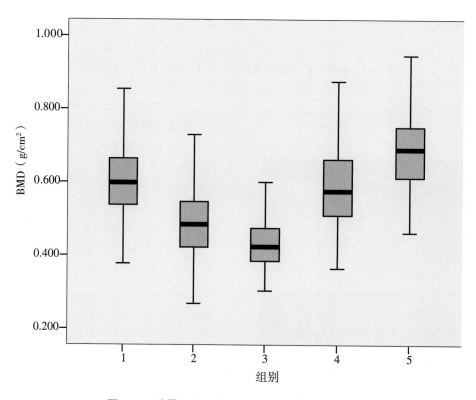

图 10-5　肱骨近端五个区域 BMD 示意图（g/cm²）

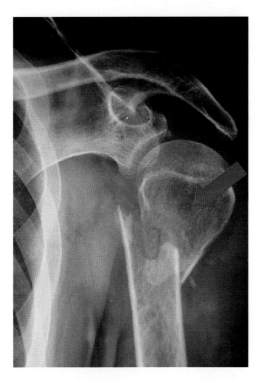

图 10-6 平片显示肱骨近端松质骨稀疏

力分散；②通用性好：因为有 9 个不同方向的近端螺孔，因而适用于各种肱骨近端骨折，即使是复杂肱骨近端骨折；③成角稳定：在复杂的骨折尤其是伴有骨质疏松的情况下，锁定螺钉提供成角稳定以达到最佳的把持力。适用于二、三、四部分的肱骨近端骨折，并且适用于骨质疏松的患者。在各项研究中，肱骨近端软骨下骨的骨密度最高。而无论是拉力螺钉，还是作为支撑作用的锁定螺钉，其把持力均同骨密度成正相关。Tingart 对 18 个肱骨标本使用QCT 测定骨密度，并将其分为不同的区域进行了螺钉拔出的生物力学研究。在测得最大拔出力后与相应区域的骨密度进行相关性分析。结果表明：肱骨头中心骨密度越高，相应的螺钉把持强度也越强；肱骨头前方松质骨把持力较弱，前上方最弱，后方居中。把持强度与骨密度值成正相关。Liew 使用生物力学的方法对不同螺钉长度与把持力的关系进行了研究，结果表明：固定肱骨头螺钉的长度与螺钉的把持力度成正相关。理想情况下，螺钉打入软骨下骨（关节面以下 5mm）把持强度高（以上研究适用于各种骨密度情况）。故而 PHILOS 近端锁钉只有进入骨密度最高的区域其把持力才能达到最大。据此，近端螺钉的深度应达到软骨下骨内（关节面下 5mm 左右）。但在获得最大把持力的同时，螺钉穿出关节面的风险也大大增高。在高龄、骨质疏松和可能出现肱骨头缺血坏死的患者该风险更是大大增高。故而手术中借助术中 X 线透视来确保螺钉拧入的深度十分重要。由于 AO PHILOS 系统的锁定螺钉在 30mm 以上的长度时是以 5mm 为单位加长的，因此在临床使用中常出现这样的情况：打入 40mm 的螺钉觉得深度不够，而打入 45mm 的螺钉又距离关节面太近。肱骨近端是一个球面的关节，单纯的正位或侧位透视很难窥其全貌，依照几何学球面理论：直视球面所见球体的直径和斜 45°观察相差近 10%。故而手术当中腋位的透视很关键。

骨质疏松的患者如外科颈和解剖颈交界部发生骨折，处理则十分棘手了。因为骨折线接近解剖颈的病例切开复位内固定手术难度较大。除了手术后肱骨头坏死可能性大外，肱骨头的复位难以

第三节 骨质疏松性肱骨近端骨折手术的相关问题

合并骨质疏松的肱骨近端骨折往往粉碎严重，为治疗带来困难。松质骨骨量减少，难以承载内固定。螺钉剪切骨质，造成螺钉脱出，穿入关节面。而对以上问题，笔者从内固定系统的选择、螺钉置入及植骨三个方面进行叙述。

一、接骨板的选择与螺钉置入

在肱骨近端骨折的手术治疗中，使用锁定接骨板治疗逐渐成为临床医师的共识。目前国内多采用 AO PHILOS。相对于 AO 组织早期的 T 形接骨板或三叶草形接骨板而言，锁定接骨板的角度稳定性设计更适合于骨质疏松的肱骨近端。PHILOS 接骨板近端不同方向、多种选择的螺孔设计更适应各种骨折类型。它的主要特点有：①解剖型设计：独特的螺钉设计确保最佳的应

维持以及螺钉把持力下降，容易出现内固定失败（图 10-7）。这是临床中最可怕的结果，并且因为再固定的可能性非常小，肱骨头坏死的危险成倍增加。

二、植骨的意义

骨质疏松患者的肱骨头内部的骨密度很低，当发生肱骨近端骨折后，骨折断端压缩，肱骨解

剖颈内下方的肱骨矩塌陷或嵌插，同时大、小结节区域的骨量进一步丢失。临床手术中，常常有这样的情况：在切开复位后通过显露的骨折线探查可见空虚的肱骨头（图 10-8）。因此在固定肱骨近端骨折时，除了恢复正常的颈干角，骨折块间解剖复位之外，术中有必要在大、小结节和外科颈区域植骨，增加大、小结节区域的骨量，建立肱骨头下有效的骨性支撑，同时促进骨折愈

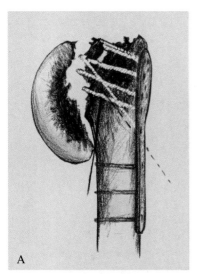
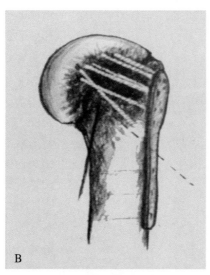
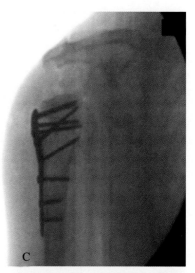
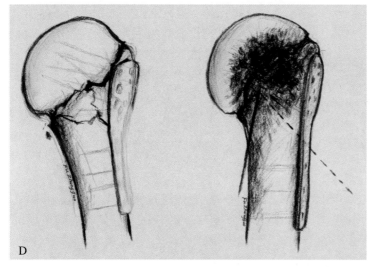
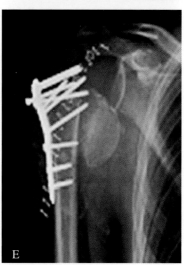

图 10-7　螺钉固定长度不够，导致固定失败

A、B. 示意图，固定螺钉段；C、D. 临床中的实际病例；E. 临床中针对骨质疏松的病例，尽量把固定螺钉打深至距关节面 5mm 才安全

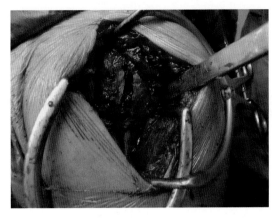

图 10-8　术中照片显示的是结节骨折块中可见
空虚的干骺端

合。大、小结节是肩袖的附着点，直接影响着肱骨近端骨折的治疗效果，大、小结节的复位和固定，及充分地补充缺失的骨量十分重要（图10-9、10-10）。

绝经后女性或者老年患者大、小结节区域的骨密度很低，螺钉对局部的把持力下降，不足以对抗肩袖收缩所致的应力，为了避免术后骨折复位的丢失，建议术中使用不可吸收缝线穿过肩袖并将缝线固定在内固定板上，既能间接地把持骨折块，辅助骨折复位，同时也减少了术后骨折复位丢失的风险。

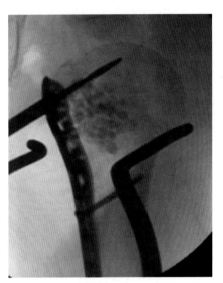 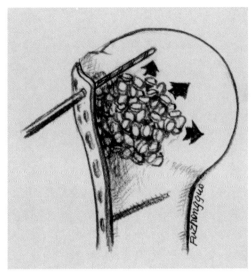

图 10-9　图片显示的是植骨的位置。充分植骨填充干骺端骨量稀少的区域，以帮助维持稳定和愈合

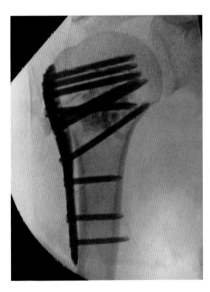

图 10-10　植骨后锁定接骨板稳定固定

要点提示

因为肱骨头空虚，外科颈的移位仅能依靠皮质相对维持复位。在肱骨近端骨折的手术中，无论采取哪种入路，在复位和安置接骨板时均需要通过内、外旋盂肱关节来增加显露和帮助复位。这样常常难以维持骨折的复位。因而，在初步复位并穿针维持后，就应在结节劈裂的骨折线内植骨填充肱骨近端干骺端骨量稀少的区域。应当重点说明的是：老年性的骨质疏松骨量的减少最明显的部位是干骺端靠近外侧区域和大、小结节下方的骨质，将植骨填充在这个部位，可以辅助外科颈的复位以及稳定接骨板对大、小结节的把持力。但是肱骨头的

塌陷和内翻畸形必须通过肱骨矩的稳定、肱骨干骺端内侧皮质的复位或是肱骨矩螺钉的固定来维持，植骨的作用并不明显（具体的机制和理论在复位理论和操作技巧部分有详细的叙述）。因此，在复位时如果单纯采用植骨的方法来完成或维持肱骨头的复位是不充分的。

对骨质疏松的问题一定要有充分的认识。临床工作中对骨质疏松的骨折患者，应适当考虑植骨，以增加固定的稳定性。

（王天兵　杨　明　付中国）

参考文献

1. Ring D. Current concepts in plate and screw fixation of osteoporotic proximal humerus fractures. Injury，2007，38（Suppl 3）：59-68.

2. Arora R，Lutz M，Hennerbichler A，*et al*. Complications following internal fixation of unstable distal radius fracture with a palmar locking-plate. J Orthop Trauma，2007，21（5）：316-322.

3. Charalambous CP，Siddigue I，Valluripalli K，*et al*. Proximal humeral internal locking system（PHILOS）for the treatment of proximal humeral fractures. Arch Orthop Trauma Surg，2007，127（3）：205-210.

4. Meyer DC，Fucentese SF，Koller B，*et al*. Association of osteopenia of the humeral head with full-thickness rotator cuff tears. J Shoulder Elbow Surg，2004，13（3）：333-337.

5. 朱前拯，付中国，张殿英，等. 肱骨近端骨密度的测量及其与年龄和体质量指数的相关性研究. 中华创伤骨科杂志，2009，11（6）：523-526.

6. Arora R，Lutz M，Hennerbichler A，*et al*. Complications following internal fixation of unstable distal radius fracture with a palmar locking-plate. J Orthop Trauma，2007，21（5）：316-322.

7. Saitoh S，Nakatsuchi Y，Latta L，*et al*. Distribution of bone mineral density and bone strength of the proximal humerus. J Shoulder Elbow Surg，1994，3（4）：234-242.

8. Tingart MJ，Apreleva M，von Stechow D，*et al*. The cortical thickness of the proximal humeral diaphysis predicts bone mineral density of the proximal humerus. J Bone Joint Surg Br，2003，85（4）：611-617.

9. Hepp P，Josten C. Biology and biomechanics in osteosynthesis of proximal humerus fractures. Eur J Trauma Emerg S，2007，33（4）：337.

10. Egol KA，Ong CC，Walsh M，*et al*. Early complications in proximal humerus fractures（OTA Types 11）treated with locked plates. J Orthop Trauma，2008，22（3）：159-164.

11. Khunda A，Stirrat AN，Dunlop P. Injury to the axillary artery，a complication of fixation using a locking plate. J Bone Joint Surg Br，2007，89（11）：1519-1521.

12. Agudelo J，Schürmann M，Stahel P，*et al*. Analysis of efficacy and failure in proximal humerus fractures treated with locking plates. J Orthop Trauma，2007，21（10）：676-681.

13. Tingart MJ，Lehtinen J，Zurakowski D，*et al*. Proximal humeral fractures：Regional differences in bone mineral density of the humeral head affect the fixation strength of cancellous screws. J Shoulder Elbow Surg，2006，15（5）：620-624.

14. Liew AS，Johnson JA，Patterson SD，*et al*. Effect of screw placement on fixation in the humeral head. J Shoulder Elbow Surg，2000，9（5）：423-426.

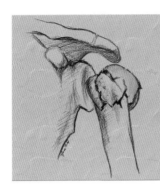

第 11 章
肱骨近端骨折的切开复位内固定

肱骨近端骨折可选择的外科治疗手段很多，通过切开复位钢板螺钉系统内固定方法普遍被临床医生所接受，并成为手术治疗肱骨近端骨折重建外伤后肩关节功能的重要手段。肱骨近端骨折固定的新型钢板螺钉迅速发展，说明该术式已引起了诸多骨科医师的重视和认可。在保证肱骨近端骨性结构准确复位的同时，肩关节动力肌的保护和重建十分重要。临床中，医生们常常为了骨折解剖复位而做较大范围的剥离，忽视了对肩袖的保护和重建，往往导致术后功能欠佳、肩关节不稳定，甚至肱骨头坏死等不好收场的后果。本章将以肱骨近端骨折按照不同 Neer 分型的治疗经验进行叙述和交流。

第一节 肱骨近端骨折接骨板固定的原则及相关问题

自从临床上应用符合肱骨近端解剖形态的锁定接骨板以来，肱骨近端骨折手术治疗的疗效有了很大的提高，可以说，目前对于肱骨近端骨折的手术治疗，尤其是较为严重的骨折，绝大部分医生将锁定接骨板作为首选。肱骨近端接骨板在国内临床常用的有 Synthesis 公司的 LPHP 及 PHILOS 接骨板系统以及 Zimmer 的 Periarticular Plate Proximal Humerus 系统等。具体的设计理念和临床应用各有特点，这里不做介绍。下面以 Synthesis 公司的 PHILOS 接骨板系统为例，介绍笔者应用锁定接骨板固定肱骨近端骨折手术中的一些经验。

一、接骨板螺钉系统选择

内固定学会（Arbeitsge-meinschaft fur Osters-ynthesefragen,AO）设计的肱骨近端解剖锁定接骨板共有两种，早些年最先应用于临床的是肱骨近端锁定固定钢板（locking proximal humeral plate，LPHP）系统。该接骨板位于肱骨近端的部分，共有 5 孔。位于第一排的 A、B 两孔相互平行，与接骨板平面成 95°角。第二排的 C、D 两孔螺钉的方向相互交叉，与接骨板纵轴成 50°。位于干骺端的螺钉孔为滑动孔。近年来用于临床的 PHILOS 接骨板系统（图 11-1）在设计上增加了肱骨近端螺钉的数量。在肱骨头内的螺钉数量增加为 9 枚。对于 PHILOS 接骨板而言，近端 9 孔的螺钉不需要全部打入，具体的螺钉置入应视临床情况而言。相反，LPHP 接骨板由于肱骨头固定螺钉共 5 枚，故而应尽量全部打入，以增加对肱骨头的把持力。Zimmer 公司的 Periarticular Plate Proximal Humerus 接骨板的特点是肱骨近端部分不对称，解剖贴合好，该钢板分为左右不同、钢板边缘有平滑的斜坡，应用后对于固定物周围的解剖关系干扰较小，且固定螺钉有空心和实心两种设计，应用方便、有效，不失为一款好的肱骨近端内固定板钉系统。对于较大的大结节劈裂累及干骺端的骨折在固定上有一定优势（图 11-2）。

应将接骨板放置在肱骨近端大结节背侧，距离结节间沟 5～10mm。接骨板高度的选择十分重要。从理论上讲，在使用 PHILOS 系统时，放置接骨板之前在其近端安装导向器，并将一枚 1.5mm 克氏针穿过导向器最上方的导向孔，以克氏针接触肱骨头在切线位最高点时接骨板的位置为接骨板放置的最高点。在此位置，接骨板与肱骨大结节顶点的距离是 5～8mm，最好与大结节良好贴合和平滑过渡，不影响固定物周边的解

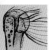

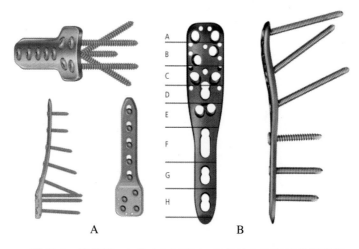

图 11-1　接骨板。A 为 AO LPHP，B 为 AO PHILOS 接骨板

（PHILOS 图片由 Synthesis 公司提供。LPHP 图片引用自：Südkamp G.Konrad, J．Bayer, P. Hepp. Open reduction and internal fixation of proximal humeral fractures with use of the locking proximal humerus plate：surgical technique. J Bone Joint Surg Am，2010，92：85-95.）

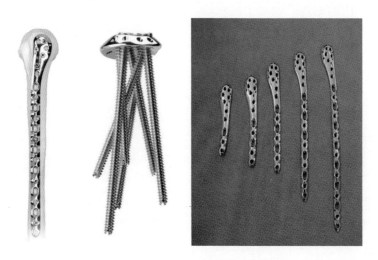

图 11-2　**Periarticular Plate Proximal Humerus** 围关节肱骨近端锁定解剖接骨板。靠近大结节的接骨板近端外侧膨大，分左右板设计（由 **Zimmer** 公司提供）

剖结构（图 11-3、11-4）。

　　接骨板位置过高会导致术后肩关节外展时接骨板撞击肩峰，影响患者外展功能（图 11-5）。在手术结束前发现此种情况，建议不要嫌麻烦，一定要重新取出螺钉，重新降低置板位置，这样会避免术后的诸多并发症的发生。但在临床手术

中，接骨板位置并非绝对准确。部分骨折患者肩峰下间隙较为狭窄，是否应在此基础上适当降低接骨板的高度？有学者尝试在手术治疗肱骨近端骨折的同时行肩峰前下方成形以避免在外展时接骨板外上缘撞击肩峰，影响术后外展功能的恢复。

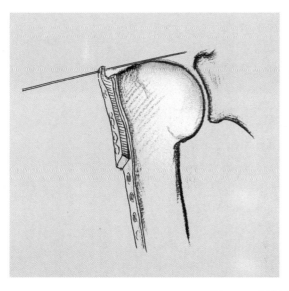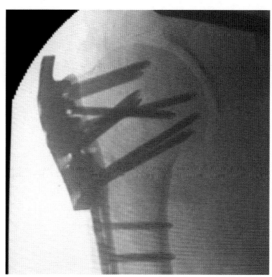

图 11-3　置板高度的最初确认法

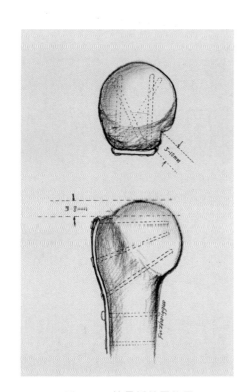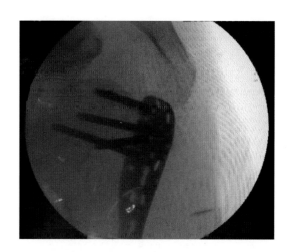

图 11-4　接骨板放置位置

图 11-5　接骨板位置过高，术中透视下外展肩关节，见接骨板上缘撞击肩峰外端，肩关节外展受限

需要说明的是，接骨板距离结节间沟5～10mm、距离大结节顶点5～8mm都是理论上的数据。手术中，在放置接骨板时必须考虑其对骨折的固定情况。如小结节骨折移位明显而大结节未累及的三部分骨折，接骨板的放置则需略靠近结节间沟。因为此时小结节的固定除接骨板和螺钉的角度稳定作用外，缝线固定的作用十分重要。接骨板过于偏向外侧会使缝线的工作距离拉长而影响固定效果。

另外，为了避免放置钢板过高而导致板与肩峰间撞击的发生，诸多固定钢板螺钉的结构不断地改进，目前有肱骨近端钢板设计成角度更大的锁定钉孔，可克服因钉板角度小常常导致的钢板过高的缺点（图11-6）。

二、接骨板的放置位置及螺钉打入

在放置接骨板后对接骨板进行初步固定。对于近端9孔、远端至少3孔的PHILOS接骨板而言，先固定哪一孔并无绝对要求。按照AO组织的建议，首枚螺钉应在滑动孔（即接骨板由近端向下数第十孔，在接骨板头-颈交界处）内打入，该螺钉有利于维持干骺端与肱骨头的正常位置，并可打入拉力螺钉，使接骨板与骨面更

好地贴合。此后可由近端至远端依次打入数枚锁定螺钉固定，并在透视下初步判断固定情况。PHILOS近端9孔并不要求全部打入锁钉，具体的锁钉打入数量应视手术中情况而定。但在此需要强调的是：肱骨近端骨密度的分布是不均匀的。其分布规律为：内侧皮质附近、肱骨头后下方松质骨骨密度最大，肱骨头中心居中，大、小结节骨密度较上述结构明显减少（图11-7）。

三、结节缝线与接骨板的处理

对结节复位后往往需要使用5号Ethibond不可吸收缝线将结节骨块穿过接骨板缝线孔，与接骨板进行捆绑固定。这里要强调的是：在初步确定接骨板位置时，就应当将缝线穿过接骨板，通过缝线牵拉复位后以备打结固定骨块。在固定接骨板后，孔洞和周围组织的间隙很小，如果想把游离的骨块缝在接骨板的孔洞上是很困难的。故而在固定接骨板前就应当将缝线穿好，并探查和标记所有的游离骨块，并用5号Ethibond不可吸收缝线将大结节与接骨板预留的孔道捆绑固定。应该充分利用接骨板的侧孔来缝合固定骨折部的肩袖，这些操作常常会被手术医生忽略。

四、肱二头肌长头肌腱的处理

在一些肱骨近端三部分或四部分骨折病例中，切开探查往往可见肱二头肌长头肌腱卡入骨折缝隙。松解长头肌腱往往可见肱二头肌长头肌腱水肿，充血明显。对于肱二头肌长头肌腱的处理，目前有两种不同的观点。有的学者认为对于肱骨近端骨折的病例，只要肱二头肌长头肌腱卡入骨折端，就表明其损伤已十分严重，后期长头肌腱不但功能受损，而且会出现肌腱激惹症状，故而主张切断行腱固定。还有一些学者认为松解长头肌腱后将其复位至结节间沟。在最近的一项研究中，Tosounidis对11例肱骨近端骨折患者的肱二头肌长头肌腱进行了活检，并同时对10例尸体标本进行了S-100蛋白和神经肽Y的染色，并进行了相关的组织学分析。结果表明骨折后肱二头肌长头肌腱内大量炎性细胞浸润（图11-9），肌纤维出现变性。该研究得出结论认为，在骨折手术中不对肱二头肌长头肌腱进行处理可能是造成术后肩关节疼痛的一个原因。

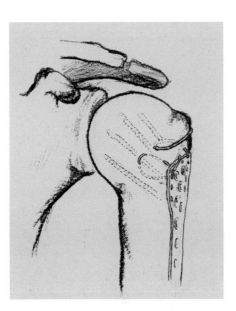

图11-6　增大板钉锁定角度的结构，钢板可远离肩峰下间隙，骨折固定时更加灵活和安全

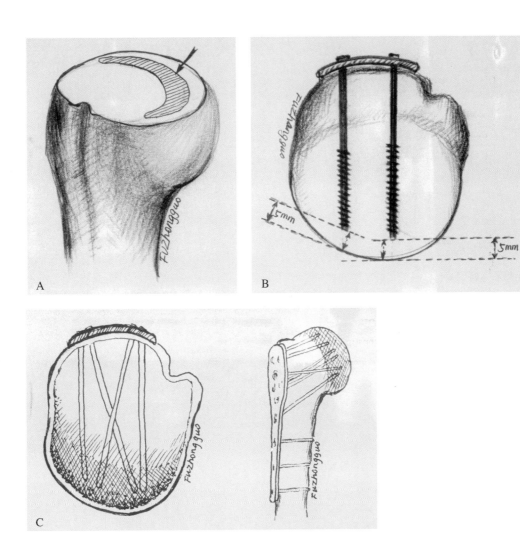

图 11-7 肱骨近端骨密度分布

A. 阴影部分为肱骨近端骨密度较大的部分，而大结节处及肱骨头后外侧骨密度明显较内侧区域低；B、C. PHILOS
接骨板的外侧区域钉孔的方向为斜行走向内侧，在理论上讲这种方向可以打入骨质更好的区域，获得更高的把持力

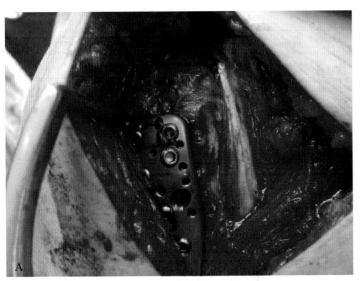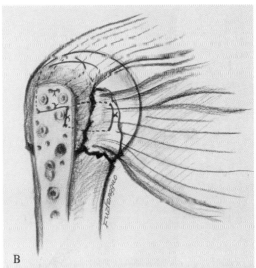

图 11-8 捆绑固定大结节与接骨板预留的孔道

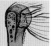

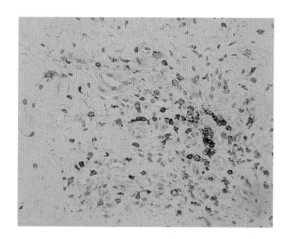

图 11-9　LCA 抗原免疫组化染色显示肌腱旁区域有大量炎性细胞浸润

引自：Tosounidis, T, Hadjileontis C, Georgiadis M, et al. The tendon of the long head of the biceps in complex proximal humerus fractures：A histological perspective. Injury, 2010, 41（3）：273-278.

笔者所在科室对于肱骨近端四部分骨折切开复位内固定时，常规尝试保留肱二头肌长头肌腱，如果该腱损伤严重，我们则采用止点切断，并采用腱固定技术将肱二头肌长头肌腱固定在结节间沟靠近结节间嵴处。当进行假体置换治疗时，我们同样采用止点切断，将肱二头肌长头肌腱固定在结节间沟靠近结节间嵴处。

五、术中透视与螺钉长短的确定

在锁定接骨板治疗肱骨近端的病例中，锁定螺钉提供成角稳定已达到最佳的把持力。在各项研究中，肱骨近端软骨下骨的骨密度最高。而无论是拉力螺钉，还是作为支撑作用的锁定螺钉，其把持力均同骨密度成正相关。Tingart 对 18 个肱骨标本使用 QCT 测定骨密度，并将其分为不同的区域进行了螺钉拔出的生物力学研究。在测得最大拔出力后与相应区域的骨密度进行相关性分析。结果表明：肱骨头中心骨密度最高，相应的螺钉把持强度也最强。肱骨头前方松质骨把持力较弱，前上方最弱。后方中部把持力与骨密度值成正相关。Liew 使用生物力学的方法对不同螺钉长度与把持力的关系进行了研究，结果表明：固定肱骨头螺钉的长度与螺钉的把持力度成正相关。理想情况下，将螺钉打入软骨下骨（关节面以下 5mm）把持强度高（以上研究适用于各种骨密度情况）。故而 PHILOS 近端锁钉只有进入骨密度最高的区域时其把持力才能达到最大。据此，近端螺钉的深度应达到软骨下骨内（关节面下 5mm 左右）。但在获得最大把持力的同时，螺钉穿出关节面的风险也大大增高。在手术中，强烈建议在打入螺钉后进行多个平面的透视（起码做到肩关节正位及腋位的透视），确保螺钉没有穿出至关节面（图 11-10）。

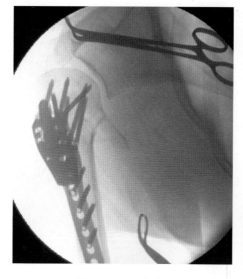
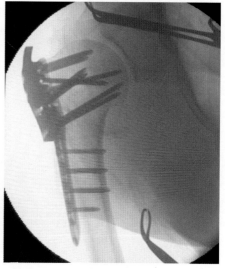

图 11-10　手术中多平面、多角度透视，确保无螺钉穿出关节面

六、克氏针临时固定的技术要点

进针部位：固定肱骨头的克氏针的方向为斜行向上，与肱骨干成 120°～140°角。同时，应向后方成大约 30°角，以适应肱骨头后倾角。用于固定的克氏针一般不能少于 2 枚（2.5mm，可以选择带螺纹或不带螺纹），至少有一枚克氏针应在侧位上位于肱骨头中央以获得较为理想的把持力。

用于临时固定的克氏针的进针点通常选择肱骨干外侧皮质，结节间嵴远端外侧下方 3～5cm 处。进针点的远端要距离骨折端足够远，以避免进针后角度过小以及损伤位于肱骨近端内侧皮质内侧的腋神经前束。同样，进针点应当在三角肌止点以上，以避免损伤桡神经。另外还应有一枚克氏针从肱骨干前方皮质穿入，在不同平面对骨折进行稳定。斜行穿入的克氏针最好呈发散状，以在多个平面加强固定。Rowles 等学者对经皮穿针固定肱骨近端骨折进行了解剖学研究后提出：用于固定肱骨头的斜行克氏针的进针点距离肱骨头顶点应至少大于骨折线相对于肱骨头顶点距离的 2 倍，以增加临时固定的稳定性及避免腋神经损伤（图 11-11）。

作为临时固定肱骨近端骨折的克氏针，并不像经皮穿针作为最终固定的要求那样严格。相

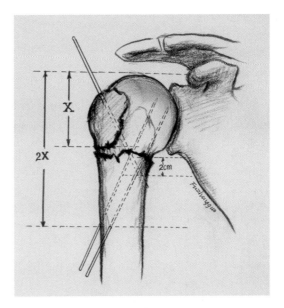

图 11-11 克氏针临时固定肱骨头进针点示意图

对于最终固定的克氏针技术而言，临时固定不需要对大结节骨块进行固定。但也有技术导航的特点：临时固定的克氏针不应该影响最终接骨板的放入。也就是说，肱骨大结节及大结节嵴下方的区域应当在穿针时考虑为接骨板预留出位置。如计划采用 3 孔的 PHILOS 接骨板，一般在骨干部分并无冲突。如采用 5 孔或更长的接骨板，这个问题必须考虑到（图 11-12）。

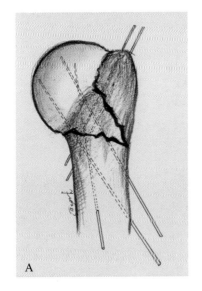

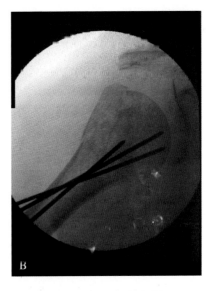

图 11-12 克氏针临时固定示意图，避开影响拟置入钢板的位置

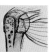

第二节　肱骨大结节骨折的治疗

一、保守治疗

单纯肱骨大结节骨折保守治疗效果理想。Neer 在 1950 年经典的分型文章中就对此类损伤提出了保守治疗疗效满意的观点。在此后的几十年里，几乎没有人对这一观点进行反驳。但总有一些"看似简单"的肱骨大结节骨折经治疗后疗效不佳。移位＜ 1cm 的大结节骨折被认为是"最简单的一部分骨折"。在盂肱关节前脱位的情况下，肩袖肌肉（主要是冈上肌、冈下肌）收缩时导致大结节骨块撕脱骨折，或者是关节盂的剪切力导致大结节撞击骨折，此时，大结节骨块连带着肩袖肌肉位于囊外，一般移位较小，在盂肱关节复位时往往可自行复位。图 11-13 显示的是一位 53 岁的女性患者，因摔伤导致肩关节前脱位合并肱骨大结节骨折，入院后急诊行手法复位，复位后复查 X 线片，见盂肱关节复位，大结节骨块复位。当然，也有例外，肱二头肌长头肌腱卡在骨折缝中，大结节骨块并不能随着盂肱关节的复位得到满意的复位，同时由于肱二头肌肌腱长头部的骨折区的捻挫伤，术后肌腱部疼痛

等并发症常常难以避免，此时可考虑切开复位内固定（图 11-14）。

保守治疗的方法也很简单，一般而言，悬臂吊带制动 4 周后通过功能锻炼均能恢复满意的肩关节功能。但是需要注意的是：有的隐匿性大结节骨折的患者在早期因为漏诊，未能采取石膏固定或满意的制动，还有一些隐匿性外科颈骨折的病例，因未能对隐匿性损伤进行适当的制动或保护性活动，而在后期导致治疗失败。故而除了在诊断时采用经典的肩关节创伤系列片外，必要时应进行肩关节 MRI 检查以排除隐匿性大结节骨折。图 11-15 所示为一位 74 岁的女性患者的创伤系列平片，显示为单纯肱骨大结节骨折，MRI 检查见骨髓水肿带通过整个外科颈，为隐匿性外科颈骨折。对患者进行个体化评估，尤其是有无合并肩袖损伤或平片未能准确显示的骨折。对于隐匿性大结节骨折的手术治疗在后面的篇幅里有叙述。

二、手术治疗

大结节骨折手术治疗的目的是对骨折解剖复位，同时可以探查肩袖，如果发现损伤，则进行一期修复。需要强调的是：肱骨大结节骨折的机

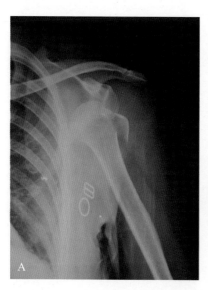
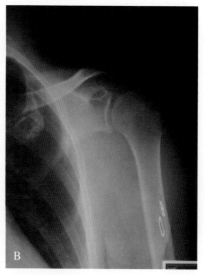

图 11-13　肩关节前脱位合并肱骨大结节骨折

A．术前 X 线片；B．复位后 X 线片，可见盂肱关节复位，大结节骨块复位

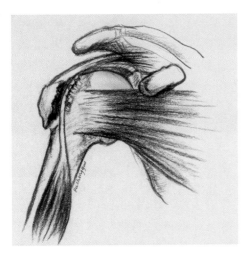

图 11-14　肱二头肌长头肌腱卡入骨折端

制较为复杂，特别是伴有肩关节脱位的患者，一定要注意对肩袖损伤进行排查和处理。

对于手术治疗方法的选择而言，我们认为：对于年轻患者，可以在透视下闭合复位，经皮插入导针，打入空心螺钉。图 11-16 所示为 65 岁男性移位性肱骨大结节骨折患者。对该患者进行了闭合复位空心钉固定。术后 2 年随访，骨折愈合良好，肩关节功能正常。这种方法本身是有一定局限性的，存在如下几点问题：

1. 对于部分肱二头肌长头肌腱卡入骨折断端的病例，闭合复位难以成功。

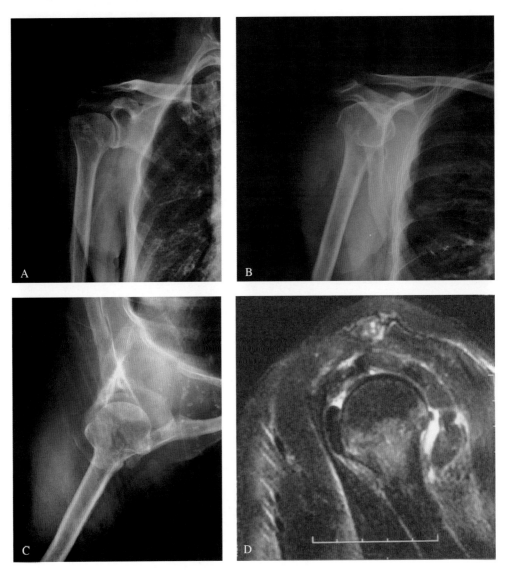

图 11-15　骨折影像学检查创伤系列平片

A. 肩胛骨正位 X 线片；B. 侧位 X 线片；C. 腋位 X 线片，显示单纯肱骨大结节骨折；D. MRI 检查见骨髓水肿带通过整个外科颈

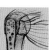

2．对于闭合复位是否成功，单纯的正位透视是不够的，腋位透视十分重要。但由于C形臂的透视范围和手术无菌区域的限制，能够实现的腋位透视的方法是通过外旋、外展肩关节获得。但此时冈上肌张力增加，有可能使复位再度移位。

3．手术人员和患者均会接受较多的X线照射。

对于难复性肱骨大结节骨折，切开复位内固定是较为理想的选择。手术入路采用三角肌-胸大肌间隙入路或肩关节外侧入路，直视下复位大结节。此时可以采用的固定方法很多。使用Ethibond 5号肩关节不可吸收缝线不失为一个简单有效的方法。尤其是在大结节骨块由冈上肌牵拉卡入肩峰下间隙时，可将缝线"8"字双股穿过大结节骨块上方腱-骨交界部位，向下牵拉以帮助复位。复位后在结节间嵴处，肱二头肌长头肌腱的外侧垂直肱骨干轴线打孔（请注意，这个细节很重要，可避免肱二头肌长头肌腱激惹症状，与张力带方法同理）。使用硬膜外穿刺针或者16号套管针插入骨洞，将另一侧固定于大结节骨块的缝线通过空心针头穿过骨洞，打结固定（图11-17）。

单纯大结节骨折手术治疗临床效果满意。Flatow对12例患者用不可吸收线牢固缝合治疗，平均随访5年，6例患者优，6例患者良。3例出现一过性腋神经麻痹。Park采用此法共治疗了27例肱骨近端骨折患者，其中13例大结节骨折。平均年龄64岁，平均随访4.4年。78%患者优，对于老年患者（尤其是合并骨质疏松的患者是可靠的治疗方法）。Ishak对5号Ethibond缝线、纤维缝线、张力带三种固定方式进行生物力学研究发现：三种方法固定的稳定性无显著性差异，骨折块稳定的关键在于缝合方法。因缝线固定显露范围较螺钉固定大，故部分患者因三角肌破坏范围大而出现一过性腋神经麻痹症状。螺钉固定效果肯定，但不适用于骨质疏松的老年患者，另有少数患者因螺钉位置过高出现了肩峰撞击症状。

在这里需要强调的是：合并有骨质疏松的患者，采用缝线治疗是一种可靠的方法：使缝线穿过骨道，通过张力带的作用对骨折的大结节骨块进行加压固定。同样，如采用钢丝进行张力带捆绑，则有张力带钢丝对疏松的松质骨或者骨孔摩

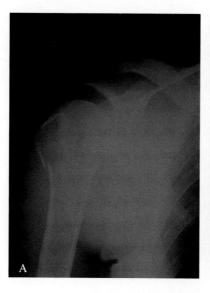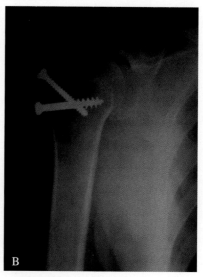

图11-16　移位性肱骨大结节骨折患者X线片

A．X线示移位性肱骨大结节骨折；B．给予闭合复位空心钉固定

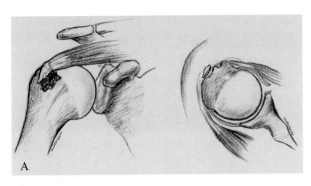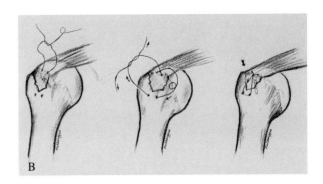

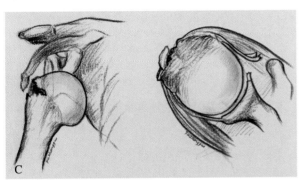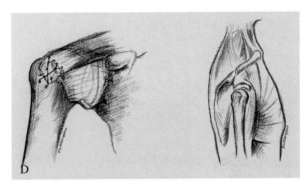

图 11-17　肱骨大结节骨折复位与缝合固定示意图

擦的风险。同理，在肱骨近端骨质极为疏松的情况下，采用空心拉力螺钉亦应格外小心：因为疏松的骨质有时并不能为空心钉提供有效的把持力。

在对肱骨大结节的手术治疗中，经典的方法是采用肩关节外侧入路。该入路是从三角肌的肩峰起点处剥离部分三角肌，并纵向劈开三角肌 4～5cm。此入路可在直视下对大结节进行复位和固定。但结合笔者经验，采用此种入路尚有以下争议：对三角肌的劈开和剥离会造成三角肌肌束的损伤，不利于肩关节外展功能的恢复。况且尚存在刺激腋神经，导致腋神经一过性麻痹的情况。Flatow 对 12 例肱骨大结节骨折患者采用了外侧入路手术治疗，结果在术后有 3 例患者出现了一过性腋神经麻痹。如掌握熟练，采用三角肌 - 胸大肌间隙入路亦可通过盂肱关节的内旋和外旋清晰地显露大结节，且该入路从肌间隙进入，不会破坏肌肉。

第三节　隐匿性外科颈骨折的治疗与风险

单纯肱骨大结节骨折十分常见。多数情况下需要保守治疗。对于 60 岁以上的女性患者或者 65 岁以上的男性患者，建议行三维重建 CT 检查或 MRI 检查。在临床工作中，我们经常可见重建 CT 显示外科颈隐匿性骨折或 MRI 可见外科颈部位骨髓水肿明显。大结节骨折移位明显合并外科颈隐匿性骨折虽然也属于 Neer 分型的两部分骨折，但在合并较为严重的骨质疏松的病例中使用空心螺钉尚觉并非十分稳妥，故而对此类病例需要特别评估（在肱骨近端两部分骨折的手术治疗中有详述）。

在此提供一个典型病例。患者，女，74 岁，平时生活自理。门诊以"肱骨大结节骨折"入院，患者疼痛明显，活动时加重。入院时拟行保守治疗，但 MRI 检查后发现存在外科颈隐匿性

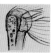

骨折，在术前评估无手术禁忌证的前提下，行切开复位内固定，术后取得良好疗效，患者满意（图 11-18）。

这里的争议在于：按照 Neer 分型的评估原则，隐匿性外科颈骨折应当算是无移位的骨折（结节移位＜ 1cm，肱骨头成角＜ 45°），似乎没有固定的必要。但对于合并骨质疏松的老年患者而言，此种情况却又是一个不稳定的因素。如术前评估发现大结节骨折合并隐匿性外科颈骨折，大结节骨折复位良好，也可选用肩臂吊带悬吊制

动处理，预后良好。但如选用空心钉固定治疗大结节骨折，未能同期处理隐匿的外科颈骨折，由于空心钉固定方向垂直大结节骨折线（一般而言与外科颈骨折线存在 30°～ 70°成角）。按照 AO 拉力螺钉的固定原则，这里大结节的固定螺钉并未增加外科颈骨折的稳定性，反而由于拉力作用可能影响外科颈骨折的稳定性。该类型骨折在临床工作中存在很大风险。需要掌握好治疗时机，如行手术治疗，建议一期采用锁定接骨板治疗，以免后期功能锻炼时出现不良后果（图 11-19）。

再给同道们列举另一典型病例资料。患者为

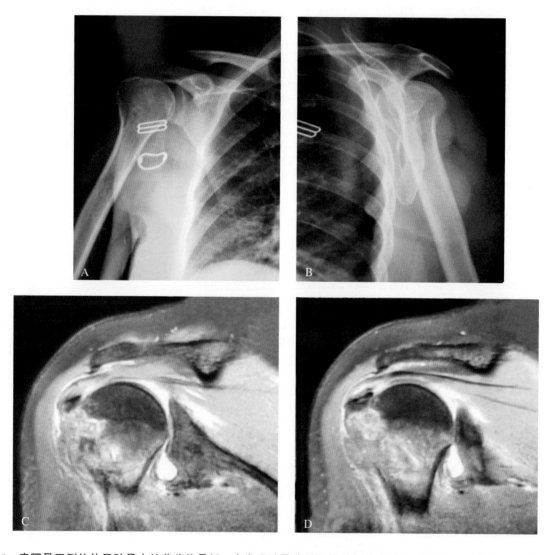

图 11-18 肩胛骨正侧位片见肱骨大结节移位骨折，未发现肱骨外科颈的骨折改变（A、B）；MRI 检查可清晰地看到肩袖状况，同时见骨髓水肿带延伸至整个肱骨外科颈，为隐匿性外科颈骨折（C、D）

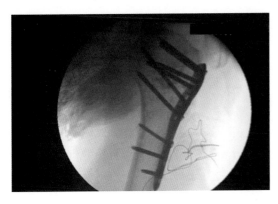

图 11-19　切开复位，人工骨植入 PHILOS 钢板螺钉内固定术，术中检测固定后情况

68 岁女性，摔伤后出现肩关节疼痛，活动受限 1 周。X 线平片显示肱骨大结节骨折；MRI 显示骨髓水肿带延伸至外科颈，为隐匿性外科颈骨折（图 11-20）。手术经三角肌 - 胸大肌间隙入路进入。使用 5 号 Ethibond 不可吸收缝线经腱 - 骨结合部缝合大结节（图 11-21），将大结节复位于 PHILOS 接骨板上并固定（图 11-22）。术后患者功能良好。列举本例患者的目的是让大家记住隐匿性外科颈骨折极易被漏诊，后果不言而喻。

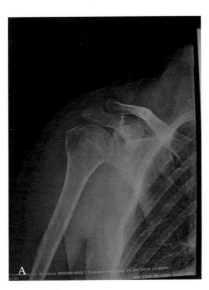
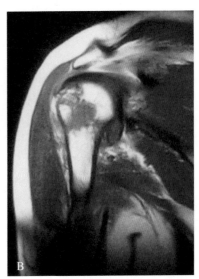

图 11-20　X 线平片显示肱骨大结节骨折（A），MRI 显示骨髓水肿带延伸至外科颈，为隐匿性大结节骨折（B）

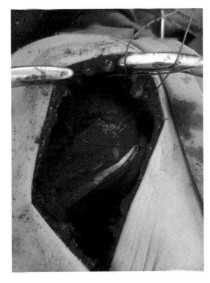

图 11-21　缝合大结节

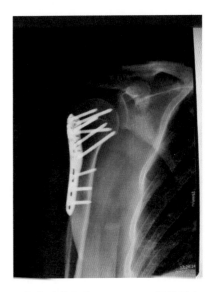

图 11-22　将大结节复位于 PHILOS 接骨板上，并固定

肱骨近端骨折的外科治疗

第四节　肱骨大结节骨折的关节镜治疗

关节镜下治疗大结节骨折的报道较少。早期的报道多见于关节镜对肩关节脱位的患者镜检处理隐匿性大结节骨折及盂唇撕裂。Gartsman 1996年在为大结节骨折合并肩袖损伤患者实施肩关节镜手术后认为：肩关节镜下处理单纯大结节骨折在技术上是可行的。

我们的临床体会是：对于肩关节脱位合并肱骨大结节骨折的病例，或陈旧大结节骨折不愈合的病例，关节镜下修复不失为一个理想的选择。关节镜可对肩关节内结构进行详尽探查，同期处理诸如关节盂损伤等情况。尤其是肩袖损伤合并大结节骨折不愈合时行关节镜手术，术中骨折块显示清晰。刨刀可以对骨折床周围进行彻底的清理，有利于精确复位。随着新的固定器械的出现，对于大结节粉碎骨折合并肩袖损伤的患者，还可在采用双排锚钉复位骨折的同时修补肩袖。总之关节镜技术对于大结节骨折尤其是合并有肩袖或盂唇损伤的患者在治疗上很有优势。但该技术对术者要求很高，手术时间长，有时固定大结节的螺钉需另打孔钻入，这些都限制了该技术的广泛应用。我科室也尝试了关节镜下治疗大结节骨折的工作。

注意事项

目前关于肱骨大结节骨折的争议仍有很多。在老年人群中，有不少肩袖退变性撕裂的病例，有时患者长期无症状。在这些老年患者出现了肱骨大结节骨折后是否应当在固定大结节的同时一期修复虽已撕裂但无症状的肩袖损伤？对于部分肱骨大结节骨折合并肩关节脱位的患者，手术中肩关节镜检查发现关节盂有SLAP损伤、Bankart损伤或者盂唇的部分撕裂是否同期修复？对于移位较大的肱骨大结节骨折患者合并有较为严重的骨质疏松症，是采用锁定接骨板还是空心钉固定？这些问题应视具体临床情况具体分析和解决。手术的目的是尽可能地恢复患者的肩关节功能。如患者不能从手术中获益，则应选择保守治疗。

第五节　单纯肱骨外科颈骨折的治疗

我们常常依照暴力机制和骨折移位的方向定义肱骨外科颈骨折，可将其分为无移位（肱骨头骨块和外科颈嵌插）、外展型和内收型。单纯的肱骨外科颈骨折手术治疗的目的是力争解剖复位，稳定固定以恢复肩关节功能。

在手术中，经三角肌 - 胸大肌间隙入路进入后，首先应在关节囊外寻找肱二头肌长头肌腱（这是进行肱骨近端骨折手术，无论是关节置换还是切开复位内固定手术的重要解剖标志）。找到肱二头肌长头肌腱后，对骨折情况进行初步判断。此时可轻微外展肩关节，放松三角肌，以利于拉钩或牵开器深入三角肌下方进行拉开和显露。

无论是哪种类型的三部分骨折或者旋后外旋型四部分骨折，对于外科颈的复位通常是依靠纵向牵引患肢，通过内外旋、内外展进行复位。对于本类型的骨折，通过术前对外伤暴力的追问和分析，加上手术中直视下对骨折情况的判断，牵引复位往往能将外科颈和肱骨头部分恢复正常的长度和力线。

这里需要特别说明的是，牵引的力量并不是复位的主要部分，在外科颈骨折移位的情况下，外展或内收放置肩关节会更加有利于复位。回顾在没有采用手术方法治疗肱骨近端骨折的时候，我们常用外展架等支具或外展型石膏对肱骨近端骨折，尤其是外科颈骨折进行制动固定。故而在肱骨近端骨折复位时，应尤其注意肩关节体位对复位的帮助。

如果有时复位需要使用内收体位，可以请助手站立在患者健侧，一手托住患侧肘关节，另一手握住前臂，略加牵引。术者可根据骨折移位的情况在肱骨干近端部位进行手推复位。

对于肱骨外科颈部位的骨折，为了保护肱骨头血运，一般不推荐对肱骨近端内侧软组织铰链结构剥离，同时胸大肌的力量使得肱骨近端骨折远端的部分向内侧移位也会影响复位，故而肱骨外科颈骨折在冠状面上的移位有时复位比较困难，此时可以采用拉力螺钉协助复位的技术。

在进行间接复位时，可以先放置锁定接骨板

（这里以 AO PHILOS 接骨板系统为例）。可以先从接骨板处自滑动孔打入一枚皮质骨螺钉，测深后逐渐加力拧至对侧皮质。这样，在拉力螺钉的作用下，在冠状面移位的骨折端远端部分会向骨折线部位靠拢，使得外科颈部位的骨折得到比较好的复位（图 11-22）。

有时，间接复位时只注意了肱骨近端骨折的皮质区与肱骨干的对位良好的复位，但常常忽略了肱骨头的解剖角度的复位，特别是近解剖颈较严重的骨折。现列举一例 77 岁男性患者的治疗经历。该患者 X 线显示为肱骨外科颈粉碎性骨折（图 11-23），麻醉下闭合复位失败。后来对该患者行切开复位内固定（图 11-24）。术中通过牵引后应用钢板间接复位，使用辅助克氏针，并用一枚拉力螺钉复位（关节囊内的骨折情况被软组织包绕掩盖，大结节的皮质与肱骨干的皮

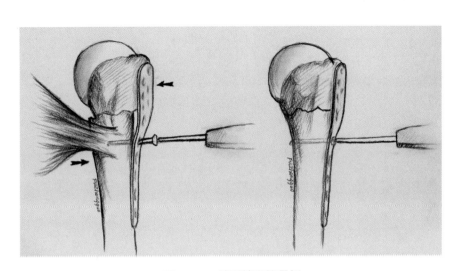

图 11-22　放置锁定接骨板

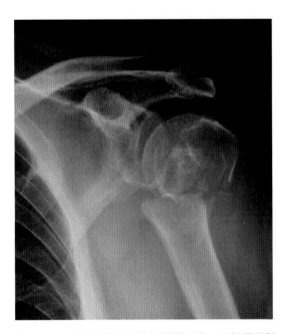

图 11-23　X 线显示为肱骨外科颈骨折，外科颈粉碎

质复位良好），复位后打入其他锁定螺钉固定骨折（图 11-25）。因为骨折致使骨量大量丢失，骨内部结构破坏，加之没有及时植骨等，结果如图 11-25 复位在肱骨头外翻的位置（参考采用第 9 章复位的相关知识和技术中的时间角度测量法测得颈干角为 L12：02，与标准 12：07 相差 5 分钟时间角度，即：5×6°=30°），肱骨头外翻畸形 30°。

尽管采用间接复位的方法复位肱骨头及外科颈部位存在缺点，但该法十分有用，其中有几点注意事项：

1．接骨板放置的位置很重要，采用拉力螺钉复位时，接骨板的位置由于滑动孔的拉力作用会向近端移位。如果在结节位置良好（骨折未累及结节）的情况下，接骨板的位置可以略低于术中计划。

2．由于在放置接骨板时，骨折并没有完全

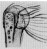

肱
骨
近
端
骨
折
的
外
科
治
疗

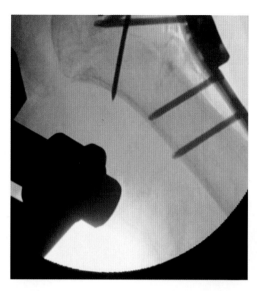

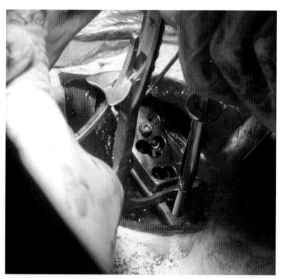

图 11-24　切开复位内固定

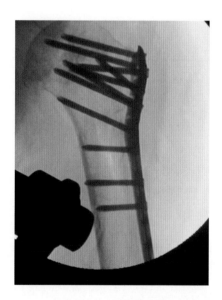

图 11-25　复位后打入其他锁定螺钉固定骨折

复位，所以在打入螺钉时，接骨板和骨面之间往往存在间隙。在打钻时一定要缓慢，并且请助手维持复位，以免断钻。

3．如肱骨头存在轻度内翻畸形，在采用该方法将拉力螺钉拧入后，内翻畸形也可以得到校正。但如果内翻畸形较重或内侧皮质存在塌陷，在外科颈干骺端复位后仍然存在内翻畸形，则需要使用其他方法进行复位（后面有详细的叙述）。

4．在打入肱骨头内的锁定螺钉后，可将拉力螺钉取出，改为锁定螺钉（图 11-22）。

第六节　低位肱骨外科颈骨折及肱骨近端合并肱骨干骨折的处理

在临床工作中，有的外科颈骨折处理起来确实有些棘手。这种骨折严格意义上并非肩关节囊内骨折，应当叫做肱骨上段骨折，有点儿类似于下肢骨折中的股骨粗隆下骨折。这种骨折往往合并内侧皮质的蝶形骨块，内侧肱骨矩的完整性受到破坏。锁定螺钉往往很难对位于内侧的骨片进行固定。单纯采用拉力螺钉固定可行性差，在肱骨外科颈下方采用拉力螺钉又会造成应力集中。况且在打入拉力螺钉的过程中除了在理论上有伤及内侧血管神经束的可能外，还有可能造成骨折片进一步移位。肱骨近端的血供大部分来自于其内侧的血供。在手术时，应尽量不剥离内侧的软组织。大结节下方 4～5cm 是血管和神经经过的地方，此处操作需要小心（图 11-26）。

对于此类病例，应分具体情况对待：如果患者肱骨近端干骺端的骨折累及内侧皮质，为了保护内侧软组织铰链的血运，应避免进一步剥离，可采用微创的方法（使用骨撬或者骨钩）进行复位。复位后，采用合适长度的肱骨近端锁定钢板

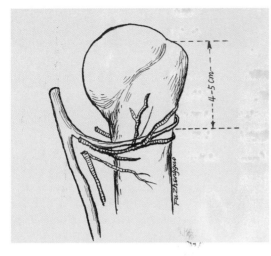

图 11-26 肱骨近端内侧血供示意图

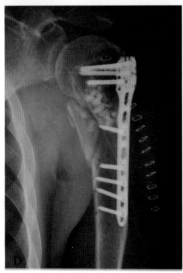 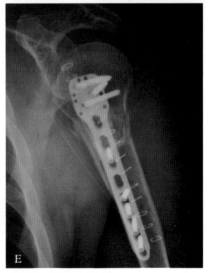

（具体长度视骨折的范围而定）进行固定。利用固定的接骨板起桥接作用。如图11-27为一例低位外科颈骨折的患者资料。从X线片上看（图11-27A），骨折线位于低位外科颈，同时该骨折有大的蝶形骨折块，而且在内侧，即在钢板的对侧，因考虑不过度破坏游离骨块的血供，并且上肢非负重受力，因此采用了8孔LPHP肱骨近端锁定钢板内固定（图11-27）。由于固定并非确切，故术后采用支具保护，同时延迟主动功能训练时间，严格复诊计划。本病例固定结果有争议，尚需反思，如果再遇到同类骨折治疗，也许肱骨近端髓内钉是一个较好的选择。

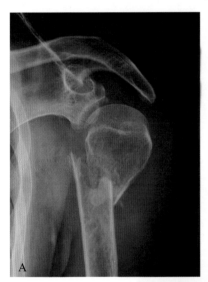 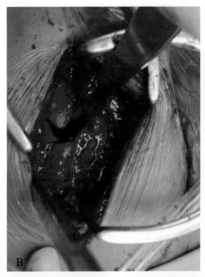 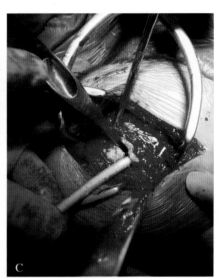

图 11-27 患者术前、术后情况

A. 低位外科颈X线片；B. 术中观察到的骨折情况；C. 通过骨折线向肱骨内植骨；D、E. LCP固定后肱骨近端正侧位X片

　　另一种情况是蝶形骨片累及范围不大，且没有明显的内侧皮质损伤。这时，通过轴向牵引及同时进行肩关节的内、外旋往往可以使得骨折获得较为良好的对位。在固定接骨板后，可用骨撬维持对侧蝶形骨片，同时在接骨板对应的钉孔打入一枚 3.5mm 拉力螺钉，把持骨块的位置。这时，对于该部位，接骨板作为中和钢板使用，对抗骨折区域的旋转和分离。图 11-28 为一位 30 岁女性患者的术前、术中及术后随访 X 线片。该患者为电击伤。入院诊断为左肱骨上段骨折。术中使用一枚拉力螺钉固定蝶形骨片，术后 2 年取出内固定前随访显示患者患侧肩关节功能良好，蝶形骨片愈合。

　　当然，对于此类低位外科颈骨折的患者，也可考虑使用肱骨近端髓内钉固定。肱骨近端髓内钉（proximal humeral nail,PHN）的锁钉可以稳

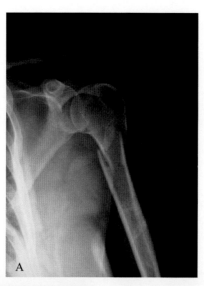

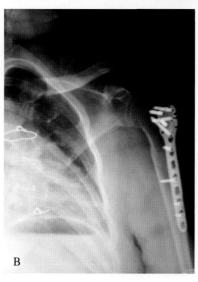

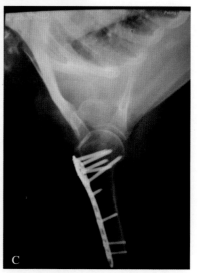

图 11-28　肱骨外科颈下方内侧皮质可见蝶形骨片（**A**），使用一枚拉力螺钉固定蝶形骨片（**B**），术后 2 年取出内固定前随访显示蝶形骨片愈合（**C**）

定肱骨头的移位和旋转。在插入主钉后，可以使用骨撬对低位外科颈部位的蝶形骨块进行复位，或采用闭合牵引结合有限切开的操作。这样对内侧蝶形骨片的干扰较小，有益于骨折的愈合（图11-29）。

对于肱骨近端骨折合并肱骨干骨折的病例，加长 PHILOS 接骨板是一个较为适宜的选择。手术中近端切口可采用三角肌 - 胸大肌间隙入路进入显露肱骨近端，如需进一步延伸切口，可向下自肱二头肌和肱肌之间进入，纵行劈开肱肌。我们的临床经验是：合并肱骨干骨折的肱骨近端骨折在肱骨干部位的骨折线往往是长螺旋形的，这样的骨折在处理起来往往需要接骨板尽可能长且靠近远端。这时，在远端的桡神经保护成为手术中的重要步骤。通常采用 MIPPO 技术经肌肉下方骨膜外插入接骨板，这样可以尽可能地避免对骨折部位血供的干扰。在复位近端骨折后，用克氏针临时固定。之后从上臂下端外侧切口，在肱桡肌和肱肌之间分离出桡神经。悬吊保护后，闭合复位骨干的骨折，将加长 PHILOS 接骨板经肌肉下方插入。由于桡神经在直视下，故而损伤可能性小。置板过程中应注意：接骨板在肱骨前侧和前外侧区域，故而置板前先显露远端桡神经，直视下进行操作对桡神经损伤的风险较小。

临床病例：患者，男，50岁，右肱骨近端和肱骨干同时骨折1周入院。无血管、神经损伤并发症，无手术禁忌证。入院完善检查后，决定行部分切开复位钢板螺钉内固定（图11-30）。手术对肱骨近端采用三角肌 - 胸大肌间隙入路（图11-31）。在骨干骨折处有限切开显露骨折端，不做过多剥离，尽可能保护骨的血运（图11-32）。随后进行复位骨折（图11-33），并经肌肉下方骨膜外插入接骨板（图11-34）。插入钢板前，显露桡神经，可以在插板时有效避免损伤桡神经（图11-35）。用 PHILOS 钢板在大结节区通过钢板的侧方韧带固定孔用 5 号 Ethibond 不可吸收缝线合理固定肩袖及复位后的大、小结节（图11-36）。图11-37 显示术后切口及缝合情况。

肱骨近端骨折类型中的复杂低位外科颈骨折属于高风险手术，应权衡技术、效果和后果。治疗时一定要慎重。思考如下病例：图11-38（病例1）、图11-39（病例2）显示的均为肱骨低位外科颈骨折，其共同特点是骨折累及外科颈位置低（图11-40），同时骨折为长段的干部骨折（AO 分型是 C3 型，图11-40）。患者均为青壮年，为高能量直接暴力伤，无明显的手术禁忌证。如果由您来治疗，您有什么计划？

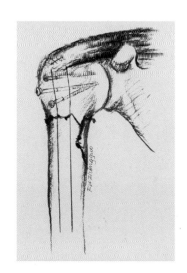

图 11-29 对低位外科颈骨折使用肱骨近端髓内钉固定

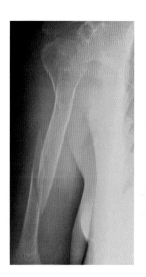
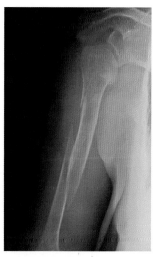

图 11-30 右肱骨近端和肱骨干骨折

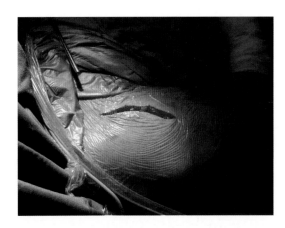

图 11-31　对肱骨近端采用三角肌 - 胸大肌间隙入路

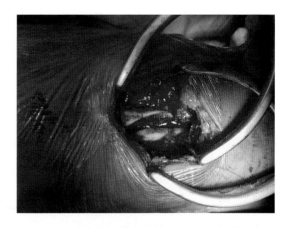

图 11-32　在骨干骨折处有限切开显露骨折端

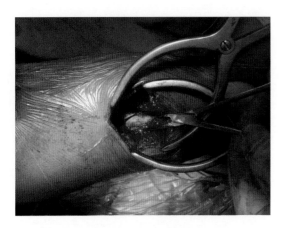

图 11-33　复位骨折

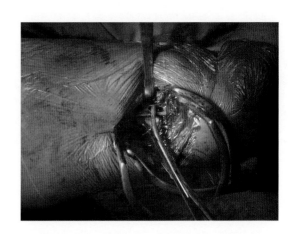

图 11-34　经肌肉下方骨膜外插入接骨板

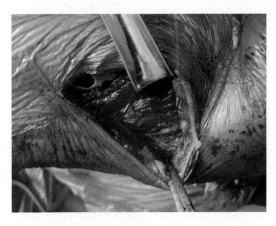

图 11-35　插入钢板前，显露桡神经，插板时可以有效地
　　　　　避免损伤桡神经

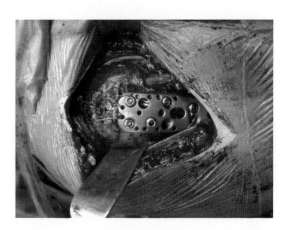

图 11-36　合理固定肩袖及复位后的大、小结节

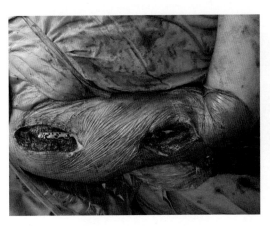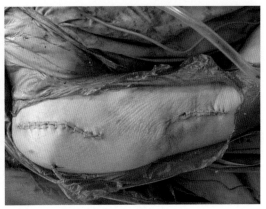

图 11-37　术后切口及缝合情况

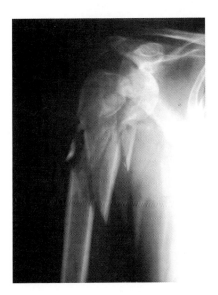

图 11-38　病例 1，肱骨低位外科颈骨折肩关节正位 X
线片

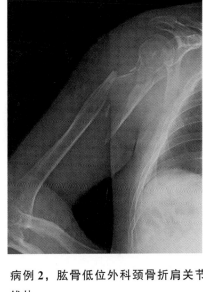

图 11-39　病例 2，肱骨低位外科颈骨折肩关节正位 X
线片

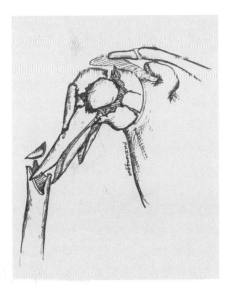

图 11-40　前述两个病例的共同特点是骨折累及外科颈位置低

对病例 1 行广泛切开剥离解剖复位，钢板螺钉、克氏针牢固固定（图 11-41），结果以肱骨头坏死、骨折不愈合失败告终。由于肩袖缺失，大、小结节坏死吸收，最终治疗采用了反向肩关节置换手术，补救后治疗效果满意。对病例 2 进行微创治疗，锁定钢板螺钉内固定，也获得了满意疗效（图 11-42）。

如果对病例采用保守治疗（肘部石膏外固定）或外固定架临时固定，结果可能是另一种转归愈合或畸形愈合。如果是这种结果，患者可能要经过康复才能满足生活需求，或者假如出现头坏死可选择普通假体置换等二次手术（图 11-43）使治疗得到合理。

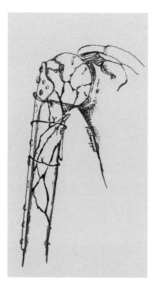
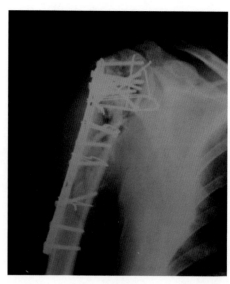

图 11-41　病例 1 第一次手术后 X 线片

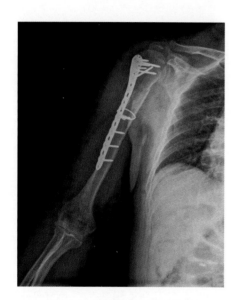

图 11-42　病例 2 术后 X 线片

（注：病例 2 由北京朝阳医院刘清河医生友情提供）

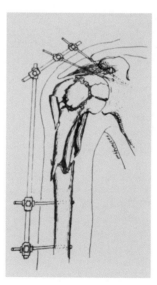
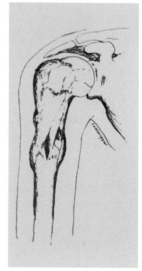

图 11-43　病例 1 假设的最初治疗选择

A．临时外固定架治疗；B．可能的转归为愈合或畸形愈合。如果是此结果可能经过康复能够满足生活需求，或可选择普通假体置换等诸多的应对办法

第七节　肱骨近端骨折的微创技术

近年来，随着骨折生物愈合（bio-logical osteosynthesis，BO）理论的成熟和发展，对于即使是血运丰富的干骺端骨折，减少软组织的剥离和微创手术也逐渐开展起来。对于肱骨近端骨折，随着带有微创导向器的锁定接骨板的应用，一些闭合复位相对容易，且骨质较差的病例可以谨慎地使用微创技术进行治疗。当然，经皮

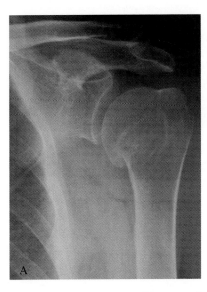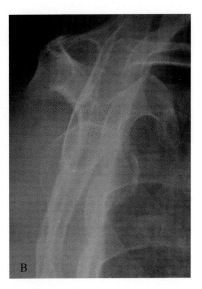

图 11-44　术前影像学检查

A. 左肱骨外科颈骨折肩关节正位片；B. 肩胛骨侧位 X 线片

穿针微创治疗肱骨近端骨折在 20 世纪的 80 年代和 90 年代曾经是治疗两部分外科颈骨折、年轻患者的三部分骨折、四部分外翻嵌插骨折最常用的方法。但其存在的内固定失败、退针、针道感染等问题限制了进一步使用。虽然螺纹克氏针固定有其局限性，但肱骨近端骨折闭合复位技术对血运的干扰小，克氏针临时固定可在术中很好地维持复位等优点都是值得借鉴的。现在，在微创导向器的帮助下，首先闭合复位，经皮穿针临时固定，并行肩关节外侧入路，纵行劈开三角肌约 5cm，直视下插入接骨板，经过导向器打入螺钉，固定骨折。手术失血量少，术后恢复快，对肩袖及软组织的干扰较小。Laflamme 等报道了一组临床多中心的前瞻性研究，在两个创伤中心对 34 例肱骨近端骨折进行了经皮微创锁定接骨板固定。其中，两部分骨折 22 例，三部分骨折 12 例。术后平均随访 26 个月，术后平均 Constant 评分 82 分，平均 DASH 评分 26 分。无腋神经损伤病例，无复位丢失病例。但作者也谨慎地提出：微创治疗肱骨近端骨折应明确适应证。即使该组病例无腋神经损伤，但腋神经损伤仍是该技术的一大隐患。

现提供一例肱骨近端骨折微创经皮钢板骨桥接技术（minimally invasive percutaneous plate osteosythesis，MIPPO）PHILOS 内固定的典型病例。

病例 1　患者，男，70 岁，主因"左肩外伤后疼痛、活动受限 1 天"急诊入院。查体示左肩关节肿胀、压痛，主动运动受限，患肢感觉和血运未见明显异常。急诊前后位及肩胛骨侧位 X 线片显示左肱骨外科颈骨折，内侧皮质嵌插并肱骨头内翻成角（图 11-44）。采用三维 CT 检查进一步明确骨折分型及移位情况（图 11-45）。术

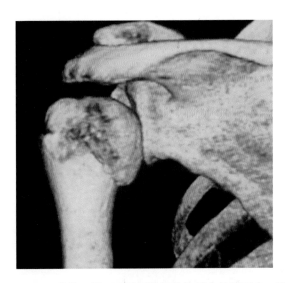

图 11-45　术前三维 CT 显示骨折线位于大结节下方，延至肱骨外科颈内侧骨皮质，内侧皮质嵌插于肱骨头，并肱骨头内翻成角畸形

前诊断：左肱骨外科颈骨折。考虑分型为 Neer 两部分骨折，AO 分型为 A2 型骨折。给予必要的术前准备，伤后 3 天在静吸复合全身麻醉下行左肱骨外科颈骨折切开复位微创 PHILOS 接骨板内固定术。

手术过程：患者取沙滩椅半坐卧位，取左侧肩峰外三角肌前 1/3 处纵向切口，长约 3cm，切开皮肤，沿三角肌前中组肌腹间隙纵向分离三角

肌，切口向下延伸应小于 5cm，以免损伤腋神经分支。显露肱骨大结节及其下方骨折线，自骨折线向肱骨头内插入骨膜起子，撬拨复位骨折（图 11-46）。

复位后自大结节下方骨折线植入颗粒状人工骨，填充复位后肱骨头下的松质骨缺损空间（图 11-47）。

选择合适长度的 PHILOS 接骨板，在体外连

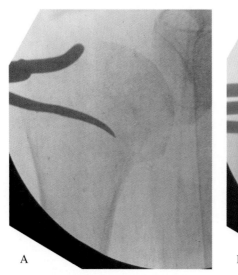
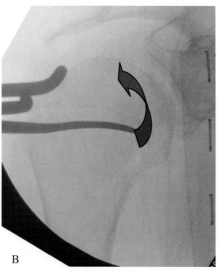

图 11-46　经三角肌前 1/3 切口将骨膜起子伸入大结节下方骨折线撬拨复位骨折。A 为复位前，B 为复位后

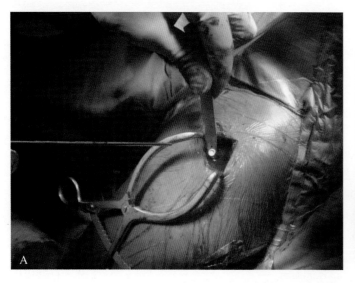
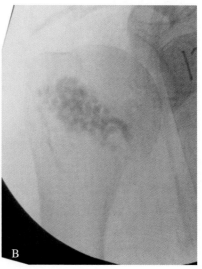

图 11-47　经近侧骨折线植入颗粒状人工骨

A．植入情况；B．植骨后透视情况

接瞄准臂（图 11-48）。于冈上肌止点处缝线悬吊，并自接骨板最近端圆孔穿线，暂不打结（图11-49）。将骨膜起子自切口插入，沿三角肌下表面向远端潜行剥离，并适当剥离三角肌止点，以便置入接骨板。自近端切口置入接骨板，用克式针临时固定，确定其位置及高度适当。远端切口切开长约 1cm，置入瞄准导向器，并确定其准确的相对锁定孔位置（图 11-50、11-51、11-52、11-53）。

病例 2 患者为老年男性，70 岁，左肩外伤后出现明显疼痛及功能受限。患者为研究生导师，仍活跃在科研工作一线，生活质量要求高。考虑骨折虽为简单两部分骨折，但存在明显的内

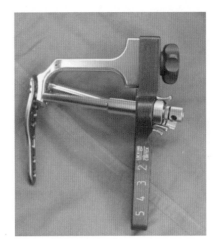

图 11-48 体外选择长度适当的 PHILOS 接骨板并连接瞄准臂

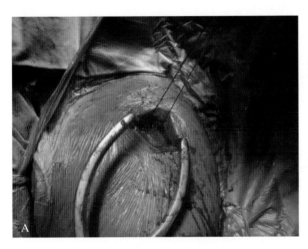
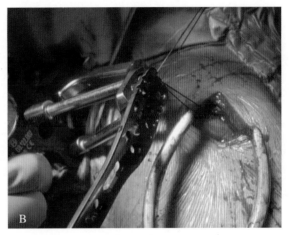

图 11-49 冈上肌止点缝合备线并穿过接骨板近端圆孔。A 显示的是冈上肌缝线情况，B 示缝线穿过接骨板的位置

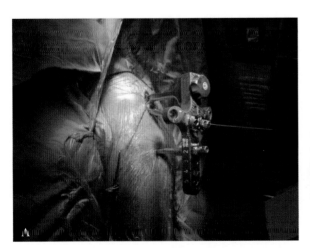
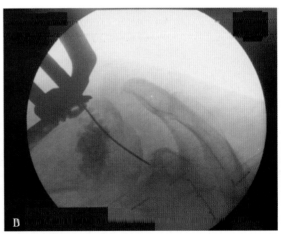

图 11-50 置入接骨板克式针临时固定定位，从远端切口置入瞄准导向器

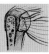

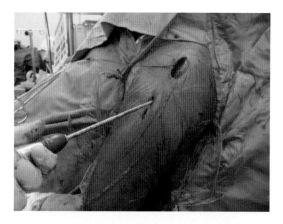

图 11-51　自远端切口拧入锁定螺钉

翻畸形，内侧骨皮质嵌插但无明显缺损，手术复位及内固定治疗，可允许患者早期开始无痛功能锻炼并尽快恢复工作。由于骨折类型简单，复位难度相对较小，行微创的 MIPPO 技术骨折复位及内固定能够最大限度地减小手术风险及术后并发症发生率，同时获得一期稳定固定及早期的功能锻炼机会。

术中采用沙滩椅半坐卧体位，便于术中操作并可合理放置术中透视及影像增强设备，行术中实时透视监测。最近端切口采用经三角肌前中 1/3 纵行切口，可直达骨折部位，便于显露。劈

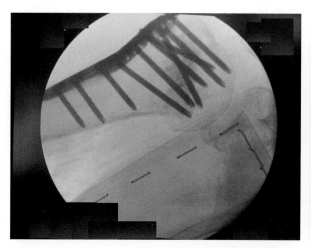
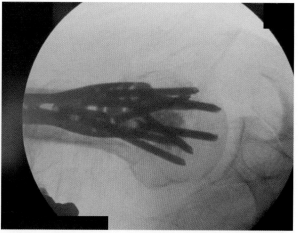

图 11-52　正、侧位 X 线显示骨折复位佳，内固定位置及深度良好

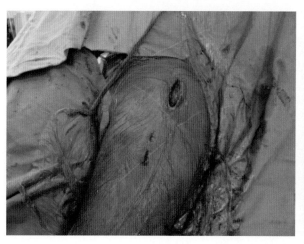
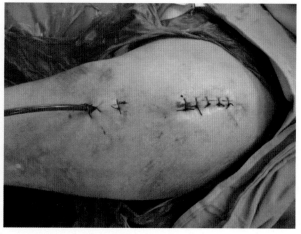

图 11-53　撤除导向器及瞄准臂，缝合切口，放置引流管

开三角肌，内旋患肩，直接显露大结节。在透视监视下对骨折实施轻柔的撬拨复位，直至内侧骨皮质连续性恢复，肱骨头内翻成角畸形纠正。复位后对于松质骨区骨质缺损，本例以硫酸钙人工骨行植骨填塞支持，仍通过大结节下方骨折线，以套管直接注入并加压填塞，支撑肱骨头并防止复位丢失。

接骨板与瞄准臂之间连接应紧密无松动，以防瞄准偏差。应尽量置接骨板于肱骨外侧。此时，沿三角肌深方的适当剥离尤为重要，应紧贴骨干皮质，并可能需剥离部分三角肌前方止点，尤其对于较长的接骨板。本例骨折线位置较高，我们选择了最短的 3 孔 PHILOS 接骨板，足以实现坚强的固定。接骨板放置位置十分重要，不应过高，应位于大结节下方，使接骨板弧度与复位后的外侧骨皮质弧度相一致为最佳，可以采用瞄准臂尖端的定位孔插入克式针使其紧贴复位后的肱骨头上缘。定位后可自最近侧的滑动加压孔拧入一枚皮质骨螺丝钉初步固定接骨板，一般解剖型接骨板均会与外侧骨皮质形成良好的贴覆，滑动孔还可允许在一定范围内进一步对接骨板位置进行调整。本例患者在透视监视下定位准确，所以为扩大切口显露滑动孔，而采用了经皮拧入导向器。钻孔后，直接锁头螺钉固定的方法减少了手术创伤，但这种操作要求术中定位准确，且螺钉拧入过程中须对接骨板进行一定程度的向骨皮质加压，以防接骨板贴附不良。

确认接骨板位置准确后，即逐一开始锁定头螺钉的拧入，一般从最近端开始，通过近端切口，可以拧入肱骨头内的近端 6 枚锁定钉。在钻孔前应确认导向套筒连接确实无松动，以避免螺钉方向误差导致无法锁定，钻孔时可不钻透肱骨头关节面骨质，以测深尺插入松质骨接触软骨下骨，遇阻力后测量螺钉长度，这样既可获得尽量长的接近关节软骨的准确螺钉长度，又可避免对关节软骨造成损伤。

肱骨头内最远侧 2 枚锁定钉可与滑动孔的锁定钉自同一皮肤切口经皮拧入，这两枚大角度锁定头螺钉对内侧骨皮质产生良好的支撑作用。将最远端的 2 枚骨干锁定钉从最远处的皮肤切口经皮拧入。经皮锁定钉的操作要点是：① 切口位置准确；② 适当探查接骨板表面和剥离软组织；③ 准确连接和紧密连接导向套筒，确保钻孔方向，防止锁定不良；④ 准确拧入锁定头螺钉，防止误入软组织；⑤ 使用限力改锥。

该患者骨折复位良好，内固定稳定，术后早期即开始主动功能锻炼。

要点提示

对于微创锁定接骨板治疗肱骨近端骨折有较为严格的适应证，对于下列情况者，我们不采用微创技术：

1. 术前有腋神经损伤情况，包括腋神经一过性瘫痪及有电生理改变的病例。

2. 肱骨近端三部分骨折（外科颈＋小结节） 因为采用肩关节外侧入路对小结节的显露有限。对于小结节移位明显的病例，很难通过该切口进行复位。

3. 两部分外科颈骨折和外科颈粉碎 由于微创导向器只能对肱骨近端锁定接骨板（PHILOS）的 A 孔和 B 孔，以及钢板远端的第二孔至第五孔进行瞄准，而在外科颈粉碎的病例，往往需要拉力螺钉辅助复位或难以通过闭合方法复位。故而不采用。

4. 低位外科颈骨折 该类型的骨折特点是外科颈下方邻近干骺端的内侧皮质有较大的蝶形骨片。如尝试闭合复位，则应考虑肱骨近端髓内钉固定。如闭合复位不满意，切开复位则应选择三角肌-胸大肌间隙入路，纠正肱骨头的旋转畸形，故而不适用于经皮微创技术。

5. 老年人的外展嵌插型骨折 这是一个有争议的话题。在我们的临床实践中，此类型的骨折在小切口撬拨复位肱骨头时，由于骨质疏松，肱骨头抬起后往往伴有旋转畸形，且遗留较大的松质骨空腔，需要植骨。而小切口同时处理复位和植骨尚有一定难度。虽然我们也对此类情况有过不少成功的微创手术病例，但仍觉操作较为复杂。故并不强求。

6. 其他不适合切开复位内固定的骨折类型。

肱骨近端骨折的外科治疗

第八节　肱骨近端骨折合并肩胛盂侧损伤和关节不稳定

在肱骨近端骨折 - 脱位的病例中，患者多为摔倒后肩关节直接触地，属于直接暴力损伤。此种受伤机制容易导致肩关节前方脱位，或者虽然没有出现脱位但有肩关节前方稳定结构损伤。因此，对于此类损伤，临床医生接诊时要注意检查肩关节稳定性，必要时做 MRI 检查。在这些合并脱位的临床诊疗中，盂唇侧最常见的损伤是大结节骨折合并肩关节前脱位。在北京大学人民医院创伤骨科，对于单纯大结节骨折合并或者不合并前脱位的患者，都建议进行 MRI 检查，目的是明确有无肩关节前方稳定结构损伤，比如典型的 Bankart 损伤、关节囊损伤、关节囊韧带在肱骨侧止点的撕裂、有无 Hill-Sachs 损伤等。对于已经发现的肩胛盂骨折常规进行重建 CT 检查。经过完善的放射学检查，经常可以发现大结节骨折合并肱骨外科颈无移位骨折、小结节骨折，甚至解剖颈骨折，这对于手术方案的制订和预防漏诊很有帮助，并可降低内固定治疗失败的风险。

在此提供一例典型病例。患者，女，76 岁，左肩外伤 3 小时急诊收入院，查体左肩明显肿胀，直接与间接压痛均为阳性。临床诊断为左侧肱骨近端骨折，Neer 分型为两部分骨折；AO 分型为 B1 型骨折，患者无明显手术禁忌证。平片检查显示肱骨近端骨折（图 11-54），同时发现同侧关节盂 3 ~ 6 点处有骨性撕脱损伤，故增加诊断为骨性 Bankart 损伤。图 11-55 为该病例骨折示意图。CT 检查可见明显的骨性 Bankart 损伤（图 11-56）。术中关节镜下复位肩胛盂骨折片（图 11-57），使用 2 枚 3.5mm 锚钉固定关节盂骨块，将锚钉尾线与撕裂的关节囊缝合固定。小切口复位骨折，采用微创导向器插入 3 孔 PHILOS 接骨板固定。通过应用导向器将植入的钢板和经钢板远近端打入的两根克氏针进行位置标定，通过 C 形臂检查（图 11-58），确定满意后再应用导向器将近端和远端的固定螺钉打入（图 11-59）。术后 X 线片显示结果满意（图 11-60）。

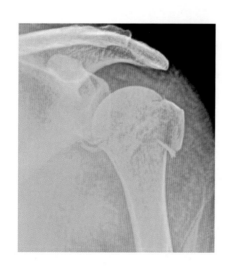

图 11-54　容易漏诊的是关节盂下方的骨折块

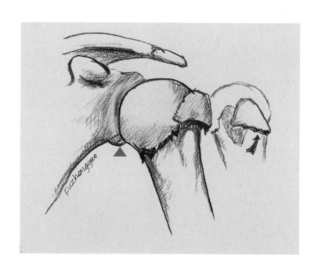

图 11-55　骨折示意图

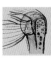

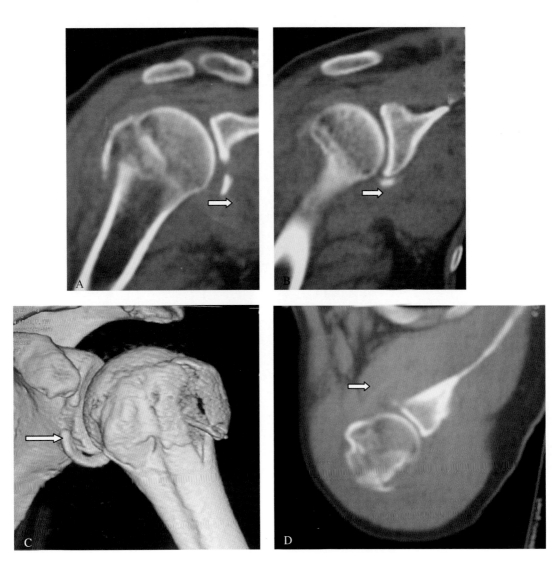

图 11-56 **CT 检查可见明显的骨性 Bankart 损伤**

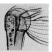

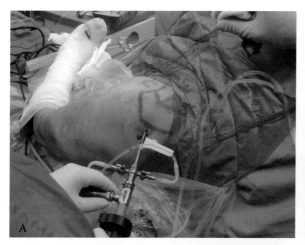

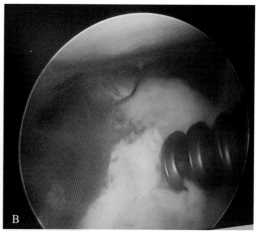

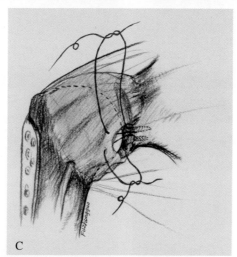

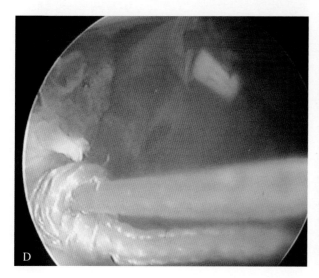

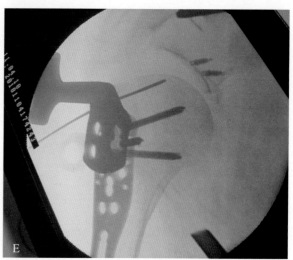

图 11-57　术中关节镜下复位肩胛盂骨折

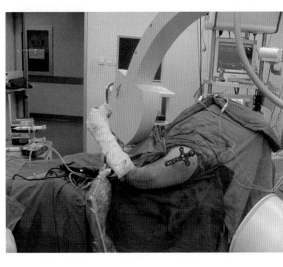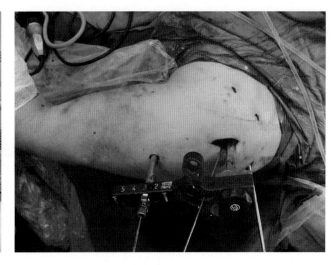

图 11-58　C 形臂透视下观察钢板及远、近端克氏针位置

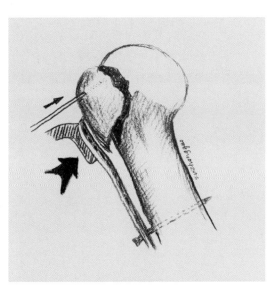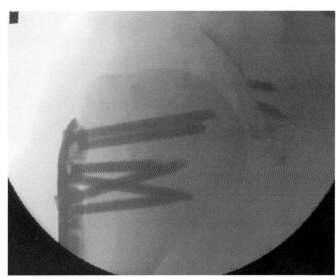

图 11-59　将近端和远端的固定螺钉打入

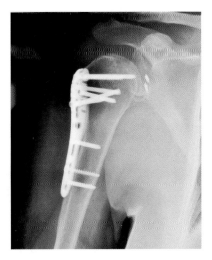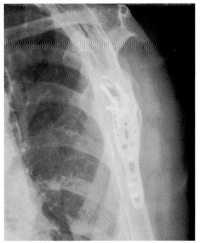

图 11-60　术后 X 线片显示疗效满意

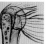

肱骨近端骨折的外科治疗

病例总结

对于该病例治疗采用关节镜下修复前下盂唇的损伤后再行 MIPPO PHILOS 螺钉钢板内固定。有两点需要阐述：一是肩胛盂缘骨折是否需要固定。由于合并大结节骨折的肩关节脱位复位后出现肩关节前方不稳定的概率较单纯肩关节前脱位低，而且老年患者肩关节前脱位后出现前方不稳定的概率也显著低于年轻患者。这似乎提示我们对于该病例的肩胛盂缘骨折不需要处理。从 CT 上看，肩胛盂骨折向肩胛盂的内下方移位，导致盂肱关节骨性稳定性受到影响。对于肩关节前方不稳定，骨性缺损的重建较为困难，术后效果不稳定，容易出现复发。目前多数肩关节外科医生对于肩胛盂骨折都采用积极的手术治疗重建肩胛盂的完整性。因此，对于该患者我们决定进行肩胛盂骨折的固定。手术的方法有两种，一种是传统的切开复位内固定，但缺点较多，主要有：① 需要切开肩胛下肌腱；②肩胛盂深在，术野显露比较困难；③广泛切开会导致肩关节周围大量瘢痕形成，影响肩关节康复。另一种方法是近年来逐渐开展的关节镜下前下盂缘骨折内固定术。优点是创伤小，关节面直视下复位，可以同时检查关节内其他损伤并同时治疗。缺点主要是技术要求较高。因此，最终的治疗方案是关节镜下盂肱关节检查、前下肩胛盂骨折固定、关节镜监视下大结节复位、经皮锁定接骨板内固定术。

第九节 肱骨近端三部分、四部分骨折的外科治疗

锁定接骨板是目前治疗肱骨近端三部分和四部分骨折较为理想的手术方法。在临床实践中，绝大部分骨折是三部分骨折（外科颈加大结节骨折），而外科颈加小结节骨折少见。在肱骨近端三部分骨折的病例中，老年患者往往合并骨质疏松。骨质差对手术带来的第一个问题是肱骨头塌陷。在肱骨头塌陷的病例中，手术中复位使得肱骨头 - 骨干角度恢复是十分必要的。对于肱

骨头的复位，可以采用两种方法：如果大结节骨折块较大，可以参考胫骨平台骨折通过外侧平台劈裂骨块开窗的方法，将肱骨大结节缝合标记后合页式牵开，自骨折端将一把上肢用骨膜剥离器（AO 器械的编码 399.360）（图 11-61）插入骨折线（图 11-61），对外展外旋嵌插的肱骨头进行撬拨复位，将骨膜剥离器的一端顶住肱骨干外侧皮质，另一端通过撬拨将肱骨头通过杠杆作用抬起（图 11-62）。撬拨复位保护了肱骨头及小结节血运，减少了切开后广泛剥离带来的血供损伤。在此需要注意的是如骨膜剥离器插入过深有可能加重内侧皮质的损伤，从而加重术后复位丢失的风险。所以在撬起肱骨头的过程中，首先可将骨膜剥离器插入肱骨头内三分之二处，将肱骨头逐步撬起，必要时可通过透视确认复位情况。还有一种方法是使用一枚 2.0mm 或 2.5mm 克氏针斜行经大结节插入肱骨头，撬拨复位。注意

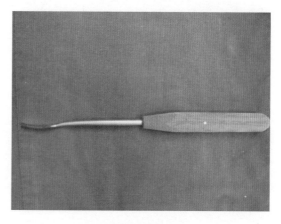

图 11-61　使用上肢骨膜剥离器（AO 399.400）

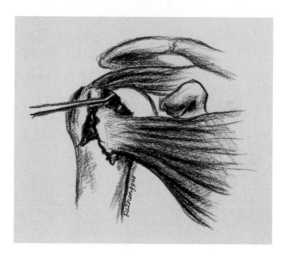

图 11-62　将剥离器插入骨折端

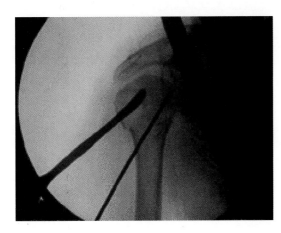

图 11-63　肱骨头头干角恢复后，使用一枚 2.5 克氏针临时固定

克氏针插入部位尽量远离骨折线及肩袖足印区域，以免加重损伤。复位后使用克氏针临时固定，并透视确认（图 11-63）。

　　在手术中，有时即使采用了很多方法，但仍可见肱骨头位置不甚满意。如图 11-64 显示的病例是 54 岁男性，患者患有肱骨近端三部分骨折。术中对肱骨头初步复位后打入接骨板。术中透视显示肱骨头内侧皮质不连续，肱骨头下方似有未

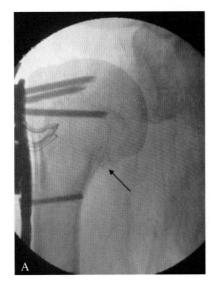
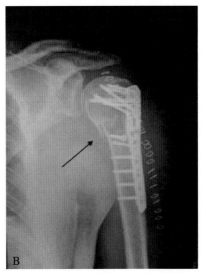

对合处。术后肩关节内旋位拍片可见肱骨头旋转移位未能完全纠正。这时有可能肱骨头的外翻塌陷等在冠状面上的畸形已经得到纠正，但肱骨头本身的旋转并未完全复位。在透视时加拍腋位片可明确之，并通过克氏针撬拨等方法获得满意的复位。在此需要强调的是：肱骨近端骨折切开复位内固定手术在复位及固定肱骨头时，由于关节囊及肩袖的包绕，很难在直视下判断肱骨头的复位情况，尤其是对头干角的判断。此时手术中多角度透视对复位的判断尤其重要。

　　在肱骨近端三部分和四部分骨折的病例中，对结节的复位是另一个重要部分。对于结节移位较为明显的病例，在经三角肌 - 胸大肌间隙入路显露后，首先应探查结节移位的情况。这时，可以请助手轻度纵向牵引肩关节，小心内旋或外旋肩关节以明确大、小结节的骨折情况。对于结节粉碎的病例，可先将手指伸入肩峰下间隙及肩胛下肌上缘附近的肩袖间隙探查以明确骨折片的数量和大概位置。之后，使用 5 号 Ethibond 肩关节缝线在骨块和肌腱结合的部分缝合标记大、小结节骨块。对于骨块的缝合标记无标准可言，以可以牵引骨块复位为宜。如果结节粉碎，则先标记大的骨块，或将结节碎片初步复位后一并缝合

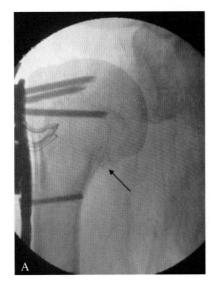
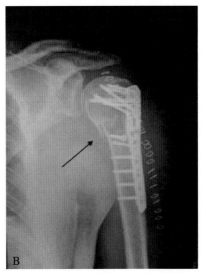

图 11-64　术中正位透视显示肱骨头内侧皮质不连续，肱骨头下方似有未对合处（黑色箭头）（A）；术后肩关节内旋位拍片可见肱骨头旋转移位未能完全纠正（黑色箭头）（B）

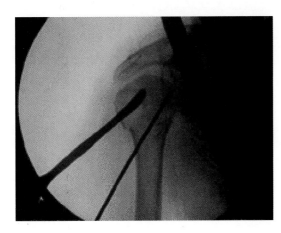

标记（图 11-65、11-66）。

这里需要特别强调的是：一定将标记线缝合在腱 - 骨结合部位，切勿将其缝合在骨块上。大、小结节为肩袖的附着点，在肩关节活动时起到很重要的作用。正因为如此，缝线缝合在骨块上不仅会加重骨块的损伤，还会在肩关节活动时对骨块产生切割作用。

通过牵引复位结节骨块，并通过撬拨等方法复位肱骨头，之后放置接骨板。

现介绍一种复位的方法——滚动复位法（也称摇杆复位法）。滚动复位法适用于对隐埋在关节囊中不好复位的有旋转移位的肱骨头的复位（图 11-67）。

现介绍一例肱骨近端骨折切开复位内固定

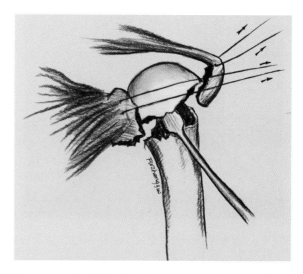

图 11-65 四部分骨折复位中通过对结节骨块的缝合标记牵拉进行复位

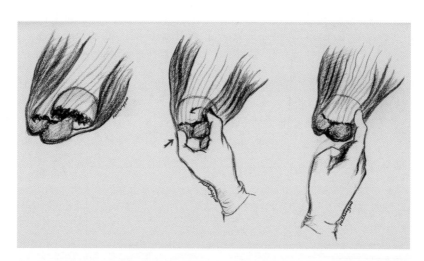

图 11-66 术者通过手的触摸和按压，结合助手的牵引和旋转，能够较好地达到复位目的

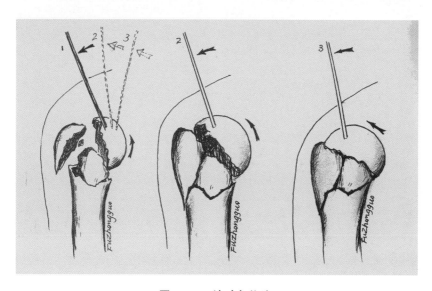

图 11-67 滚动复位法

的典型病例，以说明滚动复位法的一些经验和技巧。

患者，女，65岁，右肱骨近端骨折（Neer分型为三部分骨折）。术前肩胛骨正侧位 X 线片见图 11-68。经术前检查评估，无明显手术禁忌证。治疗方案为行切开复位内固定术。经三角肌 - 胸大肌间隙入路常规显露肱骨近端骨折部，用缝线牵引大、小结节，可明显看到肱骨头骨折移位情况，在直视下复位（图 11-69）。再经三角肌 - 胸大肌间隙入路，使用骨膜剥离器撬拨结合 Fududa 肱骨头拉钩抬起翻转压缩的肱骨头，同时使用克氏针临时固定。在 C 形臂监测下复位，可见肱骨头仍有旋转移位，内侧皮质不连续

（图 11-70）。在大、小结节粉碎的骨块处使用 5号 Ethibond 不可吸收缝线缝合标记骨块，应用人工骨对较大骨缺损区充分填塞植骨，同时纠正肱骨头内翻及旋转（图 11-71）。然后复位大、小结节（图 11-72）。将大、小结节牵引线合理置入钢板固定肩袖的侧孔中，用钢板贴合肱骨近端拟固定部，同时也用解剖钢板衡量和矫正骨折的复位（图 11-73），将穿有缝线的钢板贴放在骨面上并确定高度，通过导向器打入第一枚锁定螺钉，此后通过 C 形臂确认放板的位置，直到满意为止（图 11-74）。复位满意后可拧入相应的固定钉（图 11-75、11-76）。图 11-77 为术后外像及制动情况。

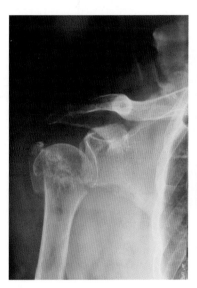
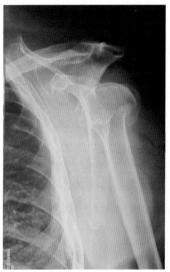

图 11-68　术前肩胛骨正、侧位 X 线片，右肱骨近端骨折

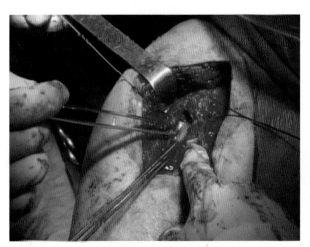
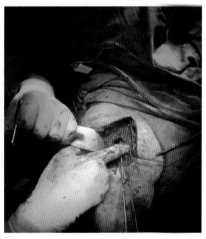

图 11-69　显露肱骨近端骨折部，用缝线牵引大、小结节，在直视下复位

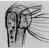

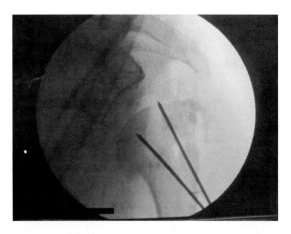

图 11-70　C 形臂监测下使用经皮穿针对肱骨头撬拨复位

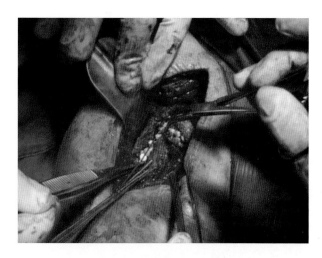

图 11-72　复位大、小结节

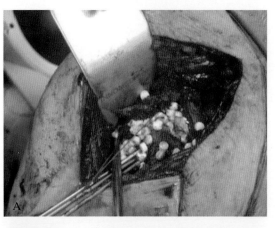

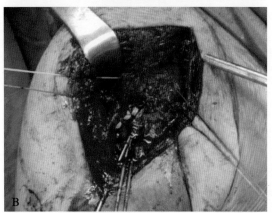

图 11-71　缝合标记骨块，填塞植骨，同时纠正肱骨头内翻及旋转

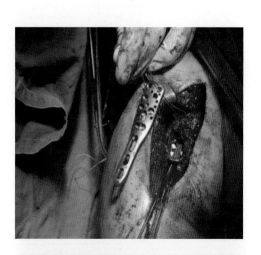

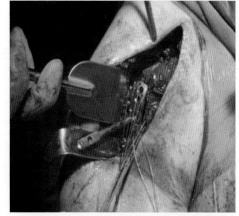

图 11-73　将大、小结节牵引线合理置入钢板固定肩袖的侧孔中（A），钢板贴合肱骨近端拟固定部，用解剖钢板衡量和矫正骨折的复位（B）

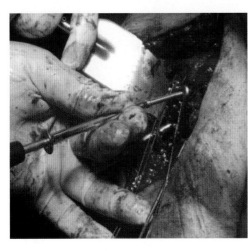
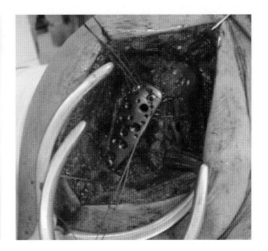

图11-74 将穿有缝线的钢板贴放在骨面上并确定高度，通过导向器打入第一枚锁定螺钉，此后通过C形臂确认放板的位置，直到满意为止

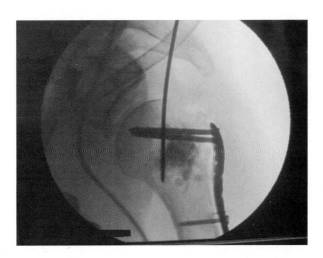

图11-75 复位满意后可拧入相应的固定钉，其中的克氏针用于临时固定复位后的肱骨头与干的位置

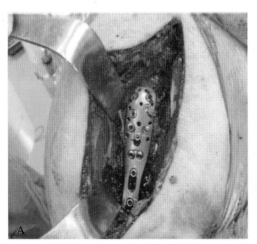
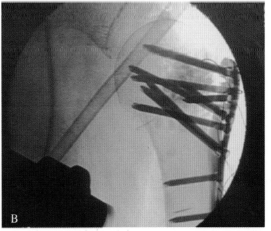

图11-76 最终固定后请特别注意上斜角度最大的肱骨矩螺钉的应用，使肱骨近端内侧皮质得到有效的支撑，再次调整确认螺钉长度是否合理，直至满意为止

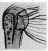

肱骨近端骨折的外科治疗

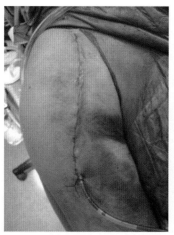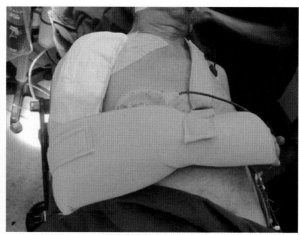

图 11-77　术后外像及制动情况

要点提示

　　切开复位内固定手术现已成为治疗肱骨近端骨折最常用的方案。近二十年来，经皮穿针、Ender 钉固定、T 形接骨板、三叶草形接骨板固定、解剖型锁定接骨板固定、肱骨近端多角度锁定髓内钉，以及我们很少使用的肱骨近端钩和 3.5mm 角钢板等，可以说是"各领风骚数年"。本章是笔者治疗肱骨近端骨折的一些临床经验。随着对肱骨近端解剖学、生物力学认识的进一步深入以及手术导航设备的自动化，相信今后肱骨近端骨折固定手术的疗效会越来越好。同时，以往的经验和教训也告诉我们：只有通过对骨折的细致评估和详尽的术前计划并针对每一个具体病例制订周详的手术计划，才是手术成功的第一步，而不应盲目地追求"先进"。在锁定接骨板日渐流行的今天，肩关节外科大师 Evan Flatow 在北京 2009 年中华医学会肩肘外科协作组学术会议上仍然对经皮穿针治疗肱骨近端骨折进行了系统的回顾，并介绍了该技术在目前内固定临床应用中的适应证和禁忌证。这也提醒我们，并不是先进的内固定就是最适合的。内固定发挥什么样的作用，往往取决于使用它的医生。

（付中国　白　露　党　育　陈建海）

参考文献

1. Neer CS 2nd. Displaced proximal humeral fractures：Part I. Classification and evaluation. J Bone Joint Surg Am, 1970, 52 (6)：1077-1089.
2. Sidor ML, Zuckerman JD, Lyon T, et al. The Neer classification system for proximal humeral fractures. An assessment of interobserver reliability and intraobserver reproducibility. J Bone Joint Surg Am, 1993, 75 (12)：1745-1750.
3. Kaspar S, Mandel S. Acromial impression fracture of the greater tuberosity with rotator cuff avulsion due to hyperabduction injury of the shoulder. J Shoulder Elbow Surg, 2004, 13 (1)：112-114.
4. Green A, Izzi J Jr. Isolated fractures of the greater tuberosity of the proximal humerus. J Shoulder Elbow Surg, 2003, 12 (6)：641-649.
5. Flatow EL, Cuomo F, Maday MG, et al. Open reduction and internal fixation of two-part displaced fractures of the greater tuberosity of the proximal part of the humerus. J Bone Joint Surg Am, 1991, 73 (8)：1213-1218.
6. Park TS, Choi IY, Kim YH, et al. A new suggestion for the treatment of minimally displaced fractures of the greater tuberosity of the proximal humerus. Bull Hosp Jt Dis, 1997, 56 (3)：171-176.
7. Ishak C, Sahaijpal D, Chiang A, et al. Fixation

of greater tuberosity fractures：A biomechanical comparison of three techniques. Bull Hosp Jt Dis，2006，63（3-4）：98-99.

8．Gartsman GM，Taverna E. Arthroscopic treatment of rotator cuff tear and greater tuberosity fracture nonunion. Arthroscopy，1996，12（2）：242-244.

9．Bhatia DN，von Rooyen KS，du Toit DF，et al. Surgical treatment of comminuted，displaced fractures of the greater tuberosity of the proximal humerus：A new technique of double-row suture-anchor fixation and long-term results. Injury，2006，37（10）：946-952.

10．党育，付中国，芦浩，等. 关节镜治疗肩关节脱位合并肱骨大结节骨折近期疗效. 中国修复重建外科杂志，2009，23（3）：271-273.

11．程飚，林建平，陈峥嵘. 锁定接骨板和前部肩峰成形术治疗肱骨近端骨折. 中国矫形外科杂志，2006，14（6）：428-430.

12．Hepp P，Josten C. Biology and biomechanics in osteosynthesis of proximal humerus fractures. European Journal of Trauma and Emergency Surgery，2007，33（4）：337.

13．Lee CW，Shin SJ. Prognostic factors for unstable proximal humeral fractures treated with locking-plate fixation. J Shoulder Elbow Surg，2009，18（1）：83-88.

14．Gardner MJ，Weil Y，Barker JU，et al. The importance of medial support in locked plating of proximal humerus fractures. J Orthop Trauma，2007，21（3）：185-191.

15．Kralinger F，Unger S，Wambacher M，et al. The medial periosteal hinge, a key structure in fractures of the proximal humerus：A biomechanical cadaver study of its mechanical properties. J Bone Joint Surg Br，2009，91（7）：973-976.

16．Iannotti，JP and Williams GR. Disorders of the shoulder：Diagnosis & management. Philiadelphia：Lippincott Williams & Wilkins，2007.

17．Tosounidis T，Hadjileontis C，Georgiadis M，et al. The tendon of the long head of the biceps in complex proximal humerus fractures：A histological perspective. Injury，2010，41（3）：273-278.

18．Tingart MJ，Lehtinen J，Zurakowski D，et al. Proximal humeral fractures：Regional differences in bone mineral density of the humeral head affect the fixation strength of cancellous screws. J Shoulder Elbow Surg，2006，15（5）：620-624.

20．Liew AS，Johnson JA，Patterson SD，et al. Effect of screw placement on fixation in the humeral head. J Shoulder Elbow Surg，2000，9（5）：423-436.

21．Chen CY，Chao EK，Tu YK，et al. Closed management and percutaneous fixation of unstable proximal humerus fractures. J Trauma，1998，45（6）：1039-1045.

22．Jaberg H，Warner JJ，Jakob RP. Percutaneous stabilization of unstable fractures of the humerus. J Bone Joint Surg Am，1992，74（4）：508-515.

23．Kocialkowski A，Wallace WA. Closed percutaneous K-wire stabilization for displaced fractures of the surgical neck of the humerus. Injury，1990，21（4）：209-212.

24．Rowles DJ，McGrory JE. Percutaneous pinning of the proximal part of the humerus. An anatomic study. J Bone Joint Surg Am，2001，83-A（11）：1695-1699.

25．曾炳芳，王满宜. 骨折治疗的AO原则. 第2版. 北京：人民卫生出版社，2010.

26．Naidu SH，Bixler B，Capo JT，et al. Percutaneous pinning of proximal humerus fractures：A biomechanical study. Orthopedics，1997，20（11）：1073-1076.

27．Wheeler DL，Colville MR. Biomechanical comparison of intramedullary and percutaneous pin fixation for proximal humeral fracture fixation. J Orthop Trauma，1997，11（5）：363-367.

28．Resch H，Povacz P，Fröhlich R，et al. Percutaneous fixation of three-and four-part fractures of the proximal humerus. J Bone Joint Surg Br，1997，79（2）：295-300.

29．Chen CY，Chao EK，Tu YK，et al. Closed management and percutaneous fixation of unstable proximal humerus fractures. J Trauma，1998，45（6）：1039-1045.

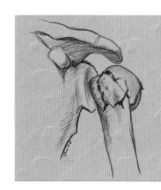

第12章

急性肩关节成形术

肱骨近端四部分骨折常见于老年患者，骨折移位及粉碎程度严重，再加上骨质疏松，难以承载内固定，临床处理颇为困难。有时采用切开复位内固定治疗困难重重，甚至难以收场。我们现列举几个病例。

病例1：患者为肱骨头压缩骨折，压缩面积大于50%（图12-1）。行切开复位内固定+植骨术后出现肱骨头坏死，螺钉穿出关节面（图12-2）。术后患者疼痛明显，肩关节难以活动。

病例2：患者为肱骨解剖颈骨折，采用切开复位内固定术（图12-3），术后伤口未拆线即出现内固定失败。肱骨头脱位至关节囊下方腋囊（图12-4）。

病例3：患者，女，42岁，摔伤7小时入院，急诊行切开复位内固定手术。骨折Neer分型为两部分骨折（图12-5），给予锁定钢板螺钉内固定（图12-6）。3个月后固定失效，取出内固定物，并在术中试图再次复位固定，但最终因难度大而未能实施（图12-7）。

我们可以看到，病例3并非复杂骨折，内固定器材选择应该没问题，固定以后出现的结果却非常严重。现在且不讨论为何失败，但我们只想讨论临床骨科医生在这种情况下如何收场。图12-8所示为一位54岁女性患者，肱骨近端骨折切开复位应用非锁定的三叶板内固定术后1年。术后有疼痛困扰，肩关节功能差。X线片显示内

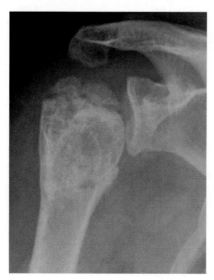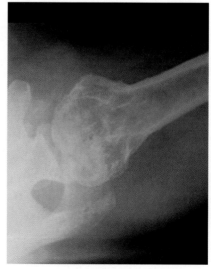

图12-1　肱骨头压缩骨折，压缩面积大于50%

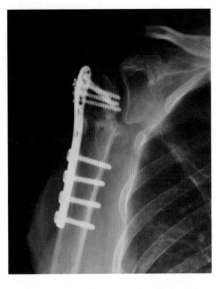

图 12-2　肱骨头坏死，螺钉穿出关节面

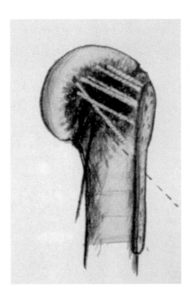

图 12-3　肱骨解剖颈骨折，采用切开复位内固定术

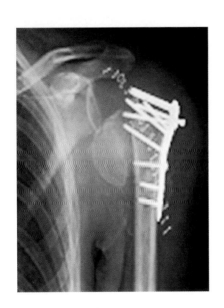

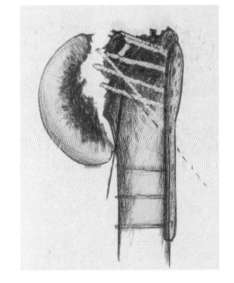

图 12-4　肱骨头脱位至关节囊下方腋囊

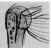

肱骨近端骨折的外科治疗

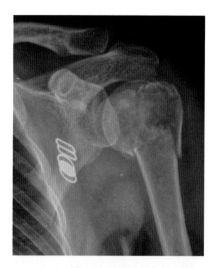

图 12-5　骨折 Neer 分型为两部分骨折

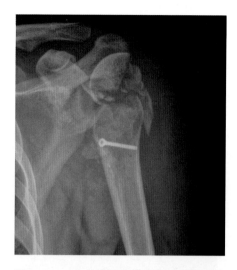

图 12-7　3 个月后固定失效取出内固定物

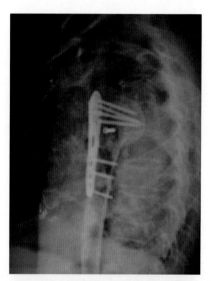

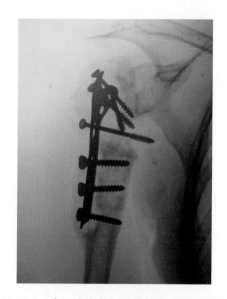

图 12-8　内固定失效，肱骨近端骨吸收明显

固定失效，肱骨近端骨吸收明显。

对于以上病例该如何"收场"？

在临床中一旦遇到本组病例是非常棘手的，解决方法有限。一期行肩关节置换术是重建肩关节功能、规避医疗风险的有效方法。因此我们在本章介绍一下肱骨近端骨折关节置换术的有关内容。

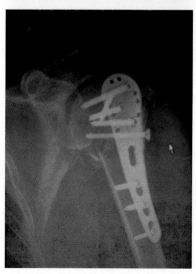

图 12-6　进行锁定钢板螺钉内固定

一、肩关节假体置换治疗复杂肱骨近端骨折的历史及现状

1893 年 Pean[1] 为 1 例肩关节结核性关节炎的患者成功地实施了首例全肩关节置换术，术后患者患肩疼痛缓解、功能改善。但 2 年后因结核感染复发无法控制导致手术失败，最终取出假体。这可以说是最早的肩关节置换术。

1951 年 Neer 首先设计出了采用钴铬合金制造的第一代解剖型人工肩关节假体，它的特点是头和干是一个整体。Neer 将其首先运用于治疗复杂肱骨近端骨折（图 12-9）。

Neer[2] 在 1955 年首先报道了采用人工肩关节置换术治疗复杂的肱骨近端骨折。在当时针对严重的肱骨近端骨折多采用闭合复位外固定、切开复位内固定、一期肩关节融合或肱骨头切除的方法，治疗结果欠佳。其报道的 27 例肱骨近端骨折脱位在肩关节置换术后取得了满意的治疗结果。对于这一开创性的工作，当时并未受到广泛的认可。

在随后的十余年中，关于肩关节置换治疗肱骨近端骨折的方法偶有报道，但总是以结果不良而草草收场。

1970 年，Neer 改进了假体，并报道肩关节置换治疗肱骨近端骨折的优良率及满意率较其他治疗方法明显提高。Neer 在其经典文献肱骨近端骨折移位——三部分和四部分骨折的治疗（*Displaced proximal humeral fractures. II. Treatment of three-part and four-part displacement*）一文中写道，"多数结果是满意的，但是也有瑕疵，并且恢复期会延长。对于四部分骨折损伤来说这种治疗结果要优于其余 8 例行闭合或切开复位的病例。"但之后也有文献报道肩关节置换术治疗肱骨近端骨折的效果较差。甚至现在对于肱骨近端骨折肩关节置换术的手术指征及治疗细节仍然在学术上存在很大争议。

1973 年 Neer 对之进行了重新设计，并在其后的数十年中不断进行改进（图 12-10）。Neer 型假体是目前应用最广泛的肩关节假体。

20 世纪 90 年代后，多数文献报道肩关节置换治疗复杂肱骨近端骨折的病例逐渐增多，疗效也趋于满意。Levine[3] 在 1998 年报道了 16 例肱骨近端四部分骨折患者的肩关节置换术，平

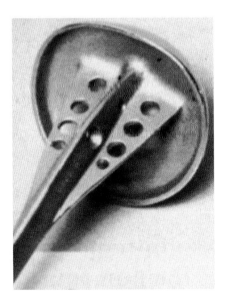

图 12-9　**Neer 1951 年设计的第一代解剖型人工肩关节**（非限制性假体）

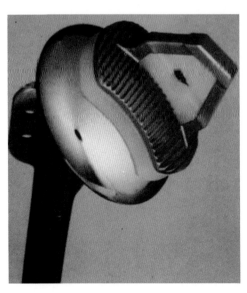

图 12-10　**Neer 1973 年设计的第一代全肩解剖型人工肩关节**（非限制性假体）

均随访 38 个月，术后采用 Neer 评分，效果满意者 15 例，满意率 94%。Goble [4] 在 1999 年报道了 20 例肩关节置换术，其中 16 例患者疼痛明显缓解，14 例患者满意。肩关节平均上举 75°。Boileau [5] 等报道了 71 例肱骨头置换治疗肱骨近端四部分骨折病例，其中满意者 59 例。Mighell [6] 等报道了 80 例 65 岁以上的肱骨近端骨折病例的关节置换术治疗结果，66 例临床结果满意，术后平均 2 年的随访提示平均肩关节上举 118°。

国内很多学者也对关节置换治疗肱骨近端粉碎骨折进行了科学的临床实践。姜春岩、王满宜 [7] 等报道 16 例肱骨头置换治疗新鲜肱骨近端四部分骨折，术后近期随访满意率为 87.5%。他们并提出，通过严格的适应证选择，把握良好的手术时机，精细缜密的手术操作并结合术后长期、完善的康复治疗，关节置换治疗肱骨近端骨折可以取得较好的临床疗效。刘璠等 [8] 采用 Neer 假体治疗了 21 例肱骨近端四部分骨折病例，术后随访时间 14 ~ 55 个月，Neer 评分优 8 例（> 90 分），良 9 例（80 ~ 90 分），可 3 例（70 ~ 79 分），差 1 例（< 70 分），优良率为 80.9%。王蕾等 [9] 分析了 42 例接受关节置换术治疗的肱骨近端四部分骨折患者，术后结果采用 Constant-Murley 评分：19 例患者非常满意（45%），17 例满意（40%），6 例不满意（15%），总满意率达到 85%。术后主动前屈 100°±32°。姜保国、付中国 [10, 11] 等对 42 例肱骨近端四部分骨折患者采用关节置换术，术后肩关节功能应用美国肩肘外科医师（American Shoulder and Elbow Surgeons，ASES）评分系统进行评价：优 11 例，良 24 例，优良率 83.3%。综合国内外的资料，可以说对于肱骨近端粉碎骨折的高龄患者，采用肱骨头置换治疗的近期疗效较切开复位内固定而言较为理想。

最近 Noyes [12] 等发表了对 2000—2006 年实施关节置换治疗的肱骨近端骨折病例 5 ~ 10 年的长期随访，认为关节置换是治疗肱骨近端粉碎骨折的理想措施，但长期随访仍有疼痛、假体松动、骨溶解等远期并发症。这也留给我们很多问题有待更加深入的研究。

由于骨折造成肱骨近端骨性标志的破坏，术中假体放置高度及后旋角度的不确定性，以及大、小结节复位不佳均影响手术效果和患者的预后，术后康复锻炼的不确定性，使得术后肩关节僵硬或疼痛的出现率较高。因此即使对于经验丰富的骨科医生，应用肩关节置换术治疗复杂肱骨近端骨折也仍然是一种挑战。故下述内容将就影响肩关节置换的肱骨近端解剖因素、手术适应证的选择、术前评估、手术时机、假体选择、手术技术、术后康复、结果评价以及相关并发症及处理进行论述。

二、用于复杂肱骨近端骨折的假体设计理念

（一）结节固定装置的设计

在采用肩关节置换治疗复杂肱骨近端骨折的病例中，大、小结节的解剖复位和重建十分重要 [5]。因此，各种不同设计理念的假体也通过对肱骨柄侧的假体近端侧翼和背翅的设计，以利缝线或钢缆通过，达到缝合固定结节骨块的目的。目前在世界范围内，临床医师较常用的假体有：Bigliani-Flatow 假体（Zimmer 公司）、Neer 假体（Smith-Nephew 公司）、Globle Fx 假体（Depuy 公司）、Aequalis 假体（Tornier 公司）、Reunion 假体（Stryker 公司）。前三种假体采用侧翼 - 背翅设计，后两种假体采用中央植骨块设计（图 12-11）。

在采用背翅和侧翼设计的假体操作时，通过缝线穿过假体上预留的孔道将大、小结节固定。在使用 Bigliani-Flatow 假体置换术中将缝线从背翅及侧翼预留的孔道中穿过，将肱骨头内松质骨取出，在假体背翅、侧翼和结节之间植骨加强愈合（图 12-12）。中央植骨块设计为：在假体头 - 颈交界部位预留植骨块空间。通过专门的松质骨取出器，在取下的肱骨头内取出松质骨填充植骨区域，依靠植骨块与结节间的接触愈合。

对于上述两种设计理念而言，从理论上讲侧翼 - 背翅设计，结节缝合固定的选择更多，充分保证环扎和结节间加压（多项生物力学研究均表明环扎结合结节间固定是结节稳定有效的固定方式）对结节的稳定作用。再者，侧翼和背翅间的植骨灵活性较大，可根据结节骨块大小、骨质量

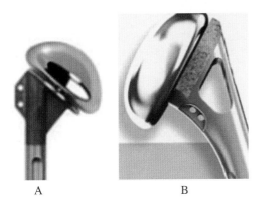

图 12-11　不同设计形式的假体

A. 采用侧翼 - 背翅设计的 Bigliani-Flatow 假体（Zimmer 公司）；B. 采用中央植骨块设计的 Reunion 假体（Stryker）

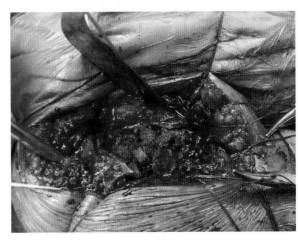

图 12-12　取出肱骨头内松质骨，在结节与侧翼和背翅中植骨

及肱骨头骨量的情况选择。对于中央植骨块设计而言，从理论上讲，该设计可提供更多的植骨量及骨块与结节之间的接触面积，有利于愈合。仅依靠环扎对大、小结节进行固定，从力学角度讲不能带来与侧翼支撑同样的稳定性。

同样的侧翼 - 背翅设计在临床应用中也存在一定的差别。当结节骨折块较为粉碎时，背翅侧方面积越大，越利于更多的植骨，也有利于通过对腱 - 骨界面的缝合将粉碎的结节骨折块"拉拢"。在背翅设计较为倾斜的假体中，背翅远端植骨量较少，在缝合大、小结节并进行加压时有可能出现结节远端下陷（图 12-13）。

（二）肱骨头及假体柄的解剖学设计（针对亚洲人群的考虑）

目前我们采用的肩关节假体均来自欧美国家，亚洲人群的肩关节骨性解剖与欧美人群有一定的差距。在几项比较权威的解剖学研究中，Boileau 通过计算机三维成形技术对肱骨头的三维解剖进行了研究，认为肱骨头头干角平均为 129.6°±2.9°。Hertel 也对一批肱骨标本进行了研究，结果表明：肱骨头的平均头干角是 137°±3.6°。在对亚洲人种的研究中，Takase（日本学者）测量的肱骨头的平均头干角是 140.5°±4.0°。国内学者袁本祥对 180 例国人肱骨近端的解剖学形态进行了研究并将其

与国际上经典的肩关节解剖进行了对比后认为，国人的肱骨头干角、后倾角、肱骨头直径与欧美人群均有明显差异。目前我们采用的肩关节假体无论从肱骨头假体型号的设计还是头干角的假体柄设计，均与亚洲人群的解剖有一定的差异。

笔者从北京大学人民医院创伤骨科的病例数据库中将本科室自 2004 年以来（2004 年以前均采用组配式假体）采用肩关节置换治疗复杂肱骨近端骨折的病例中随机挑选出 33 名患者，进行肱骨头厚度、肱骨头直径、假体柄直径、假体柄长度的分布研究。经验如下（图 12-14、12-15）：

1．肱骨头直径不超过 46mm。

2．肱骨头厚度不超过 28mm，多为 21mm。

3．肱骨近端髓腔宽度不超过 11mm。

4．很少使用加长柄。

我们的这一项随机研究也表明：亚洲人群的肱骨头及假体柄的分布及大小、厚度、假体偏心距均与假体设计的型号呈现分布不均的形态。也就是说，欧美设计的假体型号并不能反应中国人群的解剖学特点。

三、应用假体置换治疗肱骨近端骨折的病例选择和技术

近年来，随着对肱骨近端骨折解剖、病理以

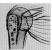

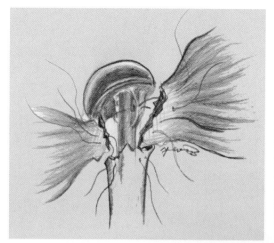

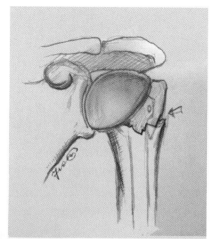

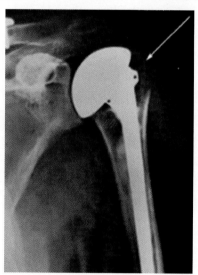

图 12-13 背翅远端植骨量较少，缝合大、小结节并加压时出现结节远端下陷

及该疾病自然史的深入认识，手术器械及手术技术的改进以及假体设计及制作工艺的提高，肩关节置换治疗肱骨近端骨折的疗效逐渐为更多的骨科医生所接受，其疗效也渐渐为更多的患者接受和理解。

从目前已有的文献来看，人工肱骨头置换术对疼痛的缓解效果肯定，满意率可达 70% ～ 90%，患者对于治疗结果的总体满意率达 70% ～ 92%[13]。在以往的肱骨近端骨折的外科治疗中，几乎全部采用切开复位内固定术。由于手术器械、体位以及损伤严重程度等原因，复位及固定的效果并非尽如人意。

肩关节假体置换在国内并没有像髋关节、膝关节的置换手术一样得到重视，投入的研究力量也较为有限，这与患者本身及医师的认识也有一定关系。很多患者认为"五十肩"就是 50 岁时人的肩关节就开始有问题了，所以六七十岁以上的病人肩的问题更大，更何况骨折后治疗效果不理想倒也可以接受。因此，在医生建议人工肱骨头置换术时，患者和家属的接受程度远不如髋关节和膝关节置换。这也限制了医生的治疗选择。同时这项技术也面临着许多问题，术后的功能恢复情况受到很多因素的影响，术后可能出现的并发症较多且直接影响功能恢复。

肱骨头厚度

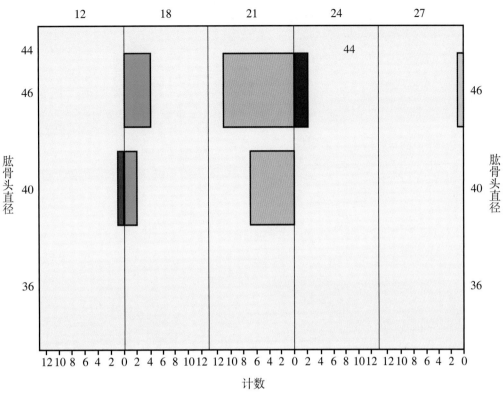

图 12-14　肱骨头直径 / 厚度箱式分布图

为此，严格地把握手术指征是应用该技术为患者减轻病痛的关键。

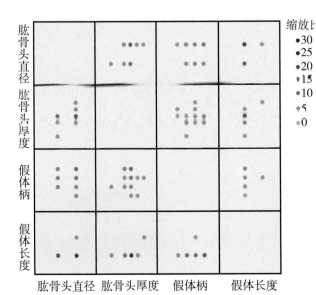

图 12-15　假体各个型号多项点状图

我们在临床工作中遇到很多在决定治疗方法时有些疑问的病例。这些病例共同面临的问题是：采用钢板螺钉固定还是假体置换治疗？让我们共同思考和探讨。

现提供一组病例，其共同特点是老年患者，平素生活均能自理，有诸如高血压，糖尿病等内科合并症，但无明显手术禁忌证。

病例 1　患者，女，73 岁，走路时不慎摔倒，既往有高血压、冠状动脉粥样硬化性心脏病，药物治疗后病情稳定，生活自理，可自己买菜、做饭。身边除有体弱多病的配偶外，一儿一女均不在身边。患者对自己的功能需求强烈。根据仅有的 X 线片，骨折分型为肱骨头劈裂脱位型，Neer 分型为四部分骨折；AO 分型为 11C3 型（图 12-16）。

病例 2　患者，女，74 岁，行走中不慎摔倒，骨折分型为头脱位型，右肩着地，因疼痛不能活动 2 小时到当地医院，急诊 X 线片示 Neer 分

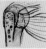

肱骨近端骨折的外科治疗

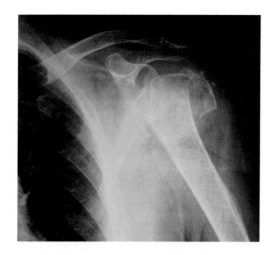

图12-16 肱骨头头劈裂、脱位型骨折，Neer分型为四部分骨折；AO分型为11C3型

型为四部分骨折，AO分型为C3型（图12-17）。患者既往健康，生活自理，偶尔能帮助女儿照看孩子。

病例3 患者，女，83岁，Neer分型为四部分骨折。既往体健，没有长期服药史。X线片上有明显的骨质疏松表现，骨皮质变薄（图12-18）。CT重建图像中骨折位大、小结节呈粉碎状，显然钢板螺钉内固定存在困难和风险。

病例4 患者，男，76岁，肱骨头脱位，Neer分型为四部分骨折（通过重建CT图像确诊的分型）（图12-19），摔伤5日。9年前曾接受"胃癌根治术"，生活能够自理。对功能恢复有

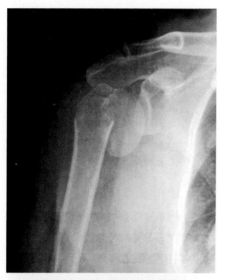

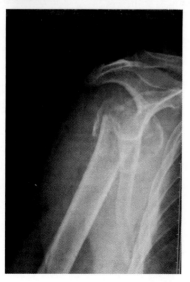

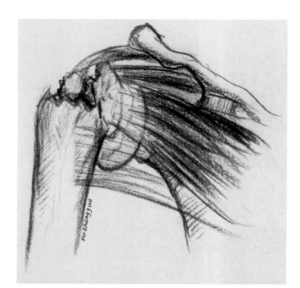

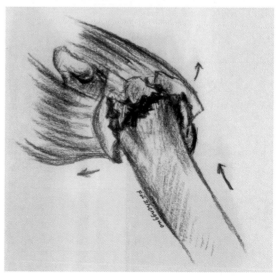

图12-17 Neer分型为四部分骨折，AO分型为C3型肱骨头脱位

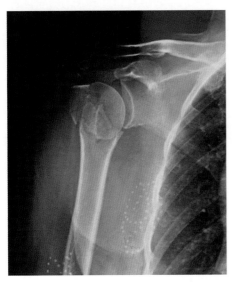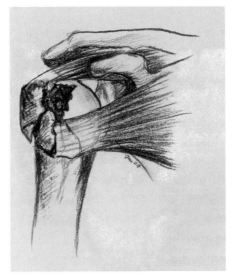

图 12-18　**Neer** 分型为四部分骨折，有明显的骨质疏松，骨质变薄

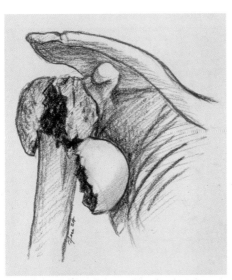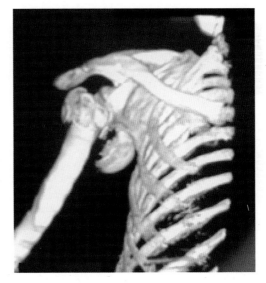

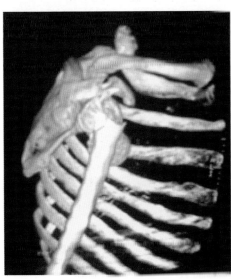

图 12-19　Neer 分型为四部分骨折

强烈的要求。

病例5 患者，男，78岁，Neer 分型为四部分骨折，有肱骨头劈裂（图 12-20）。既往有高血压和糖尿病，药物控制疗效满意。生命体征平稳，患者及家属不接受关节置换手术，强烈要求行内固定治疗。术中可见肱骨头劈裂，大、小结节粉碎（图 12-21）。这让决心帮助该患者行切开复位内固定的医生感到束手无策。显露骨折时看到的是这样，相信如果台上的主刀医生是您也一定会向患者家属交代，除了假体置换手术，别无他选。这样的病例如果处理不当，也许最可能的结果是骑虎难下。

对于以上列举的病例，我们均在相关科室严格会诊和手术风险评估的前提下，排除了手术禁忌证后，实行了伤侧肱骨近端假体置换术，并取得了满意疗效。

可能有同道们会有异议，认为对病例1和病例3或者其他病例可以采用钢板螺钉固定，当然我们也不反对，原因是临床医学是最为实践和现实的科学，该类骨折的内固定治疗也不乏成功的病例，就像对于股骨颈头下型骨折治疗选择假体置换还是空心钉内固定一样，不能断然划分正确或不正确，只能综合各种因素进行考虑，诸如：骨折患者年迈体弱，经受不了失败后的二次手术打击；存在骨质疏松，导致固定困难；因生活需要功能需求强烈等。医疗工作中医生的工作目标

肱骨近端骨折的外科治疗

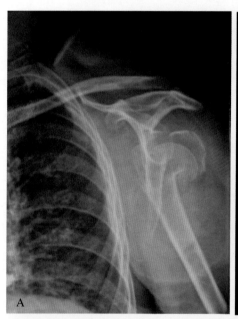

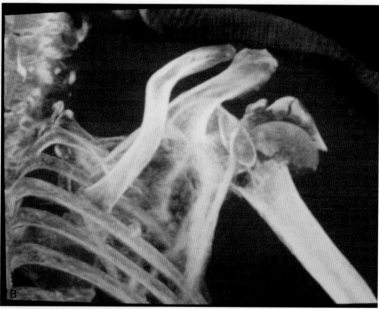

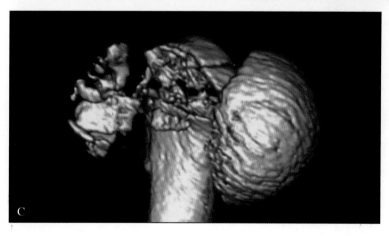

图 12-20 **Neer** 分型为四部分骨折脱位型，有肱骨头劈裂

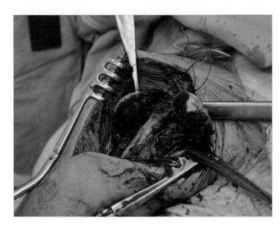

图 12-21　术中见肱骨头劈裂，大、小结节粉碎

最好与患者达成共识，这样医生的好心才不会被误解。

根据文献和临床经验，我们把肱骨近端骨折假体置换的适应证归纳如下：

1．肱骨近端四部分骨折（脱位）　该类型损伤多见于老年人，除了骨折情况严重外，更为棘手的问题是骨质疏松，图 12-22 显示的为一例老年患者，肱骨近端四部分骨折脱位，为关节置换手术指征。空虚的肱骨头很难承载内固定，术后肱骨头坏死概率高，是关节置换的手术指征。需要特别指出的有三点：

（1）肱骨近端四部分骨折合并脱位的诊断必须准确。除 X 线进行肩关节创伤系列片检查外，应行三维 CT 重建明确之。仅依靠普通平片的诊断往往会低估骨折的严重程度。

（2）对于外展嵌插型骨折，因肱骨近端内侧软组织铰链相对完好，肱骨头的血运破坏相对较少，肱骨头坏死率较该类型的其他骨折低 [14,15]。因人工肱骨头置换手术并发症较多，术后的功能康复锻炼亦较切开复位复杂且费时。因此，该类型的损伤可考虑在充分评估下采取切开复位内固定术治疗。

（3）对于年轻患者的肱骨近端四部分骨折不应采用关节置换手术。

2．特殊类型的肱骨近端骨折

（1）肱骨头劈裂型骨折：肱骨头劈裂型骨折是 Neer [14] 在 2002 年对肱骨近端骨折 Neer 分型进行修改时提出的特殊类型。该类型的骨折在 X 线片上可见典型的肱骨头"双线征"（图 12-23）。同时合并肱骨头关节面在劈裂处冠状面的压缩，软骨向松质骨中压缩。肱骨头碎裂成多个部分，难以重建 [16,17]。曾有学者尝试使用多枚拉力螺钉自内侧及外侧固定肱骨头，但疗效欠佳。这种情况需要关节置换。

（2）肱骨头关节面压缩，压缩骨折累及关节面超过 40%（图 12-24）：肱骨头关节面的压

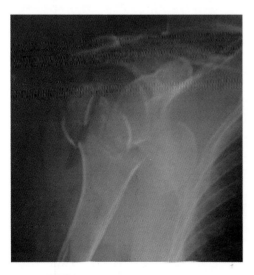

图 12-22　肱骨近端四部分骨折脱位，存在骨质疏松

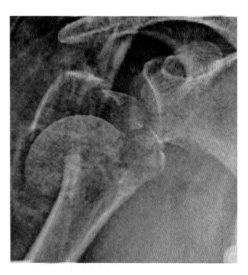

图 12-23　肱骨头劈裂型骨折，X 线片可见"双线征"改变

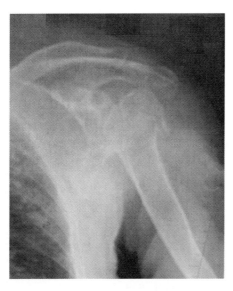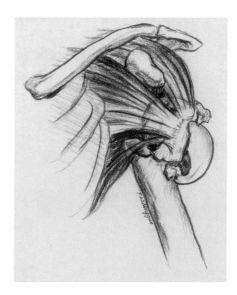

图 12-24　肱骨头脱位，同时有肱骨头近端压缩性骨折改变

缩骨折有时会伴有盂肱关节向前下方的脱位。此种类型的骨折多发生在有严重骨质疏松的患者。由于软骨下松质骨的骨量稀少，肱骨头下方在受到暴力冲击时发生塌陷压缩，几乎难以重建关节面的解剖高度或形状。

　　3．合并严重骨质疏松的三部分骨折　图12-25 显示了一例合并严重骨质疏松的三部分骨折。CT 显示"盾"骨折，此种骨折肱骨头坏死率高（图 12-26）。骨质疏松是肱骨近端骨折病例中常见和难以处理的问题。骨量稀少带来诸多问题：内固定失败、术后肱骨头内翻塌陷、螺钉穿出等。遗憾的是由于技术上的原因，目前尚无方法对骨折的肱骨近端进行骨密度的测量，故而难以将本条适应证细化。

　　内固定失效、肱骨头坏死（图 12-27）在翻修手术治疗中存在诸多困难，首先最大的困难是坏死组织无法重建。即使肱骨头无坏死，但内固定失效后二次手术头坏死的风险会增高，如果让患者面对第三次打击则可能有更大的麻烦。

　　4．患者的生理和心理情况适于术后的康复治疗　这是一条结合个人临床经验及现有医患关系的指征。严格意义上讲，不能算作是医疗指征。肩关节置换术后患者需要 3 个月到半年的时间进行严格的功能康复锻炼。并非所有的患者都有很好的依从性。患者对于治疗和康复锻炼的依从性也应考虑在术前计划之内。

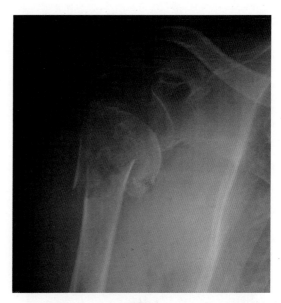

图 12-25　合并严重骨质疏松的三部分骨折，X 线可见肱骨近端骨皮质变薄，骨质疏松明显

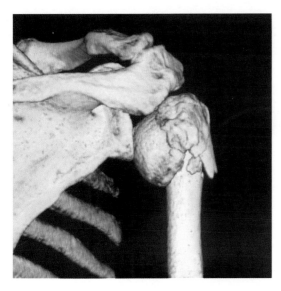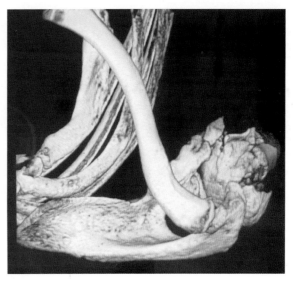

图 12-26   CT 表现为"盾"骨折

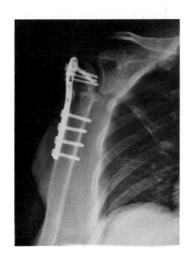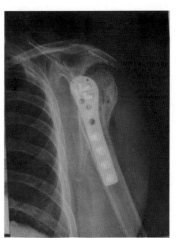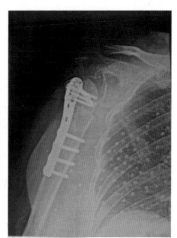

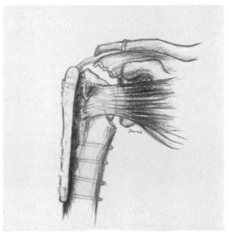

图 12-27   肱骨头坏死、塌陷，内固定螺钉穿出

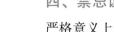

四、禁忌证

严格意义上讲，只要预期临床疗效不能优于其他治疗方法的病例，就是关节置换手术的禁忌证。对于骨质量较好的青壮年患者，应尽可能通过内固定的方法（可以采用切开复位或闭合复位后穿针）恢复肩关节功能。

五、复杂肱骨近端骨折在切开复位内固定和假体置换之间的选择

在此我们列举另一例充满经验教训的病例。患者，男，68 岁，低能量损伤 2 小时，急诊入院。X 线片检查 Neer 分型为两部分骨折，一般状况良好，图 12-28A 显示（只有一张肩关节正位片）大结节骨折移位超过 1cm，小结节骨折移位不明显，肱骨头部骨折移位也不明显，只是可见明显的骨折线，Neer 分型为两部分骨折，图 12-28B 绘制了我们认为的骨折状况及动力肌对骨折的影响情况（术中已证实）。诊断为：肱骨近端骨折，按 Neer 分型应为两部分骨折，因为小结节和肱骨头部分都没有明显移位。故术者行切开复位，并用三枚可吸收螺钉内固定（图 12-29）。固定后即刻在手术台上试活动，医生感到有异样活动及肩关节弹响，当时判断固定失效（12-30）。此时医生面临很大的困境，请思考下一步应如何进行治疗？

再次切开探查，见内固定失效，肱骨头及大、小结节完全脱位，取出可吸收螺钉情况如图 12-31 所见，取出固定失效的肱骨头。取肱骨头时医生惊讶地发现肱骨头部是碎裂的，极不完整，同时也看到肱骨头碎片上固定时留下的钉孔，如图 12-32 所示。

回顾 X 线片，无论如何也看不出如此状况。此时医生感到后悔，术前检查如果再详细些，多拍摄几张 X 线体位片，或拍摄一张 CT 片，可能治疗时就不会增加那么多的麻烦。

治疗面对问题是：向患者和家属再次"抱歉地"解释和说明病情，并花费大量的时间准备假体器械等。

本病例治疗选择肱骨头假体置换是非常合理的治疗（图 12-33），充分在假体周围植骨，创造良好的骨床，为大、小结节愈合奠定基础（图

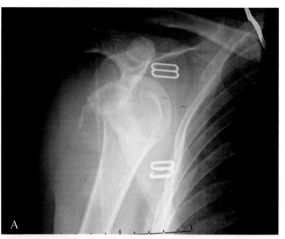

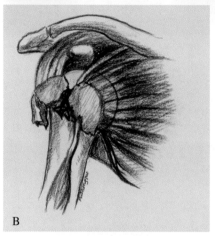

图 12-28 肱骨近端骨折脱位，**Neer** 分型为两部分骨折，肱二头肌长头肌腱夹入骨折线中（术中确认）

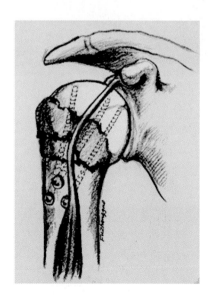

图 12-29 手术选择了切开复位，并用三枚可吸收螺钉内固定

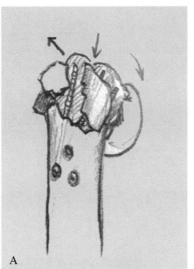

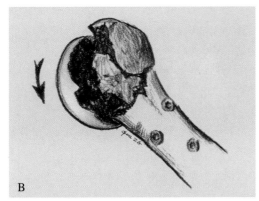

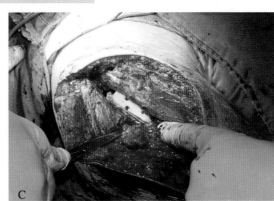

图 12-30　术中试活动手术侧肩关节时，发生固定失效

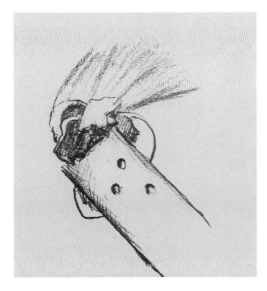

图 12-31　内固定失效，取出可吸收螺钉

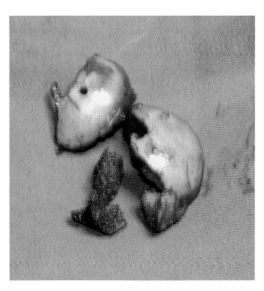

图 12-32　碎裂的肱骨头

12-34、12-35)。应用假体置换治疗技术，使患者的肩关节解剖结构得以完美重建，患者和家属对治疗结果满意。

注意事项

单靠分类理论来判断和决定手术计划远远还不够，即使是两部分骨折也存在很大的变数。术前检查一定要按常规，不要忽视普通X线片创伤系列体位片（详见第四章）。术前有太多的因素要综合分析，如骨质情况、年龄和生活的相适应的需求、经济状况、对治疗的承受能力、术前计划的应变、补救计划的实施能力和准备。仅凭一张X线片来制订手术方案，非常容易导致治疗方法的不合理甚至错误，并且导致医生的治疗困境。

我们遇到和接受到诸多同道的探讨病例，对于有时相对复杂的肱骨近端骨折的治疗选择上有些迷茫，因为国内同道朋友对肱骨近端骨折的治疗有时掌握不够准确，通过对以下数例临床病例共同探讨，相信会对读者有所帮助：

病例1 患者，男，77岁，伤后2天入院。肱骨近端骨折，Neer分型为两部分骨折，X线上隐约可见"双线征"，骨质疏松明显（图12-36、12-37）。无明显手术禁忌证。

病例2 患者，男，84岁，伤后4小时入院。肱骨近端骨折，Neer分型为四部分骨折，肱骨头脱位，骨质疏松严重（图12-38、12-39）。无明显手术禁忌证。

病例3 患者，女，80岁，受伤后5天入院。肱骨近端骨折，Neer分型为三部分骨折，X线片显示骨质疏松严重，骨折为粉碎性肱骨近端骨折，尽管Neer分型为三部分骨折，但骨折已近累及肱骨近端四个部分的结构（图12-40）。既往乳腺癌根治术后15年，无明显手术禁忌证。

病例4 患者，女，77岁，图示为伤后1天入院时的影像学检查情况。肱骨近端骨折，Neer分型为四部分骨折，内折页有破坏（图12-41），肱骨头有明显的旋转畸形（图12-42），CT显示"盾"骨折（12-43）。患者既往患有高血压20年，用药控制稳定。

上述诸多病例的列举，意在向同道们说明，复杂肱骨近端骨折，特别是老年患者（预期寿命＞10年），采用关节置换不失为一种非常有效的方法。当然，有些医生可能会有质疑，但是我们

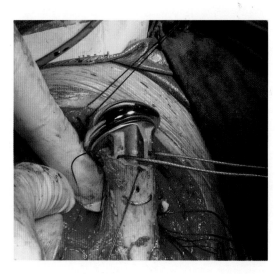

图12-33 去除无法修复的肱骨头，行假体置换

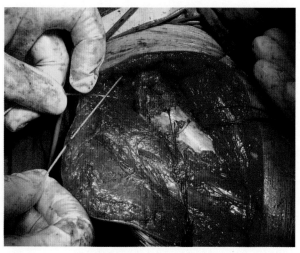

图12-34 充分利用肱骨头的松质骨植骨，创造良好的大、小结节愈合骨床

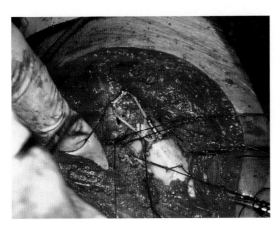

图 12-35　进行大、小结节复位固定

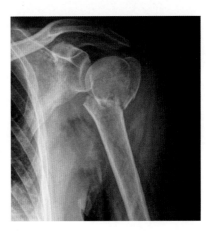

图 12-36　骨质疏松明显，肱骨近端 Neer 分型为两部分骨折

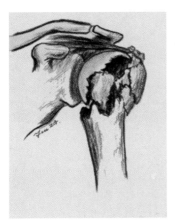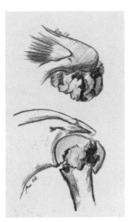

图 12-37　两部骨折

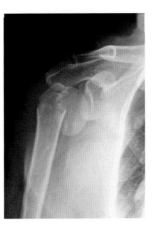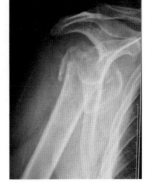

图 12-38　X 线片显示肱骨头脱位，骨质疏松严重

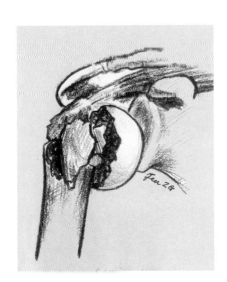

图 12-39　肱骨近端骨折，Neer 分型为四部分骨折，肱骨脱位

强调，对于老年人，需要权衡其生活质量问题和社会问题。在我们完成的这些病例中，愈后效果患者基本满意。试想，如果第一次手术内固定失败，对我们列举的较多病例的老年人来说打击是巨大的，甚至是毁灭性的。

关于肱骨近端骨折的治疗选择与后果，临床医生一定要有明确的认识，这样，无论是术前准备，包括与患者谈话签字和后续的术后患者对不良结果的接受，在术前都是需要医生周密地考虑到的，与患者及家属最后达成同意和谅解非常必要。同时，我们也应注重手术的操作与保护及对风险的防范意识。现举一小病例。患者，女，42岁，肱骨近端骨折，Neer 分型为两部分骨折（图

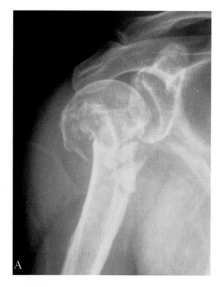

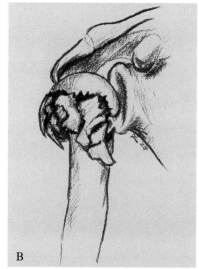

图 12-40　X 线片显示骨质疏松严重（A），骨折已经累及肱骨近端四个部分的结构（B）

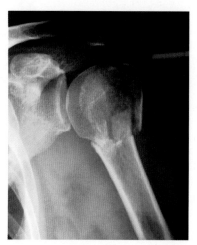

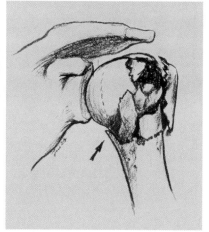

图 12-41　骨质疏松明显，大、小结节骨折移位均超过 1cm 以上，骨折内折页有破坏

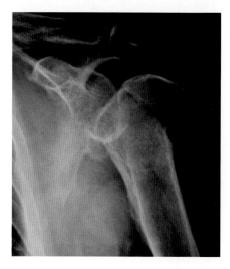

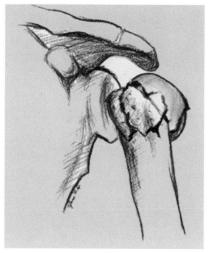

图 12-42　变换角度的 X 线片，显示肱骨头有明显旋转畸形

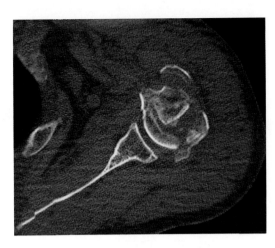

图 12-43　CT 显示"盾"骨折

12-44）。内固定术后出现肱骨头坏死和内固定失效，伤侧肩关节功能障碍，日夜疼痛，生活质量明显受到影响（图 12-45）。

本病例的结果将对术者考验如下问题：术前术者是否已向患者交代可能出现的如此后果；对手术中的组织剥离是否注意了骨组织的血供保护；患者能否谅解和继续相信术者下一步治疗等。

要点提示

肱骨近端骨折的外科治疗是充满风险的治疗，不能仅凭骨折的外表分型来断定风险的大小，应充分分析患者的损伤机制和个体情况。医生正确认识和合理选择治疗是非常重要的。医生有责任让患者得到最合理和最佳的治疗结果。在外科治疗中，切开复位内固定与肱骨近端假体置换技术是需要认真权衡选择的。

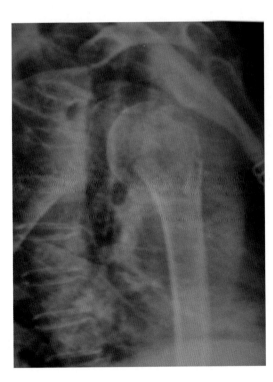

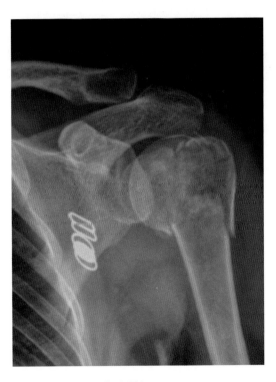

图 12-44　X 线显示肱骨近端骨折，Neer 分型为两部分骨折

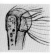

肱骨近端骨折的外科治疗

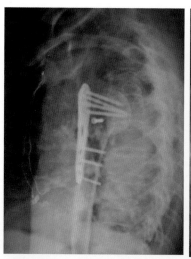
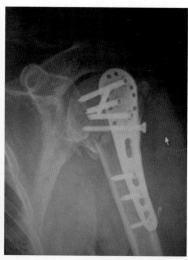

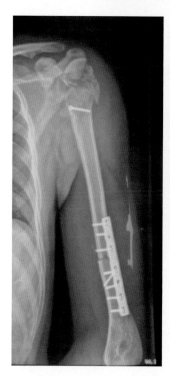
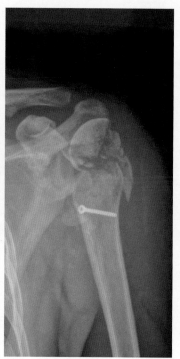
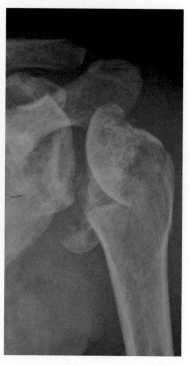

图 12-45　内固定术后出现肱骨头坏死和内固定失效

（付中国　白　露）

参考文献

1. Lugli T. Artificial shoulder joint by Pean (1893): The facts of an exceptional intervention and the prosthetic method. Clin Orthop Relat Res, 1978, 133 (3): 215-218.

2. Neer CN 2nd. Displaced proximal humeral fractures: Part Ⅱ. Treatment of three-part and four-part displacement. J Bone Joint Surg Am, 1970, 52 (6): 1090-1103.

3. Levine WN, Connor PM, Yamaguchi K, et al., Humeral head replacement for proximal humeral fractures. Orthopedics, 1998, 21 (1): 68-73; quiz 74-75.

4. Göbel F, Wuthe T, Reichel H. Results of shoulder hemiarthroplasty in patients with acute and old fractures of the proximal humerus. Z Orthop Ihre Grenzgeb, 1999, 137 (1): 25-30.

5. Boileau P, Trojani C, Walch G, et al. Shoulder arthroplasty for the treatment of the sequelae of fractures of the proximal humerus. J Shoulder Elbow Surg, 2001, 10 (4): 299-308.

6. Mighell MA, Kolm GP, Collinge CA, et al., Outcomes of hemiarthroplasty for fractures of the proximal humerus. J Shoulder Elbow Surg, 2003, 12 (6): 569-577.

7. 姜春岩, 王满宜, 荣国威. 人工肱骨头置换治疗复杂肱骨近端骨折. 中华外科杂志, 2003, 41 (9): 649-653.

8. 刘璠, 唐亮, 茅天, 等. 人工肱骨头置换术后的近期疗效. 中华骨科杂志, 2005, 25 (7): 390-394.

9. 王蕾, 庄澄宇, 张伟滨, 等. 半肩置换治疗严重肱骨近端骨折的临床结果分析. 中华外科杂志, 2007, 45 (20): 1389-1391.

10. 姜保国, 张殿英, 付中国. 人工半肩关节置换治疗高龄肱骨近端粉碎性骨折的临床研究. 中华创伤骨科杂志, 2008, 10 (10): 905-907.

11. 付中国, 姜保国, 张殿英, 等. 肱骨假体置换Cable-needle内置式环扎 "T" 形加压固定大、小结节治疗肱骨近端骨折. 中华创伤杂志, 2008, 24 (10): 799-803.

12. Noyes MP, Kleinhenz B, Markert RJ, et al. Functional and radiographic long-term outcomes of hemiarthroplasty for proximal humeral fractures. J Shoulder Elbow Surg, 2011, 20 (3): 372-377.

13. Plausinis D, Kwon YW, Zuckerman JD. Complications of humeral head replacement for proximal humeral fractures. Instr Course Lect, 2005, 54: 371-380.

14. Neer CS 2nd. Four-segment classification of proximal humeral fractures: Purpose and reliable use. J Shoulder Elbow Surg, 2002, 11 (4): 389-400.

15. DeFranco MJ, Brems JJ, Williams GR Jr, et al. Evaluation and management of valgus impacted four-part proximal humerus fractures. Clin Orthop Relat Res, 2006, 442: 109-114.

16. White TO, Robinson CM. Fractures involving splitting of the humeral head. J Bone Joint Surg Br, 2002, 84 (7): 1084; author reply 1084-1085.

17. Ogawa K. Fractures involving splitting of the humeral head. J Bone Joint Surg Br, 2001, 83 (8): 1209-1210.

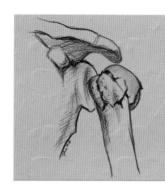

第 13 章

肩关节假体高度的选择

肱骨假体植入的高度、肱骨假体的倾角与肱骨假体植入后动力肌功能的恢复重建息息相关。需要强调的是无论哪部分的重建出现问题均有可能导致肱骨近端非解剖重建，从而影响术后功能。

第一节 假体置换中假体高度的认识

由于肱骨假体高度安置不佳而导致的术后肱骨长度异常在临床上并不少见[1-3]。如果假体插入肱骨髓腔太深，即假体的位置过低，大、小结节复位困难（图 13-1），同时复位后的大、小结节会过于凸出，高出肱骨头，造成肩关节活动范围受限，如果假体插入过深，在假体背翅大量植骨，造成大结节复位的假象，导致结节固定在相对高的位置，X 线检查非常明显（图 13-2）。只

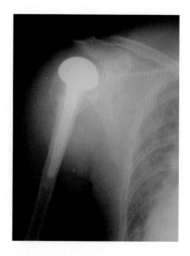

图 13-1　如果假体置入过低，大、小结节无法解剖复位

有假体高度合理，才能使大、小结节较好地复位（图 13-3）。

在大、小结节复位的手术过程中由于肌肉软组织的包绕，术中定位较为困难。另外，大多数医生

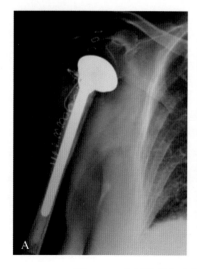

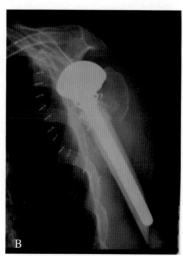

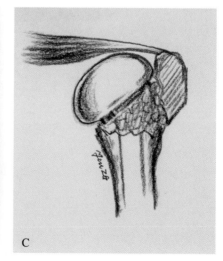

图 13-2　在假体背翅大量植骨，导致结节固定在相对高的位置。A 为正位片，B 为侧位片

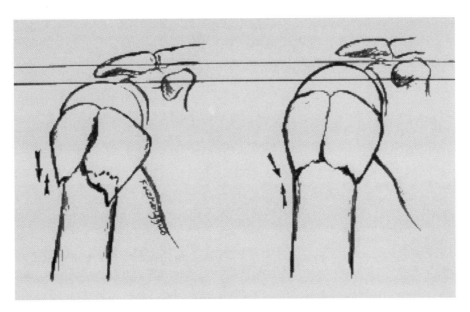

图 13-3　假体高度合理，大、小结节复位较好

在关节置换术中很少应用X线透视确定大、小结节复位情况，导致术后效果欠佳，但无法矫正。

大、小结节复位不佳，有时因为假体插入过深，使脱位的骨组织复位困难[4]，常常术者又不得去除相对多余的骨组织。Boileau 和 Walch[5] 研究发现肱骨长度的缩短会导致假体向下半脱位，冈上肌和三角肌正常力臂丧失，其有效肌力将减弱，特别是在肱骨短缩超过 1cm 时更加明显（图 13-4）。如果假体插入过浅，假体过于突出，那么重建大、小结节时张力增加，从而增加术后大、小结节不愈合或移位的风险。肱骨头高度（肱骨长度）与肩峰下间隙的关系如图 13-5 所示，

正常情况下是稳定的，肩峰下间隙一旦发生异常必将影响术后功能。大、小结节不愈合或移位引起的肩峰下间隙的减少会导致术后肩峰撞击综合征的出现，最终结果仍是肩关节功能受限[3]。

第二节　假体置入高度的确认方法

目前临床上确定假体高度最佳的方法尚存在

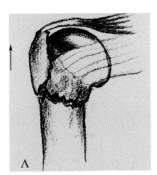 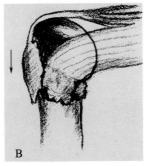

图 13-4　假体高度不良会导致大结节复位的位置上移（A）或下移（B），影响冈上肌张力

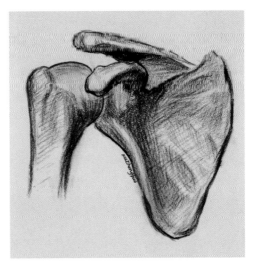

图 13-5　肱骨头高度（肱骨长度）与肩峰下间隙的关系

肱骨近端骨折的外科治疗

争议。我们归纳了以下方法供各位读者参考。需要强调的是：手术中情况千变万化，没有哪一种方法是"金标准"，应结合术前测量和评估和术中情况作出判断，切勿一成不变。

一、肱骨外科颈内侧解剖标记法

对于解剖颈骨折、肱骨头劈裂骨折或严重粉碎的四部分骨折（肱骨近端内侧皮质保持完好者），都可以采用参照肱骨近端内侧皮质的方法确定假体的高度（图 13-6）。

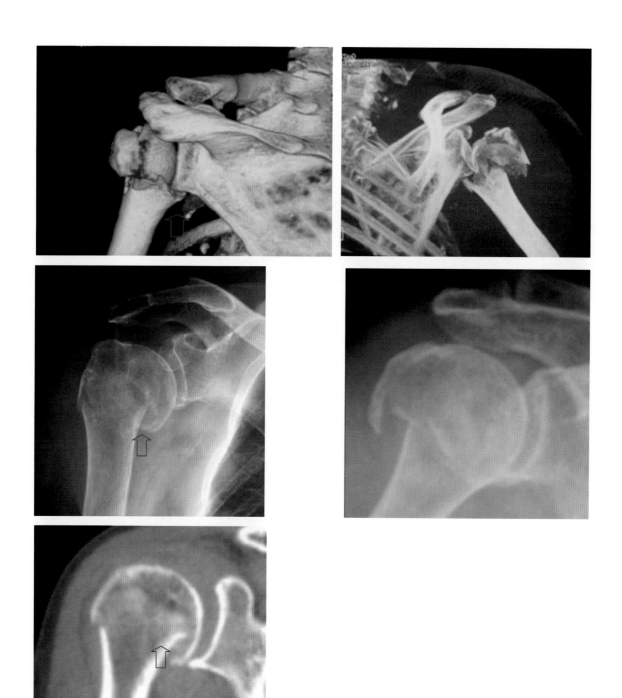

图 13-6 解剖颈骨折、肱骨头劈裂骨折或严重粉碎的四部分骨折下的肱骨近端内侧皮质（箭头）

图 13-7 更加清晰地表明内侧皮质的完整性，同时也提示术前详细检查的重要性。即使肱骨头或结节粉碎，只要内侧皮质完好，就可以尝试肱骨外科颈内侧皮质解剖标记法。

图 13-8 为肱骨头粉碎性骨折示意图。即使

是肱骨头严重移位外翻的病例或结节粉碎的病例，只要内侧皮质部分保持完好，便可尝试肱骨外科颈内侧解剖标记法。

图 13-9 示肱骨近端外科颈和肱骨头交界处的骨折。对其施行人工肩关节置换术，将假体高

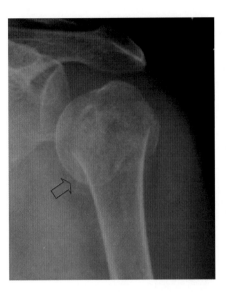
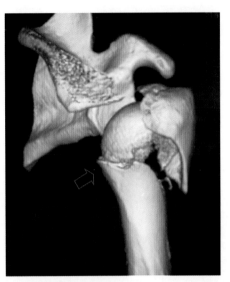

图 13-7 肱骨近端骨折内侧皮质完整（箭头）

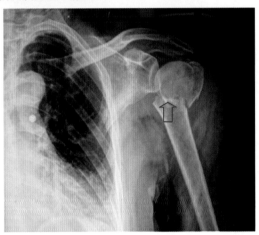

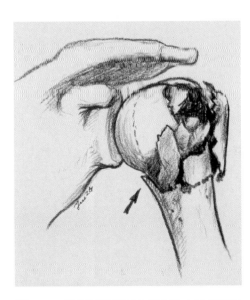

图 13-8 肱骨近端骨折内侧完整皮质示意图

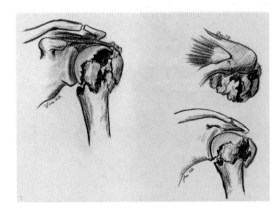

图 13-9 肱骨近端外科颈和肱骨头交界处的骨折

度摆放达到假体头内下缘合理连接即可形成正常高度（图 13-10）。具体操作时，手术中取出肱骨头后，显露肱骨近端骨干，寻找内侧皮质的解剖标志，将假体置入，将肱骨头假体下方内侧紧贴外科颈内侧皮质（图 13-11）。

对于确定假体高度，CT 扫描结果更为确切（图 13-12）。判断假体高度时，肱骨头试模下端应位于其解剖位置，实际上当骨折发生于肱骨外科颈与肱骨头交界处时肱骨头试模下端应与肱骨干接触（图 13-13）。

观察肱骨内侧远端骨折线的特点，预测假体高度。在肱骨距完整的情况下，可以将肱骨头假体试模的下端置于与肱骨干的近端骨折线肱骨距相接触的位置（图 13-14）。

应该认识到假体置入适宜高度是假体置换解剖重建的第一步（图 13-15、13-16）。高度确定以后，大、小结节复位不良仍会产生肩峰下的并发症，因此要特别注意。

目前临床采用的绝大多数肱骨近端假体均以肱骨外科颈与肱骨头交界处为标准点，因此该点

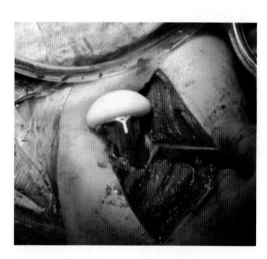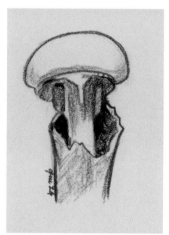

图 13-10　假体高度的确定

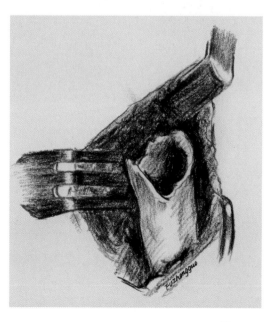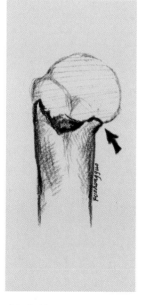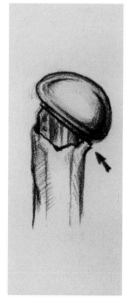

图 13-11　放置假体

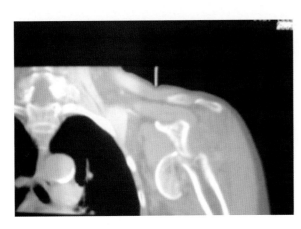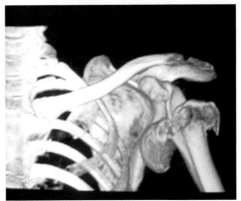

图 13-12　通过 CT 确定假体高度

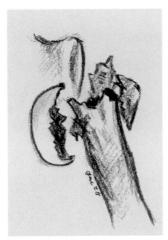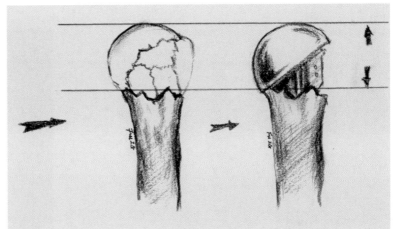

图 13-13　当骨折发生于肱骨外科颈与肱骨头交界处时，肱骨头试模下端应与肱骨干接触

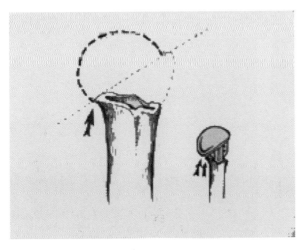

图 13-14　肱骨头假体试模（虚线）的下端与肱骨干近端
　　　　　骨折线肱骨距（箭头）相接触

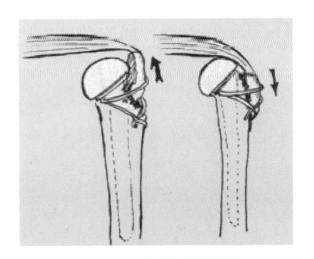

图 13-15　假体放置过低或过高

堪称肱骨近端假体高度标准的"黄金点"。术前仔细地阅片和术中谨慎地确定内侧皮质区域，对于假体高度的确定有很大的帮助（图13-17～13-22）。

二、结节高度的确认

对于内侧皮质粉碎的病例，肱骨外科颈内侧解剖标记法并不适用。

对于肱骨干的近端骨折线与肱骨距相接触的位置粉碎性骨折，解剖标志完全破坏，无法确认和依此来判定和评估假体植入高度（图13-23）。

在内侧皮质损毁的情况下，术中安置假体试模后行大、小结节试复位，复位后根据肱骨头试模关节面顶点至大结节顶点的距离调整假体的高度，将大结节高度作为肱骨假体高度的参照，进行试复位，确认骨折块复位完整，同时能够在复位的过程中恢复完整的肱骨近端解剖外形，这是比较理想的应用"结节高度"来衡量和确定假体置入高度的方法。如果结节骨块相对完整，则更有利于通过结节复位后的形态进行判断。在内侧皮质粉碎的病例中，松解肩袖间隙以进一步将不规则带血运的游离大、小结节骨块分组缝吊标记牵引线（图13-26）；安装假体试模后用牵引线将大、小结节骨块复位，应用大结节的高度来标定假体放置高度（图13-27）；找到肱骨头骨折块试行解剖复位，将其作为选择肱骨头假体长度

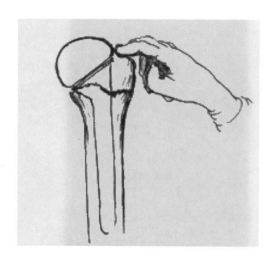

图 13-16　假体放置正确

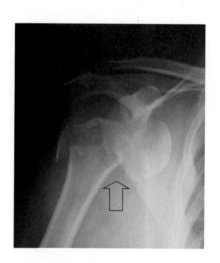

图 13-17　X 线片可比较容易地发现内侧皮质情况

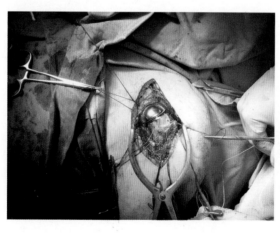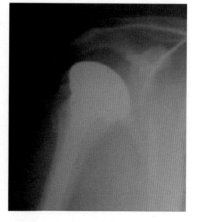

图 13-18　假体植入后的位置满意

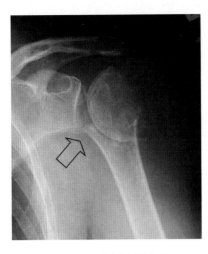

图 13-19　内侧皮质完整

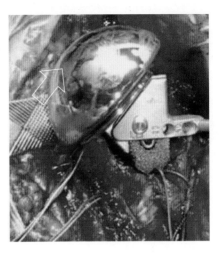

图 13-20　手术中取出肱骨头后经测量选定合适的假体型号

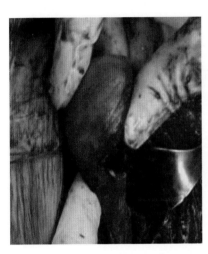

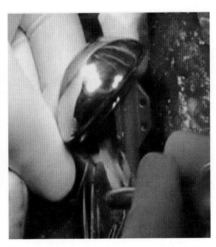

图 13-21　根据肱骨头与肱骨外科颈交界处的骨折断端水平高度确定假体高度

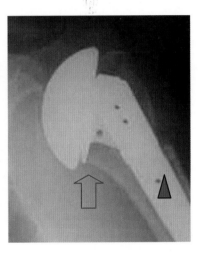

图 13-22　内侧皮质与假体肱骨头下方切迹匹配良好

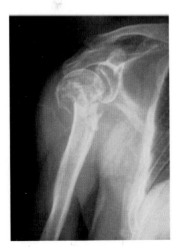

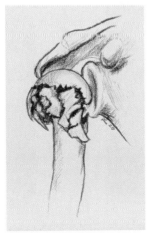

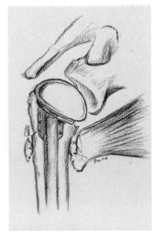

图 13-23　当骨折在为内侧皮质质骨折，解剖标志被破坏

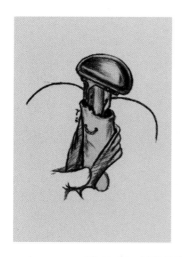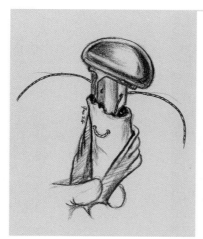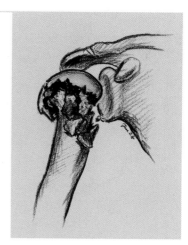

图 13-24 假体的植入高度可应用大结节的骨折块试行解剖复位，并以此为标准

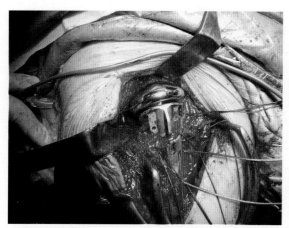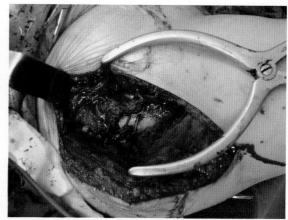

图 13-25 假体放置手术照片

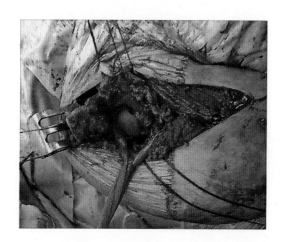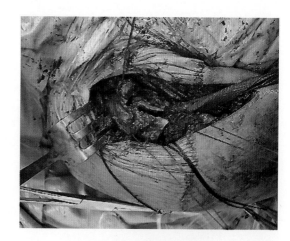

图 13-26 游离大、小结节骨块，分组缝吊标记牵引线　　图 13-27 安装假体试模后用牵引线将大、小结节骨块复
位，应用大结节的高度来标定假体放置高度

确定的依据，并应用术中已消毒量尺或消毒的硬纸板剪制成同大结节解剖复位后的同样高度（图13-28）。

结节复位的完整，并以此作为假体高度的复位标准是较为合理的临床方法之一。应该注意到的问题是，大、小结节骨块，特别是大结节如果相对完整或可解剖复位，我们可以把它作为衡量假体置入高度的一个辅助标准。但在临床实际工作中，术中有时很难确定大结节是否得以解剖复位，或大结节与肱骨干交界处是否存在骨缺损。此时，需谨慎采用此法（图13-29）。

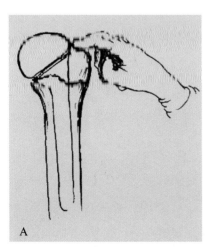

图 13-28 术中应用已消毒量尺或消毒的硬纸板剪制成同大结节解剖复位后的同样高度

三、双侧肱骨全长对比

如果大、小结节骨折复杂，难以复位成形，同时肱骨近端的解剖结构破坏严重，这样的骨折往往很不容易复位，因此不太适合应用"结节骨块测量法"确定假体高度，建议选用其他可操作的方法。

关于假体置入高度的确定方法应用中，也有术前进行双侧同等条件下的 X 线片的对比检查，用此法进行测量评估患侧假体置入的高度。可采用术后拍摄双侧肱骨正位片进行评估（图13-30）。

四、胸大肌止点测量法

胸大肌为胸前壁的最大扁肌，根据起始部位可分为锁骨部、胸肋部和腹肋部三个部分，三部分纤维汇集成一扁腱并止于肱骨大结节嵴（图13-31），腱长约 3.6cm，腱宽约 5.5cm，腱厚约 0.15cm。Murachovsky[6] 等先报道了胸大肌肌腱参考值（pectoralis major tendon reference，PMT）（图13-32）。经过对 20 具尸体共 40 个肩关节标本的测量，该研究发现 PMT 的平均值为 5.6cm（范围：5.0 ～ 7.0cm；SD 0.5cm），对双侧的测量结果行配对 t 检验，无显著性差异。北京大学人民医院创伤骨科室芦浩医师[7] 研究测量发现国人 PMT 的平均值为 5.10cm（范围：4.2 ～ 5.84cm；SD 0.54cm），较 Murachovsky 报

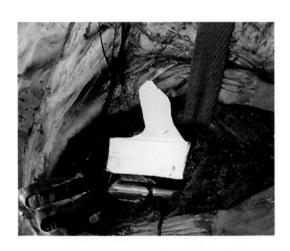

图 13-29 有时即使结节复位直视下满意（A），但由于大、小结节因嵌插、重叠等情况，造成对假体高度的判断出现失误（B）

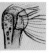

肱骨近端骨折的外科治疗

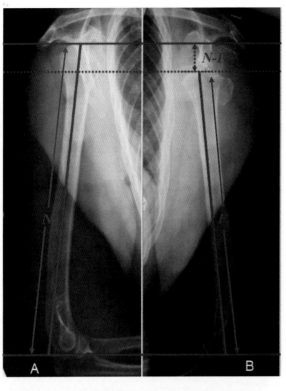

图 13-30　通过肱骨正位片确定患侧肱骨头高度

道的结果小 0.5cm，考虑国人同西方人之间存在着一定的解剖差异。芦浩同时对肱骨全长进行了测量，经统计分析发现 PMT 的测量结果同肱骨长度（humerus length，HL）的测量结果成正相关，相关性较高，相关系数达到了 87.9%，提示我们术中可以以 PMT 作为恢复肱骨长度的参考指标。

由于目前临床上采用肩关节置换术治疗肱骨近端骨折多采用三角肌 - 胸大肌间隙手术入路，术中可清晰地辨认出胸大肌肌腱止点上缘（图 13-32），无须为了显露而增加多余的手术创伤，故而有一定的临床使用价值。

芦浩对 22 例国人肱骨近端的尸体标本进行了测量[7]。在其研究中：所有标本的 PMT 测量结果比 5.10cm 偏差均小于 1cm，这提示术中将假体插入其顶点至胸大肌肌腱止点上缘 5.10cm 的位置，恢复的肱骨长度同其正常解剖偏差不会超过 1cm。肱骨近端骨折肩关节置换术后肱骨长度低于 1cm 的偏差并不会严重影响肩关节的

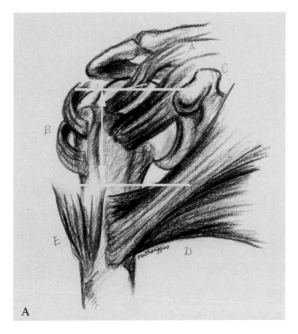

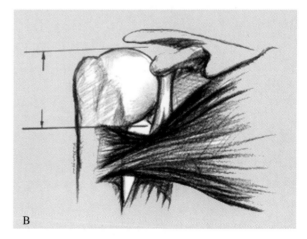

图 13-31　图示胸大肌在肱骨近端的止点

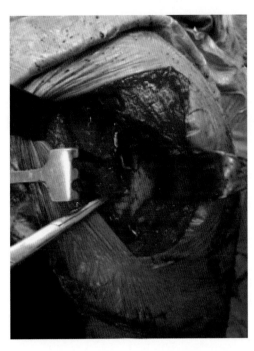

图 13-32 肱骨近端粉碎性骨折肩关节置换术中，钳尖所指示的白色腱性组织即为胸大肌肌腱肱骨止点部位

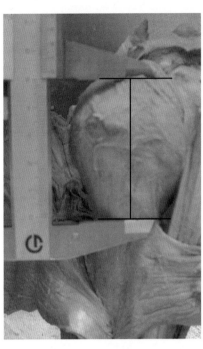

图 13-33 在解剖学标本上测量胸大肌止点上缘与肱骨头定点的距离

功能[8]。同时测量的 22 个标本中有 4 个标本的 PMT 测量结果较平均值 5.10 少 0.5cm，6 个标本的 PMT 测量结果较平均值多 0.5cm。由于 PMT 同 HL 具有一定的相关性，考虑这是由于肱骨长度的个体差异造成的。为了减小这种差异所造成的影响，该研究同时计算了 PMT 与 HL 的比值，发现 PMT/HL 的平均值为 17.6%，且本组标本 PMT/HL 结果的单样本 t 检验无显著性差异，说明该比值较恒定。在其研究中同时提出：每个标本 HL 的测量结果乘以 17.6%，分别与其 PMT 的测量结果比较偏差（|PMT-HL×17.6%|）均不超过 0.5cm，而小于 0.5cm 的肱骨长度变化并不会影响术后肩关节的功能结果[9-11]。同时我们还通过统计研究发现标本 |PMT-5.10| 的计算结果同 |PMT-HL×17.6%| 的计算结果之间存在显著性差异，这就说明从总体上来说 HL×17.6% 的计算结果较 PMT 的平均值 5.10cm 更加接近于 PMT 的真实值，且具有统计学意义。

Murachovsky[6] 的研究发现 PMT 同标本身高之间无相关性，但其并没有测量肱骨长度。本研究和 Murachovsky 研究中测量出的 PMT 平均值之间的差异考虑为中西方人肱骨长度的差异造成的。

由于通过 HL×17.6% 的计算结果更加接近于 PMT 的真实值，那么对于肱骨近端骨折需要行肩关节置换术的患者，术前可以拍摄健侧肱骨全长的 X 线片，测量出健侧 HL 的数值，并将其乘以 17.6% 来估计健侧 PMT 的个体化数值。由于双侧 PMT 的数值具有统计上的一致性，那么我们便可以采用该计算结果作为术中判断假体高度的参考。从理论上讲，这样可以将偏差控制于 0.5cm 以内，可更加精确地恢复肱骨的长度，有利于术后大、小结节愈合和肩关节功能的恢复。

如考虑采用此方法定位假体高度，最好在术前拍摄双侧肱骨全长正位、旋转中立位片，测量出健侧大结节高度（height of tubercle,HT）数据以作为术中判断假体高度的参考。但本研究也发现大结节高度测量结果同 HL 测量结果未检测出相关性，因此我们认为术中单纯根据 HT 来恢复肱骨长度是不准确的，但可以肯定的是复位后大结节顶点是应低于肱骨头顶点的。

Gerber[2] 等最先于 2004 年的北美骨科年会上提出可将胸大肌作为假体植入时确定高度的参考，通过对 28 例上肢的尸体解剖学研究发现胸大肌肌腱肱骨止点上缘距离肱骨解剖颈顶点的距离是稳定的。因此以胸大肌肌腱肱骨止点上缘作为术中判断假体插入深度的参考标志操作简单，具有临床实践的可行性，且实用性较强。

五、肱二头腱长头肌腱标记法

有学者推荐术中根据肱二头肌长头肌腱张力的方法确定假体的高度[12]（图 13-34）。肱二头肌肌腱长头是肱骨近端骨折手术的解剖标志。同时，结节间沟是大、小结节的解剖标记。对于大多数病例，肱二头肌肌腱长头和肌间沟会保留在小结节上。术中保留肱二头肌长头肌腱，装入假体试模后肱骨头向下方脱位 50% 是可以接受的。但这种术中根据张力确定假体高度的方法受到麻醉状态下肌松条件的影响，准确性较差。术中采用肱二头肌长头肌腱张力的方法确定假体高度造成术后肱骨短缩或过度延长的报道并不少见[13, 14]。

六、假体标定尺

近年来，肱骨近端假体的产品不断地进步和发展，假体应用中可自带高度测量定位器（图13-35），使应用者更加容易使用和提高准确性。

七、模板尺的应用

模板尺同样可以起到假体置换标准衡量、计划和实施的作用（图 13-36）。遗憾的是，对于骨折病例而言，肱骨近端的解剖形态已不复存在，只好使用健侧进行测量和评估。

术前与术后量尺的设计和计划也是非常重要的。可正确客观地评价假体置入高度等方面的结果。

八、根据肌张力来参考确定假体置入高度

临床手术中有时放入试模后，通过适当的力向肱骨远端牵拉肩关节，如果关节有 50% 下脱位，即认为高度合理。当然该方法需排除其他干扰因素。

九、关于临床对假体置入后假体长短的评估

肩胛骨外侧缘与肱骨内侧缘形成类似拱顶的结构。正常情况下，当肱骨头（或假体头）没有上移或下移时，此拱顶结构的顶点几乎位于肩胛骨关节盂的下缘。衡量假体高度是否合理可术前拍摄双侧肱骨全长 X 线片，观察健侧 X 线片，可以看到肩关节下方拱顶结构（图 13-37）。当

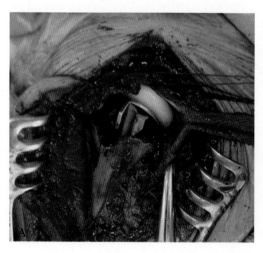
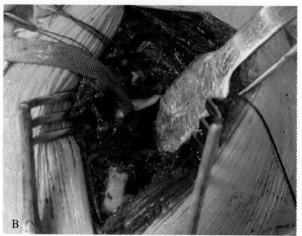

图 13-34　根据肱二头肌长头肌腱判断假体高度

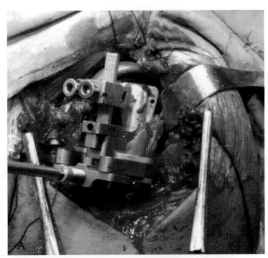
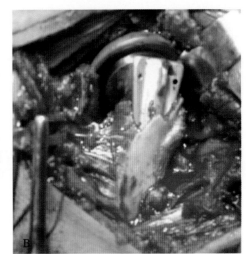
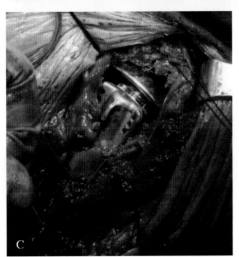

图 13-35　强生 DePuy Global fx 型肱骨近端假体，应用术中定位装置确定假体高度。国内许多供应商所提供的产品均有术中假体高度定位尺

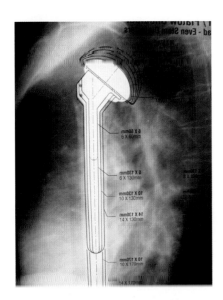

图 13-36　采用模板尺测量

假体置入过深或过浅时，此拱顶结构消失。

如术前和术后的拱顶结构保持一致，表明假体安放的高度较为合理（图 13-38）。

非拱顶结构表明两种可能，一种是假体装入过深导致的结果；另一种是肩袖和关节囊修复欠佳或没修复，关节稳定系统过于松弛所致关节向下方半脱位所致（图 13-39）。影像学表现为肱骨头位置下移。

图 13-40 所示拱顶结构改变也表明两种可能，一种是假体装入过浅导致的结果；另一种是肩袖和关节囊修复过紧，关节稳定系统过于强力向上牵拉所致关节上脱位。影像学表现为肱骨头位置上移。

在这里需要说明的是：用拱顶结构的改变来

肱骨近端骨折的外科治疗

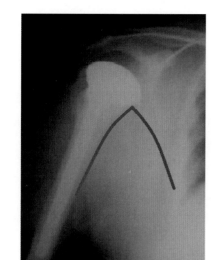

图 13-37　拱顶结构（红色标记线）

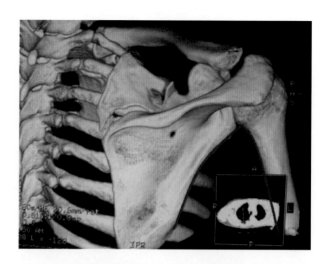

图 13-38　拱顶结构存在，这是较为满意的关节对合状态

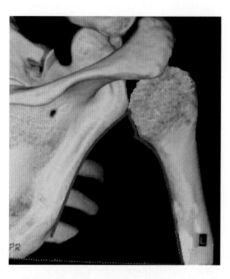

图 13-39　拱顶结构消失，肱骨头下脱位，此结构状态如果是假体置换术后，可能原因是假体安装过深，也可能是肩袖重复不满意，可通过整体检查确认

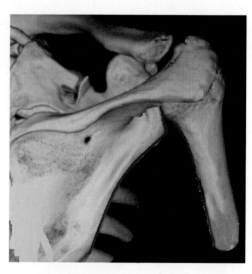

图 13-40　该拱顶结构如为假体置换术后，可能是因为假体装入过浅或肩袖和关节囊修复过紧，可通过整体检查确认

评估植入假体的植入深浅有一定的局限性，需通过其他指标来综合考虑。有时术后即使假体置入高度正常，但由于修复肩袖的张力问题或肌肉动力问题，同样出现拱顶结构的变化，有时通过康复训练是可以改变的。

图 13-41 提供的病例显示假体上移，拱顶结构消失，可能是因为假体植入过浅，但事实上经过功能锻炼和时间的延续，本病例的拱顶结构恢复，结果表明并不是假体植入过浅导致的结果，而是大、小结节连带的肩袖组织最初的修复中缝合过

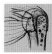

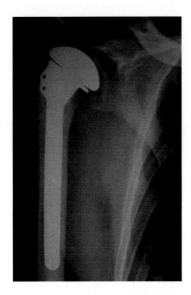

图 13-41　假体上移，拱顶结构消失

紧，及患者术后的疼痛引起的肌张力过高而导致的结果。

　　综上所述，关于假体高度的确定，不同的患者有很大的差别。因此需要灵活掌握，可采用多种方法从不同角度综合评估决定。

（芦　浩　付中国）

参考文献

1. Green A, Barnard WL, Limbird RS. Humeral head replacement for acute, four-part proximal humerus fractures. J Shoulder Elbow Surg, 1993, 2 (5): 249-254.

2. Gerber A Apreleva M, Warner JP, et al., Hemiarthroplasty for proximal humeral fracture. A new method to obtain correct humeral length. 2004, 14: 17.

3. Brems JJ. Shoulder arthroplasty in the face of acute fracture: Puzzle pieces. J Arthroplasty, 2002, 17 (4 Suppl 1): 32-35.

4. Prakash U, McGurty DW, Dent JA. Hemiarthroplasty for severe fractures of the proximal humerus. J Shoulder Elbow Surg, 2002, 11 (5): 428-430.

5. Boileau P, Walch G. Hemi prosthetic replacement in fractures of the proximal humerus. Seminars in Arthroplasty, 2000, 11 (1): 54-70.

6. Murachovsky J, Ikemoto RY, Nascimento LG, et al. Pectoralis major tendon reference (PMT): A new method for accurate restoration of humeral length with hemiarthroplasty for fracture. J Shoulder Elbow Surg, 2006, 15 (6): 675-678.

7. 芦浩，付中国，张殿英，等. 肱骨近端骨折肩关节置换术假体高度确定的解剖学研究. 中华创伤骨科杂志, 2010, 12 (8): 775-778.

8. Boileau P, Chuinard C, Le Huec JC, et al. Proximal humerus fracture sequelae: Impact of a new radiographic classification on arthroplasty. Clin Orthop Relat Res, 2006, 442: 121-130.

9. Loew M, Heitkemper S, Parsch D, et al. Influence of the design of the prosthesis on the outcome after hemiarthroplasty of the shoulder in displaced fractures of the head of the humerus. J Bone Joint Surg Br, 2006, 88 (3): 345-350.

10. Mighell MA, Kolm GP, Collinge CA, et al. Outcomes of hemiarthroplasty for fractures of the proximal humerus. J Shoulder Elbow Surg, 2003, 12 (6): 569-577.

11. Robinson CM, Aderinto J. Posterior shoulder dislocations and fracture-dislocations. J Bone Joint Surg Am, 2005, 87 (3): 639-650.

12. Tanner MW, Cofield RH. Prosthetic arthroplasty for fractures and fracture-dislocations of the proximal humerus. Clin Orthop Relat Res, 1983, 179: 116-128

13. Smith AM, Mardones RM, Sperling JW, et al. Early complications of operatively treated proximal humeral fractures. J Shoulder Elbow Surg, 2007, 16 (1): 14-24.

14. Demirhan M, Kilicoglu O, Altinel L, et al. Prognostic factors in prosthetic replacement for acute proximal humerus fractures. J Orthop Trauma, 2003, 17 (3): 181-188; discussion 188-189.

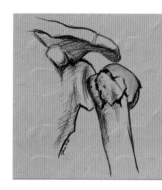

第14章

肩关节假体后倾角的选择及肱骨干处理

关于关节假体的角度问题，在多种关节置换手术中都有涉及。比如髋关节外翻角 45°~55°，前倾 15°。这些角度的解剖存在是因为相互活动的两个关节面之间有着匹配的几何学关系。对于肩关节，由于肩胛骨关节盂平面很浅，且在外展活动时有较大的活动度（盂肱节律），故而肱骨头关节的后倾角度自然成为人们关注的焦点。关于肱骨近端几个重要数据的测量，国内外很多学者做了大量工作。笔者利用以下篇幅对肩关节置换中后倾角的测量、选择和临床意义进行解读。

第一节　肩关节的解剖角度

影响肩关节置换术的肱骨近端解剖因素包括：肱骨头的后倾角、头干角、偏心距、肱骨头的高度和曲率半径以及肱骨大、小结节血供等。

正确的肱骨假体后倾角对于肩关节功能同样十分关键。在影响肩关节置换的肱骨近端解剖因素的内容中，后倾角异常会对术后肩关节功能和大、小结节愈合产生影响。很多现代假体系统一般都配有确定后倾角的装置。

一、后倾角

后倾角即肱骨头的冠状面相对于关节盂的冠状面的向后成角。Boileau[1]通过计算机三维成形技术对肱骨头的三维解剖进行了研究，认为肱骨头的后倾角在相对于肱骨髁连线的水平和相对于肘关节关节线水平的测量并不一样。在对肱骨头后倾角进行评估时，近端参照可以选择肱骨头关节面平面、肱骨头旋转中心和关节面中心的连线或大结节至关节面中心的连线；远端参照也有多种选择，包括肱骨滑车轴线、肱

骨髁间连线或前臂轴线的垂线（图 14-1）。在他的测量研究中，如果将肱骨髁连线的水平与肱骨头水平横轴的夹角作为肱骨头后倾角，则该角度为 17.9°±13.7°。可是本组后倾角的差异却很大，最大的后倾角达到 47.1°，最小的后倾角为 -6.7°。如果相对于肘关节横轴（肘关节关节线水平），则后倾角为 21.5°±15.1°。最大的后倾达到 56.5°，最小的后倾为 -10.3°。也就是说，在正常人群中完全有可能出现肱骨头关节面前倾的情况。

Hertel[2]也对一批肱骨标本进行了研究，结果表明：肱骨头的平均后倾角是 23.3°±11.7°。国内袁本祥等[3]对 180 例正常成人志愿者进行了三维 CT 重建，并对肱骨近端一些解剖学数据进行了详细的测量，得出了代表中国人群的肱骨近端解剖学数据：国人平均肱骨全长为（29.7±1.9）cm，平均肱骨近端髓腔直径为（11.6±1.9）mm，平均肱骨头额状面直径为（42.4±4.0）mm，平均肱骨头矢状面直径为（40.1±3.9）mm，额状面与矢状面直径比为 1.06±0.09，平均肱骨头表面曲率直径为（44.6±4.4）mm，平均肱骨头高度为（16.7±1.9）mm，肱骨头高度与曲率半径比为 0.75±0.07，颈干角平均为 129.7°±4.3°，肱骨头后倾角平均为 15.9°±9.2°，肱骨头内侧偏心距平均为（5.0±1.6）mm，肱骨头后侧偏心距平均为（3.5±1.6）mm。与欧洲人群相比，只有肱骨近端髓腔直径与肱骨头高度比较，差异无统计学意义，而其他项目诸如肱骨头高度、颈干角、后倾角均与欧美人群的研究结果有明显差异，由于目前我们使用的假体基本为欧美厂家设计，故而在假体型号的选择及手术中植入角度的选择上

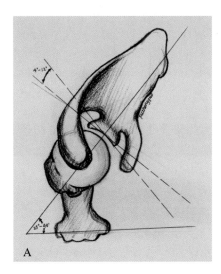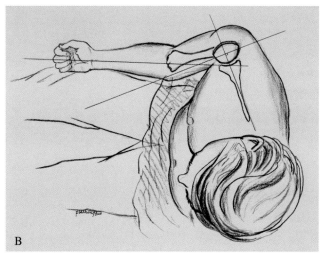

图 14-1 评估肱骨头后倾角

A. 主要所示为近端参照；B. 主要所示为远端参照

尤其应当注意。

值得欣慰的是，尽管许多研究表明肱骨头的后倾角存在明显的个体差异，即使在同一个体的左侧和右侧也存在统计学差异。但目前国内外基本达成了统一的定论：在手术中将假体后倾角设定在 20°～40°即可。

二、肱骨头头干角和肱骨头偏心距

肱骨头的头干角为 30°～55°（图 14-2A）。

同股骨头置换相似，肱骨头干角的差异将导致偏心距的差异。

肱骨近端偏心距描述了肱骨头关节面同肱骨干髓腔之间的位置关系，为肱骨头旋转中心至肱骨干髓腔的距离。偏心距分为冠状面上的内侧偏心距和水平面上的后偏心距（图 14-2B、C）。

三、肱骨头曲率半径和厚度

国人的肱骨头的曲率半径为 20～30mm，

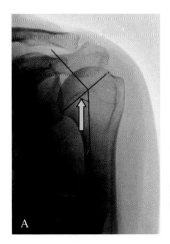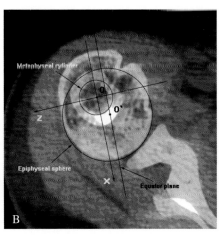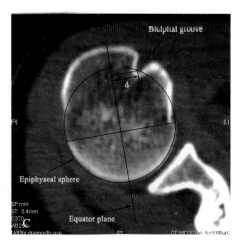

图 14-2 肱骨头头干角和肱骨头偏心距

A. 肱骨头头干角；B、C. 肱骨头偏心距。本例通过测量得出内侧偏心距为 4～14mm，后侧偏心距为 2～10mm

肱骨头厚度通常为曲率半径的3/4（图14-3）。体外研究发现肱骨头厚度增加5mm将导致盂肱关节活动范围减少20°～30°，同时加剧关节盂的磨损。相反，若肱骨头厚度减少5mm，盂肱关节活动度将减少24°。同时由于肱骨头与关节盂接触面积减少，从而引起肩关节不稳定[4]。

四、肩关节后倾角在肩关节置换中的意义

如果后倾角过小，重建后的小结节张力增加，会出现小结节固定失败，同时由于肩胛下肌张力增加，会出现肩关节外旋活动度减小；相反，如果后倾角过大，重建后的大结节张力增加，出现大结节固定失败以及肩关节内旋活动受限。

最需要重点说明的是：对于肱骨近端粉碎性骨折的假体置换手术，应尽可能保留肱骨近端的骨性结构（诸如大、小结节等），并予以解剖重建。在这里特别强调的是：在假体位置不良的情况下，解剖重建几乎是不可能的。假体置入角度直接影响大、小结节的稳定及术后的肩关节功能，手术中精确地定位后倾角十分重要。

第二节　假体后倾角的确定方法

一、假体配套角度导向器

许多假体提供商也考虑到角度的摆放确定问题，因此也提供了许多辅助确定肱骨近端假体置入角度的测量标定工具和方法（图14-4）。

本例以Zimmer的Bigliani-Flatow肩关节假体及手术器械为例。肩关节置换手术中假体后倾角的定位工具，以前臂屈伸活动方向为纵轴，通过辅助角度标定器中两根成角导针之间为准。只要在此角度之间即可，再根据术者需要微调肱骨颈干倾斜角度即可。术中确定假体放置角度后，可用电刀在肱骨断端相应处作出标记，作为放入假体时的明显标记（图14-5）。

二、肱二头肌长头肌腱沟法

Frederick Kummer[5]等报道肌腱沟角（髓腔中心与肌腱沟中心连线同肱骨髁间连线的夹角）平均值为55.5°，后倾角平均值为28.5°，肌腱沟角与后倾角存在30°的差异。实际上，肱骨近端肱二头肌长头肌腱沟在不同水平面的距关节前后轴线距离是有区别的，越是偏向远端越是距离增大，如果应用肌腱沟作为确定安放肱骨近端假

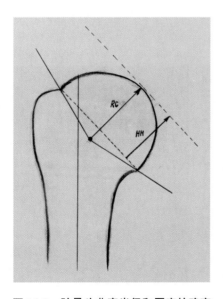

图 14-3　肱骨头曲率半径和厚度的确定

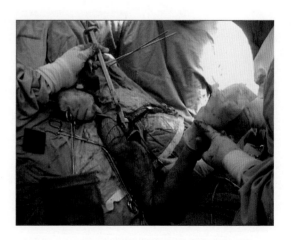

图 14-4　肩关节置换术中假体后倾角的定位

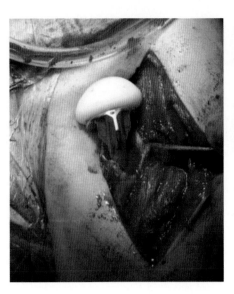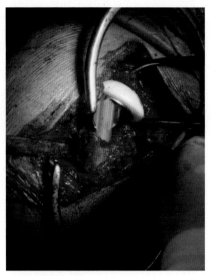

图 14-5　用电刀在肱骨断端相应处作出标记

体的参考标记一定要注意这一变化特点，否则将出现角度不合理的结果。肌腱沟也可以作为判断肱骨假体后倾角的参考。术前利用 CT 精确地测定健侧肱骨头颈轴心线与大结节皮质交点距肱二头肌长头肌腱沟之间的距离（图 14-6）。应用此距离为标准确定手术中假体置入的后倾角度。姜保国研究证实了该方法的有效性。解剖学研究发现肌腱沟呈"S"形，解剖颈水平肌腱沟角度平均值为 55.8°，而外科颈水平的肌腱沟角度平均值为 65.1°，两者相比存在显著性差异，对于肱骨近端四部分骨折，进行肱骨近端置换时若以外科颈水平肌腱沟为参照确定的后倾角，会存在假体后倾角过大的问题。有研究表明在外科颈水平将假体的外侧翼置于肌腱沟后缘约 5mm 处即可实现肱骨头的平均后倾角 [6]（图 14-7）。

　　在这里需要强调的是：在使用肌腱沟方法定位肱骨头后倾角时，一定要注意肌腱沟走行和肱骨头后倾角的关系。如图 14-7，肌腱沟的走行呈"S"形，这就是说，在不同的平面，肌腱沟切线位与肱骨头后倾角所对应的角度是不一样的。在使用肌腱沟作为解剖标志的时候，请一定注意！

　　肌腱沟定位肱骨头后倾角的方法在某些肱骨近端严重粉碎、肌腱沟难以辨认的情况下并不适用（图 14-8）。此时，采用肌腱沟定位时应谨慎。有时出现大结节粉碎，使肱二头肌长头肌腱脱位，将大结节数个骨块缝线标记或试复位后肌腱沟的解剖标志仍难以确定，故应换用其他方法。

三、肱骨内外髁连线

　　当肌腱沟不完整，无法作为解剖标志时，通过肱骨内外髁水平线的标记来确定肱骨头的后倾角，也不失为一种好方法。总之，可由术者临床

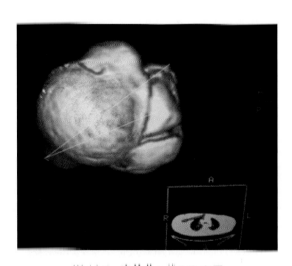

图 14-6　肩关节二维 CT 重建

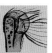

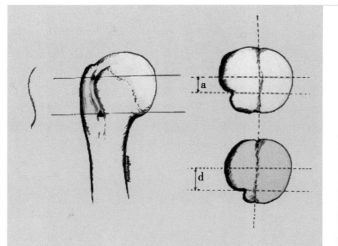

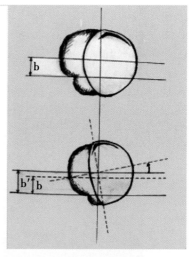

图 14-7 利用肌腱沟的走行在术中判断肱骨头后倾角的图示。在临床应用中，应注意肌腱沟的走行变化。由于肌腱沟在冠状面呈 S 形，常常误导在测量时 d'≠ d，这样就产生误差。在不同平面应用相同的肌腱沟距关节轴线距离，b'≠ b,产生误差，如果按此标准置入假体将会导致假体角度的偏差

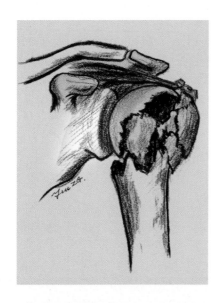

图 14-8 在肱骨近端骨折粉碎严重的患者,有时判断肌腱沟的解剖位置也十分困难

熟悉的方法决定后倾角的标定（图 14-9）。

第三节 肱骨干的处理注意事项及骨水泥的应用

使用骨水泥型假体时，需应用髓腔锉处理至骨皮质（图 14-10），扩髓后在肱骨近端骨腔内

能看到没有骨小梁的骨皮质（主要是在骨质疏松的年迈患者）。

扩髓工作大多采用手动扩髓。这里需要强调的是：需要进行肱骨近端骨折假体置换术的患者几乎均是年迈的老人，骨质疏松明显，如果扩髓后仍保留髓腔内的部分松质骨，那么骨水泥与松质骨间的把持力会明显降低，这就意味着术后假体易于松动。在扩髓后可使用长柄刮勺对髓腔进行清理，并用脉冲冲洗系统冲洗髓腔。

扩髓腔工作完成后，就要根据将应用的假体类型（不同的厂家假体一般均有使用说明，甚至是详细图解说明）进行假体置入前的合理布线工作（图 14-11）。

我们按照置换顺序介绍骨水泥的应用经验。肩关节假体置换应用的骨水泥方法不同于髋关节假体置换，后者能够很顺利地通过骨水泥枪将骨水泥合理地置入骨髓腔中，并使假体与骨水泥、骨水泥与骨面贴和紧密。

肱骨骨髓腔狭小，在不同的断面宽度变化较大。将骨水泥通过骨水泥枪置入骨髓腔时，容易形成假体与骨髓腔之间的充填不全等问题（图 14-12、14-13）。在搅拌骨水泥的同时置入髓腔塞。髓腔塞的置入一定要注意深度合理、大小适度。

在调制骨水泥的早期（拉丝前期）通过骨水

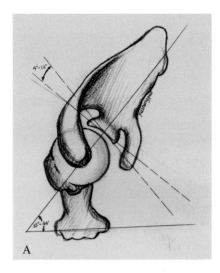
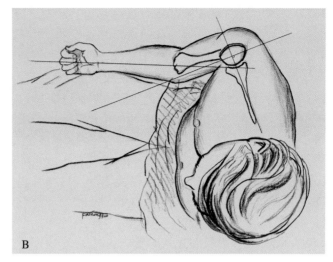

A

B

图 14-9　当肌腱沟不完整，无法作为解剖标志时，依据肱骨髁间连线来判断后倾角（正常角度在 25°~ 40°）

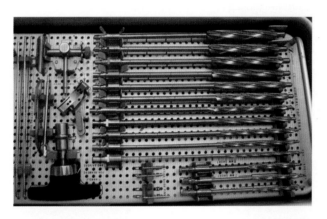

图 14-10　用于肱骨近端骨折假体置换的髓腔锉。有多种型号可供选择

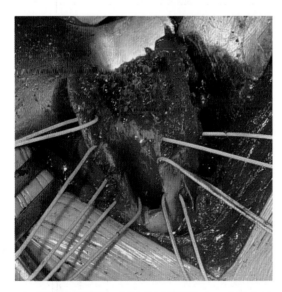

图 14-11　放置骨髓泥前，预先放置拟固定大、小结节的
布线情况

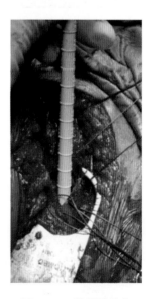

图 14-12　放置髓腔塞

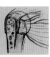

泥枪注入骨水泥，这时骨水泥的填充效果最好，但应掌握骨水泥的黏稠程度及假体打入的压力，以预防骨水泥相关的并发症风险（图 14-14）；另一种方法是在骨水泥拉丝后刚能通过手工制成柱形装入髓腔中，并通过指压尽量多地把骨水泥压入骨髓腔中，而后尽快在最短的时间内置入假体并力争一次达到标准深度和位置，这种方法对时间的掌握要求较高，如在骨水泥拉丝晚期放入假体时会出现假体打入困难，可能出现假体置入深度不够的结果，同时产生髓腔内的高压，推动髓腔塞向远端移动。为了克服上述问题可考虑尽量应用假体柄直径小于髓腔最窄区 2mm 以上，让假体周围的空间来缓冲骨水泥的等压运动。

骨水泥型假体应比扩髓型号小 1 ~ 2mm，以保证骨水泥鞘的厚度。应用骨水泥时，因为肱骨髓腔细，手术医生为了让骨水泥顺利进入髓腔，常常在骨水泥最稀薄时打入骨髓腔，这样非常容易产生骨水泥髓腔中灌入过深或使患者易于产生生命体征的明显变化，甚至危及生命。因此应用骨水泥的最佳时机是将置入冰箱冷藏后的骨水泥制备后 2 分钟，此时段比髋关节假体置换股骨髓腔应用骨水泥的时间早，这样可以有效地避免骨水泥应用的并发症的发生率。

要注意扩髓不要过深，以假体长度为限，一定要合理应用髓腔塞（图 14-15、14-16）。

如果没有器械商提供的髓腔塞，可应用废弃

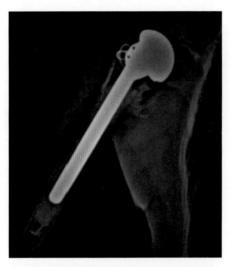

图 14-13　骨水泥填入时注意掌握量和操作时间，片中可见骨水泥填充髓腔有间隙，同时存在假体近端骨水泥填充不全

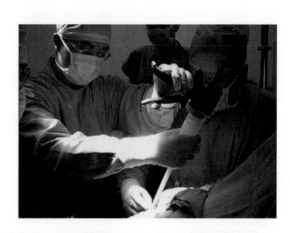

图 14-14　注入骨水泥

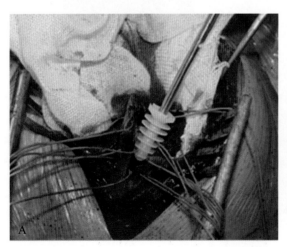

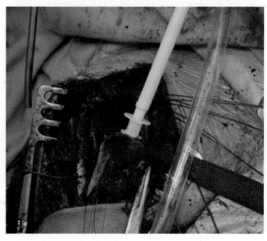

图 14-15　肱骨近端骨折假体置换术中使用髓腔塞

的肱骨头制作出大小适度的骨性髓腔塞，避免骨水泥向髓腔远端溢出。

　　尽量去除置入假体侧骨断端多余的骨水泥，从而为大、小结节的骨愈合创造条件（图 14-17、14-18、14-19）。这里还有一点需要注意的地方：除了清除溢出髓腔的多余骨水泥外，还应使用缝针清理好假体上可能应用的过线孔，以便术中应用。

　　另外，如果当骨水泥应用后到达固化期才发现假体高度或角度不合适或错误，这是无法调整的，其结果可能是灾难性的。

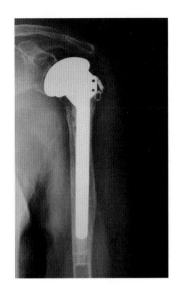

图 14-16　髓腔塞的应用结果

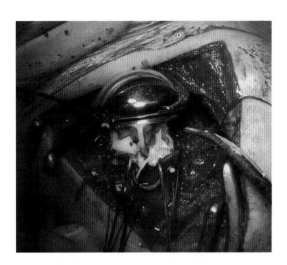

图 14-17　已置入假体。在确认置入位置无误的情况下，尽快处理掉假体与骨界面的多余骨水泥，并让外露的骨断端有清洁的骨组织

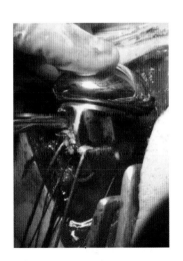

图 14-18　需要把骨水泥的假体外露部分的骨水泥处理干净

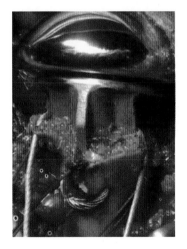

图 14-19　假体与骨皮质间应用优质松质骨充分充填

（付中国　陈建海　徐海林）

1. Boileau P，Walch G. The three-dimensional geometry of the proximal humerus. Implications for surgical technique and prosthetic design. J Bone Joint Surg Br，1997，79（5）：857-865.

2. Hertel R，Knothe U，Ballmer FT. Geometry of the proximal humerus and implications for prosthetic design. J Shoulder Elbow Surg，2002，11（4）：331-338.

3. 袁本祥，刘祖德，张琳琳，等．国人肱骨近端三维解剖研究及其对假体设计与植入的影响．中华骨科杂志，2007，27（2）：120-124.

4. Iannotti JP，Gabriel JP，Schneck SL，*et al.* The normal glenohumeral relationships. An anatomical study of one hundred and forty shoulders. J Bone Joint Surg Am，1992，74（4）：491-500.

5. Kummer FJ，Perkins R，Zuckerman JD. The use of the bicipital groove for alignment of the humeral stem in shoulder arthroplasty. J Shoulder Elbow Surg，1998，7（2）：144-146.

6. Itamura J，Dietrick T，Roidis N，*et al.* Analysis of the bicipital groove as a landmark for humeral head replacement. J Shoulder Elbow Surg，2002，11（4）：322-326.

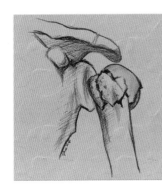

第15章

肩关节置换术中大、小结节的固定

肩关节置换术治疗肱骨近端粉碎性骨折的技术要点包括：① 适宜的肱骨假体高度；② 正确的假体后倾角的确定；③ 结节的可靠固定。①、② 两条技术在前面章节已经详细论述。近年来，随着对肩关节解剖学的深入研究以及手术器械的改进，详尽的术前计划和手术中较为精确的定位使得肱骨假体的高度和后倾角的确定有了质的改变。但大小结节术中复位不良、术后移位、畸形愈合或吸收坏死却仍然存在巨大的风险。在2010年北京召开的第二届中国肩肘外科协作组学术会议上，各国专家讨论认为：结节愈合仍然是肩关节置换治疗肱骨近端骨折的瓶颈，有待于进一步探讨和提高。本章拟对肩关节置换术中结节复位固定技术及相关病理生理情况和术后放射学评价等做一下介绍。

第一节　结节固定的重要性及固定不佳的临床结果

关于结节固定和肩关节置换术后功能恢复的关系在21世纪初得到了各国学者的一致认可。2002年法国学者Pascal Boileau回顾性地分析了1991—1996年66例采用肩关节置换术治疗肱骨近端粉碎性骨折的患者，并对其假体高度、假体后倾角、结节位置、假体周围异位骨化、肱骨假体柄周围透亮线和术后功能的相关性进行了研究。在平均27个月的随访中，结节移位及畸形愈合的患者术后满意度、疼痛以及肩关节力量和活动度均远低于无结节并发症的患者。国内姜春岩等通过双目计算机视觉采集系统对解剖重建及非解剖重建的大结节移位情况进行了分析，并认

为非解剖重建后肩关节在外展及外旋时结节的移位明显大于解剖重建组，稳定性有显著性差异。随着中外学者对于解剖学、生物力学的研究以及临床经验的不断总结，结节愈合情况与肩关节置换术后功能的关系被越来越多的学者所重视。在作者的临床随访工作中，自2004年起，完整随访病例41例，其中也发现结节移位或畸形愈合者术后功能康复评分远低于结节愈合良好的患者。

关于结节移位/畸形愈合与肩关节功能之间的关系可以通过以下几个方面来阐述：

1. 大结节的上移造成骨折面相互之间接触面积减小，影响大结节的顺利愈合。

2. 大结节位置上移，造成冈上肌不能在解剖位置愈合。从微观结构上来看，冈上肌相对于正常的解剖长度变短，肌小节之间的相对距离减小。在这种情况下，收缩位于其长度-张力曲线以下时，肌肉的收缩力将会减弱（图15-1），例如肌节受到牵拉，肌丝长度明显下降时。其最终的结果是即使大结节愈合，但是冈上肌肌丝长度下降，肌单元发生缺失以及回缩。肌节的长度-关节角度（length-joint angle）和相对的张力-关节角度（relative tension-joint angle）曲线会明显上移，最终导致明显的肌力障碍，作为肩关节外展的始动肌肉，必然会影响肩关节外展肌力及活动度。

3. 大结节上移导致冈上肌在收缩过程中的力臂减小，进一步加重对肩关节功能的影响。在大结节位置异常的情况下，三角肌收缩肌力也会出现异常，进而影响肩关节在肩胛骨平面的外展和前屈。

结节复位重建的位置高低影响动力系统的

肱骨近端骨折的外科治疗

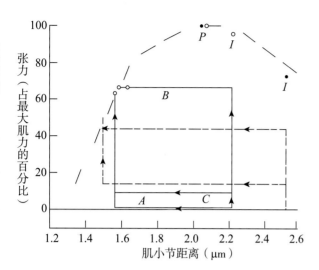

图 15-1 肌小节之间的相对距离减小，收缩位于其长度 - 张力曲线以下时，肌肉的收缩力将会减弱

（图片引自：Gordon A, Huxley A, Julian F. The variation in isometric tension with sarcomere length in vertebrate muscle fibres. The Journal of Physiology, 1966, Volme：170.）

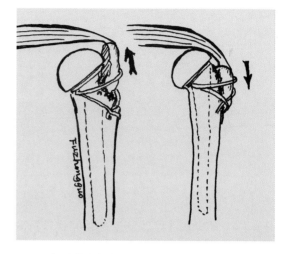

图 15-2 大结节在修复固定中的上移和下移导致的冈上肌的张力变化

平衡。大结节位置上移，造成冈上肌不能在解剖位置愈合，导致肩峰下狭窄，极大地影响肩关节的功能。同时结节过低直接导致冈上肌的张力增大，同样影响肩关节的功能，同时出现疼痛、不稳定等并发症（图 15-2）。

在大、小结节手术复位中，由于需完整保留肩袖，骨组织常被包裹在肩袖内部，特别是在骨折碎块复杂无规律可循的情况下，易出现结节复位不良。另外，在最终放置骨水泥固定假体后，如果大、小结节位置过高或过低均不可避免地出现结节的不良复位（图 15-3）。

4. 大结节如未能解剖重建于假体背翅，重建后的结节间沟和小结节位置的相对紊乱会使肩胛下肌和冈下肌、小圆肌对于肱骨头的动力稳态

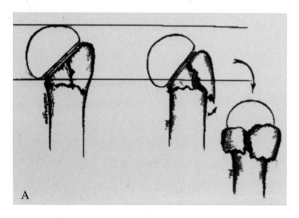

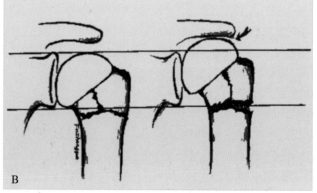

图 15-3 在临床手术中，大、小结节复位由于骨折的复杂性以及动力肌作用的影响，导致不能解剖重建肱骨近端

平衡受到破坏（图 15-4）。

临床上进行肱骨假体置换时，在大、小结节复位固定过程中医生的重点往往放在结节的高度摆放上，至于大、小结节的角度主要是依赖假体的后正中线位置，而假体的倾斜角度是人为地摆放，因此存在误差，结果可能导致冈下肌与肩胛下肌的力学不平衡（图 15-5），同时可直接影响结节的愈合。

肱骨大结节的肌腱附着：冈上肌肌腱附着于大结节的上面及中面的上半部分，冈下肌肌腱附着于大结节的整个中面，并自滑囊侧起覆盖冈上肌止点的后半部分。骨折后的情况常常是如图 15-6 一样，手术中往往标记牵引大、小结节后，常常误以为掌控完整的大、小结节，其实不然，小圆肌及连带的骨块易被漏掉，忽略了动力肌的作用。

在肱骨近端骨折实施假体置换的手术中，在寻找标记肩袖连带骨组织的阶段要特别注意骨折块与肩袖完整性，可反复试牵引冈下肌和小圆肌、冈上肌和肩胛下肌，仔细检查肌肉群的滑动情况，如陈旧性骨折患者的肩袖有时会有粘连，需彻底钝性松解；可利用手指或钝性器械在肩袖的外间隙滑动，检查是否有遗漏的骨组织等。

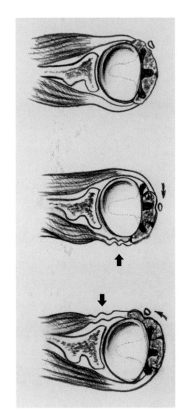

图 15-4 大、小结节与假体的关系直接影响结节力学的改变，影响结节愈合并导致并发症

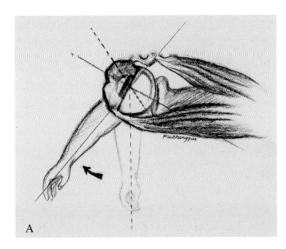

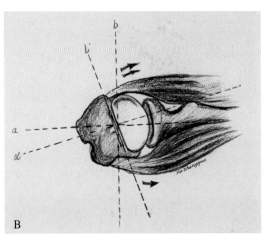

图 15-5 肩胛下肌和冈下肌对肩关节的影响

A. 肩胛下肌紧张，相对冈下肌松弛，导致肩关节外旋乏力，关节疼痛；B. 冈下肌紧张，相对肩胛下肌松弛，导致肩关节内旋乏力，出现功能障碍和疼痛

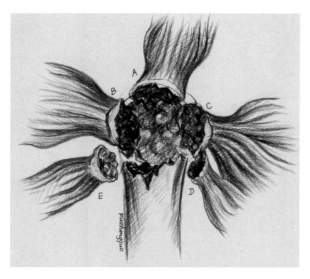

图 15-6　肱骨头后外侧面肩袖

A. 冈上肌；B. 冈下肌；C、D. 肩胛下肌（C、D 表示的是两种可能的小结节骨折块）；E. 小圆肌

第二节　结节固定的生物力学

关于大、小结节重建的方法，不同的假体有不同的重建方法。但无论采用何种固定方式，将大、小结节尽可能地解剖重建是最基本的原则。这样才能使作为肩袖诸肌附着点的大、小结节在肱骨头假体周围的软组织平衡中起到应有的作用。

Mark A. Frankle 针对人工肱骨头置换术中大、小结节的固定位置及固定方式进行了专门研究。他先研究了结节固定位置及方式的影响，使用 5 个新鲜冷冻肩关节标本，测量肩关节被动外旋时的扭转应力，然后模拟四部分肱骨近端骨折，并进行肩关节置换术，根据大、小结节固定位置及方式不同分为解剖重建和非解剖重建两组，并评估两组的效果。结果提示，大、小结节非解剖重建将会导致术后肩关节外旋运动明显受限，扭转应力增加 8 倍。而解剖重建组的结果则与正常肩关节对照组相同。大、小结节重建时，水平方向的重建不当将会导致术后肩关节功能恢复明显受限。之后该作者又评价了大、小结节的不同固定方式，使用 8 个新鲜冷冻肩关节标本，模拟四部分肱骨近端骨折，采取 5 种不同的结节固定方式，并且测量肩关节被动外旋时结节间位

移，用于评估各种固定方式的效果。其研究结果表明环扎缝线对于结节固定非常重要，可以降低结节间位移，因此推荐使用环扎缝合，以减少结节间的移动和应力，最大程度地增加骨折固定的稳定性，以促进术后康复。

Derek Plausinis 等在总结人工肱骨头置换术并发症的文章中提出了其对结节固定方式的看法，认为为了提供结节固定的最大稳定性，主张在横向和纵向两方面进行固定。首先将大、小结节与肱骨干稳固固定，充分的纵向固定可以为早期功能锻炼提供良好的基础。在横向固定方面，在大、小结节之间进行固定是十分必要的，并且用环绕大、小结节和肱骨假体的环扎缝线进一步加强固定能够提供更好的稳定性，同时还指出使用多重缝线可以使大、小结节的复位固定更加稳固。最后，要将取自原肱骨头的自体骨进行植骨以促进骨折愈合，这也是影响结节愈合的重要因素。

Abu-Rajab RB 评估了三种不同结节固定方式的效果。第一种方式是首先将大、小结节分别与肱骨干固定，再将大、小结节之间进行固定，然后使环扎缝线穿过假体前孔进行加强固定。第二种方式与第一种方式类似，只是取消了环扎缝线固定这一步骤。第三种方式则是将结节与假体和肱骨干分别固定，而结节之间没有进行固定。使用特殊的设计装置给予肱骨外展负荷并采用一种 3D 系统追踪所有肱骨近端解剖部分，并测量各部分的线性运动和角度运动以及大、小结节与肱骨干之间的移位程度。最终结果显示第一、二种方式是最稳定的固定方式。第三种方法中肱骨各解剖部分之间出现了更大的分离移位和角度运动，尤其是在结节间中点处的分离移位更为明显。分析原因可能是在第一、二种方式中，结节间的固定使大、小结节可以作为一个整体进行运动，而在第三种固定方式中大、小结节只是分别与肱骨干和假体固定，缺乏结节间制动，大、小结节都可以独立进行运动。因此造成其结节间稳定性较差。同时，该研究在第一、二种方式间还进行了比较，但结果表明两者之间无明显差别，这提示环扎缝线可能并不会进一步增加结节固定的稳定性，但仅单纯将结节与肱骨干和假体固定的稳定性肯定难以保证。

对照 Abu-Rajab RB 的结论，Frankle 等之前的研究证实单条环扎缝线能够抵抗外旋负荷，并且在使用环扎缝线固定的病例组观察到良好的骨折愈合及功能恢复情况，这与 Abu-Rajab 的研究结果似乎不符。研究结果只是提示环扎缝线并不增加实验中肱骨外展负荷下的结节固定稳定性，但也并不产生负面作用。因此作者认为环扎缝线仍然是结节固定时的一种优先选择，因为这种方式有可能在其他负荷运动下仍具有固定稳定性方面的优势。另外需要注意到，Boileau 和 Walch 曾提倡使用多重环扎缝线，因为单条环扎缝线可能不会产生类似多重环扎缝线同样的固定稳定性，这也许是 Abu-Rajab RB 的研究中环扎缝线没有增加固定稳定性的可能原因之一。

但我们应注意到，生物力学的研究结果的局限性在于无论设计多么仿真的力学夹具和数据采集系统，都与人体生物学环境和运动生理情况相差甚远。在不使用多重环扎缝线的固定方法中，结节间相对运动的趋势依靠单纯缝合线的张力来控制。由于缝线自肱骨干的穿入是通过手术中打骨洞完成的，缝线的张力与骨洞的摩擦对于老年合并骨质疏松的患者而言是一种潜在的不稳定因素，应特别引起同道注意。

第三节　结节固定中须认识和注意的问题

一、肩袖足印及肩关节功能解剖

肩袖由冈上肌、冈下肌、肩胛下肌、小圆肌四块肌肉组成。上述肌肉围绕肱骨近端，形成强有力的袖状结构，完成肩关节的旋转运动并维持上肢的位置。

经典的解剖学认为冈上肌、冈下肌、小圆肌止点位于大结节。其中冈上肌止于大结节上方，冈下肌止于大结节后上方，小圆肌止于大结节后方。肩胛下肌止于肱骨小结节。但现代解剖学研究认为：肩袖各肌的止点相互融合于肱骨大、小结节（冈上肌和冈下肌在距其止点近端 15mm 处开始融合），单纯采用钝性分离难以将它们分开。虽然在小圆肌和冈下肌的肌腹部分之间存在间隙，但其在肌 - 腱移行处相互融合。冈下肌和

小圆肌在大结节的止点以上约 2cm 有一小部分止点止于肱骨外科颈（图 15-7 ~ 15-10）。

肩胛下肌肌腱止点跨越结节间沟，在肱骨大结节处与冈上肌肌腱相互交错。在此处，肩胛下肌内侧部与冈上肌外侧部无明显间隙。在 Cash 的研究中，肩胛下肌肌腱的止点多位于结节间沟；肩胛下肌止点位于大结节前方近结节间沟部。解剖学研究认为，肩胛下肌的止点并非均位于小结节，而可能是与冈上肌相互交错，加强肩袖止点的强度。在临床上肩袖修复中应充分注意到此点，它是解剖的关键点，往往大、小结节骨折是经过肱二头肌长头腱肌间沟分开的，矛盾的是肩胛下肌止点并非止于小结节，而是止于大结节。因此，临床上常把肩胛下肌的止点位置错误地建于偏小结节侧，从而导致肩胛下肌止点内移至大、小结节之间，影响术后功能。

经典解剖学认为，冈上肌止于肱骨大结节，很少变异。Kolts 研究发现，少部分也会止于小结节。虽然冈上肌有少量肌束止于小结节，但其具有重要的功能及临床意义。由此可见，在肩胛下肌和冈上肌之间的结构并非只有喙肱韧带，还有冈上肌的小部分结构。冈上肌的前缘构成了肩袖间隙的上缘。冈上肌肌腱在其附近有冈下肌、肩胛下肌纤维加强，最终成为一个"功能单元"（图 15-11）。

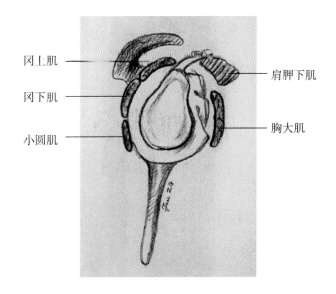

图 15-7　关节盂断面的肩袖结构（由外向内看）

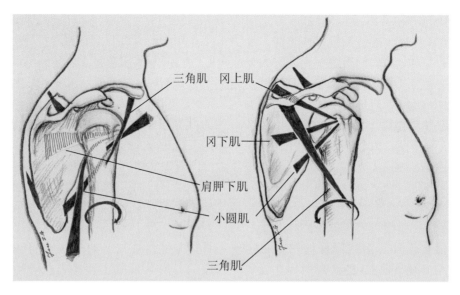

图 15-8 肩关节周围肩袖、三角肌、胸大肌等动力肌动力协同作用及动力方向

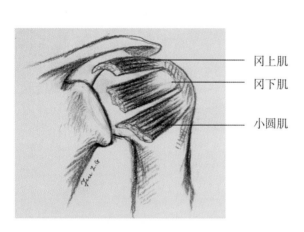

图 15-9 冈上肌、冈下肌、肩胛下肌足印

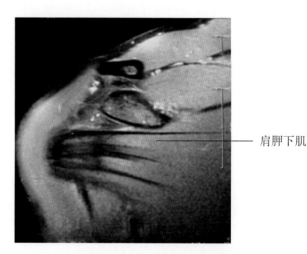

图 15-10 MRI 清晰可见肩胛下肌肌腱部分及其在小结节上的止点

结合临床体会，我们在重建缝合大、小结节时不应拘泥地认为所缝合标记的大、小结节骨块是冈上肌或者肩胛下肌的止点连带的组织，而应在缝合固定的同时注意是否有被漏掉的与肩袖相关的腱骨组织，将与肩袖有关联的骨块回复到其解剖位置，并尽量将肩袖诸肌腱解剖重建，以达到最理想的治疗效果（图 15-12、15-13）。

在重建大、小结节的外科学实践中，根据止点的解剖学关系恢复结节的正常解剖已得到共识。重建后的肩袖结构也会随着结节愈合的位置发挥其生理功能。在肩关节置换术中，应将肱骨头假体、干骺端、结节当作一个整体全面考虑，以整体方式完成愈合及日后的功能恢复。

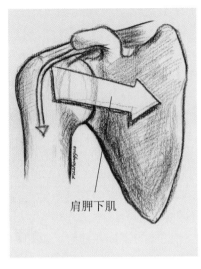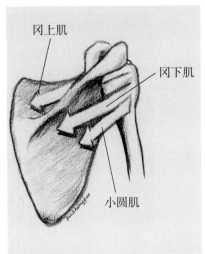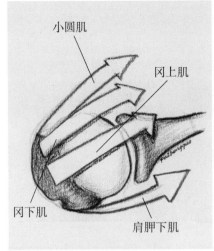

图 15-11　肱骨头在肩袖诸肌作用下的运动模式以及肩袖的止点与动力肌的力学关系

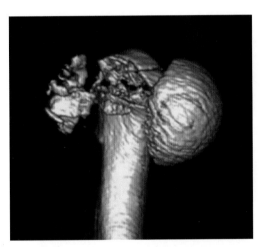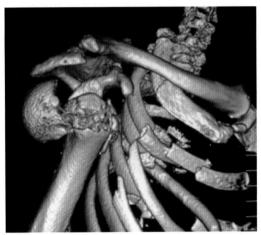

图 15-12　结节部粉碎性骨折块导致有时很难准确区分大、小结节，治疗中应特别注意骨折块的连带动力肌系统的修复

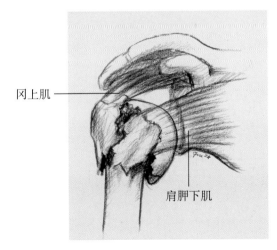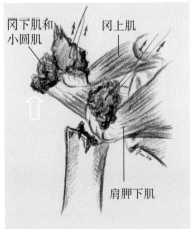

图 15-13　术中的大、小结节标记常常因手术野和手术经验的原因而漏掉结节连带肩袖肌腱的骨块，导致术后 X 线检查时发现假体周围有遗漏固定的骨组织，而影响手术效果

第四节 结节间加压的作用：中心加压及偏心加压的问题

作者认为，尽管骨折在大、小结节之间看似偏离关节假体的后中心线，但就关节本身的功能而言，冈上肌、冈下肌与肩胛下肌及相关肌肉的作用力点是作用在前后腱骨止点的中心线上，因此真正意义上的大、小结节稳固固定应该是在这条中心线上。况且，肱骨近端四部分骨折时，结节的粉碎情况千变万化，假体背翅与结节间沟构成了重建时的解剖标志。在缝合结节时通常按照此中心线将骨块缝合。但在加压的过程中，勿将捆绑加压的部分放置于结节间沟。这样可能造成对大、小结节骨块的压力不均衡。在多数情况

下，肱骨近端结节的骨折线并非沿结节间沟分离。相反，通常所见是大结节骨折线偏向后方，小结节大多骨折线偏向上方，故而在加压时可按照图 15-14 的示意，结合手术中所见进行，切勿一成不变地以结节间沟为中心。

结节承载了肩部绝大部分的动力肌系统。图 15-15 说明了这一区域的承受作用力的情况，纵向骨折线绝大部分位于结节间沟偏大结节 6 ～ 10mm。正因为此，肱骨近端的假体置换大、小结节骨折复位固定中常常围绕骨折线中心固定，这样更加趋于合理。在手术中易于单纯围绕骨折线为中心进行固定（即，以结节间沟为中心固定）常常不能达到良好的复位和固定，其原因应和解剖受力有关。

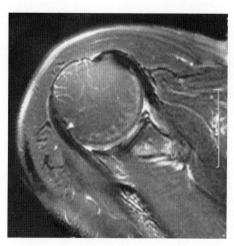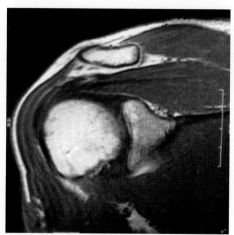

图 15-14 肩关节的肩袖结构，其功能肌相互拮抗平衡。这也给了我们明确地提示"受力中心"的道理

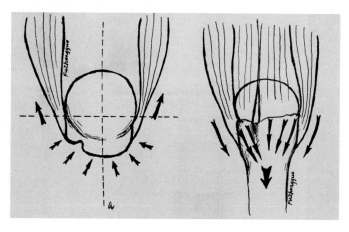

图 15-15 在肩关节动力稳定系统中肩袖肌肉的动力稳定方向

第五节 结节复位固定带的放置位置与功能力学

在肱骨近端骨折大、小结节复位及重建固定的手术中，如确认单纯用缝线捆扎不确切，可选择应用金属捆绑带辅助固定，固定时尽量遵循以动力核心区为中心的主力固定带（金属揽捆绑带）的置放部位，目的是达到固定后力的向心性和功能力学的收网式稳定（即轴心稳定）。

在肱骨大、小结节的固定带的应用中，可根据假体的类型不同灵活选择捆扎带的走行方式（选择捆绑方式）。如图 15-16A 中，假体为带翼假体，可利用侧孔过带固定；合理使用要点：通过固定结节的腱 - 骨结合部，使肩关节肩袖部的受力均匀（本例中的固定法是应用了我们在临床中自创的方法，后续我们会介绍，以供参考）；用 15-16B 假体为无翼假体类型，过捆扎带可应用环绕法，争取大、小结节的均匀受力。也可考虑骨折的实际情况选择捆扎的方式，如图 15-17 中骨折需要横向稳定与纵向稳定，因此采用的固定方式也较为合理。当然，一定要注意捆扎时的受力平面合理（图 15-18），要达到有效固定。

片面追求以结节间沟为中心的过线与固定

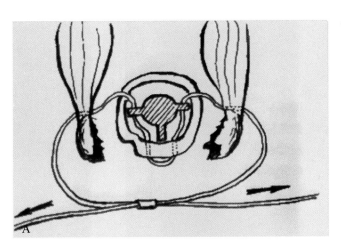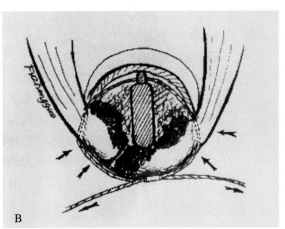

图 15-16　假体固定
A．侧孔过带固定带翼假体；B．采用环绕法固定无翼假体

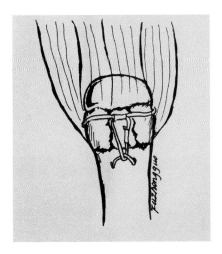

图 15-17　固定带的横向与纵向的稳固固定，可以将大、小结节骨折横向和纵向同时兼顾固定，从而创造良好的愈合条件

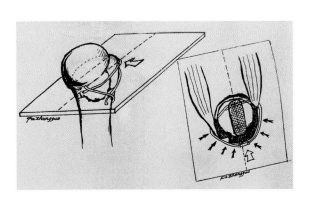

图 15-18　可见固定带与被固定的大、小结节平面的关系，合理选择能够发挥固定带的有效作用

肱骨近端骨折的外科治疗

（图 15-19）常会出现真正的失均衡固定结果，同时失去了环扎的作用。

究竟何种固定方式对结节间以及对结节与肱骨近端干骺端、假体之间的加压作用最强，目前尚无相关的研究报道。现有的关于大、小结节的生物力学研究多采用图像采集设备对肩关节活动时结节整体的移位进行采集分析。Mark A. Frankle 测量了对肩关节标本行肩关节置换术后被动外旋时的扭转应力，得出结论认为，大、小结节重建时，水平方向的重建不当将会导致术后肩关节功能恢复明显受限，其在研究中获取的是肩关节旋转扭矩。Abu-Rajab RB 的结节固定的生物力学研究是用 3D 系统追踪所有肱骨近端解剖部分并测量各部分的线性运动和角度运动以及大、小结节与肱骨干之间的移位程度。这种测量方式是目前较为先进的生物力学测试方法，但也只能从各结构之间的相对位移程度来评估稳定性。至于其间的固定张力和加压作用则无法评价。故而遵循以动力核心区为中心的主力固定带（金属捆绑带）的置放部位，目的是达到整体的稳定和恢复活动时缝线（或金属捆绑）张力的向心性，以期达到稳定固定，在动态作用下也有加压的作用。

作者在这里要特别强调的是：不要介意固定带在固定大、小结节横向捆扎后进行纵向联合捆扎固定时不在大、小结节骨折线之间。因为该固定是前后肌群平衡的中心点，更何况在多数需假体置换的三、四部分骨折的患者，大、小结节骨折很复杂，骨碎块更复杂，并有多块骨碎块。同时，骨折也不一定仅仅在大、小结节之间。

大、小结节固定最为合理的方法为环扎固定。环扎固定能够使游离的大、小结节骨组织与假体柄紧密地贴合，有利于愈合和固定。

第六节　大、小结节缝线标记及预处理

国际上关于假体置换大、小结节固定的方法因不同的厂商提供的假体而有不同的固定方法。但共同点是稳固固定大、小结节，以结节的完满愈合和恢复最大的功能。现阐述结节复位和固定的技术和经验等问题。

在肩关节置换手术中，之前的步骤和技巧

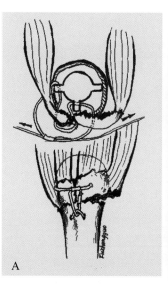 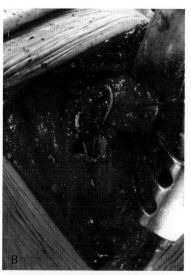

图 15-19　大、小结节骨折线间的表面因为过线不合理而导致固定位置不良（A）及临床中的实际结果（B）

在相关章节已有详细的叙述。本节只介绍取下肱骨头，正确打入假体后对于大、小结节固定的操作过程。

在经三角肌 - 胸大肌间隙入路进入后，在清除积血显露骨折块后，结合术前 CT 对骨块的情况进行进一步评估。在临床实践中，大、小结节的粉碎程度往往与术前评估有些差异。如手术在损伤后 3 ~ 4 周进行，由于骨折块之间的纤维组织较多，在取出肱骨头的过程中又会加重对大、小结节骨块的损伤。故而在取出肱骨头后，在"无头"的情况下对结节骨块进行术中评估会更加准确。

取出肱骨头后，对结节情况进行评估和预复位时需要注意以下几点：

（1）结节骨块复位的位置是否正确。

（2）粉碎的大、小结节复位中是否遗漏腱骨结构。

（3）结节的固定方法选择和注意事项。

在充分评估大、小结节骨折块的情况后，使用缝线标记大、小结节，通过缝线的牵引作用将结节充分显露。需要特别强调的是：最好使缝线通过结节与肩袖肌腱的腱 - 骨结合处，尽量不直接缝在骨块上！这是因为腱 - 骨结合处能够承受相对最大的张力。

术中盂肱关节处于内旋状态，因手术入路采用三角肌 - 胸大肌间隙入路，手术中大结节前方骨块的显露欠佳，故而往往容易忽视位于三角肌下方的大结节骨块，造成骨块遗留或未能完全复位。为了加深认识和理解，现列举病例说明问题。

病例：患者，女，在家中摔倒，肩外伤疼痛、肿胀 12 小时入院。入院查体：影像学检查结果显示肱骨近端骨折，肱骨头内翻，内翻角大于 45°，大结节骨折（图 15-20A）。由于只有一张 X 线片，无法判定大、小结节的具体情况。重建 CT 显示大、小结节均有骨折，且大结节骨折移位超过 1cm，有肱骨头劈裂，Neer 分型为三部分骨折（图 15-20B、C）。实施人工假体半肩置换手术。

当时在术中认为大小、结节复位固定满意，术中活动肩关节，直视下见缝线标记并牵引大、小结节及腱性组织，应用环扎法固定，确认大、小结节骨折固定区非常稳定，未见异常活动（图 15-21、15-22）。

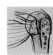
术后的 X 线片如图 15-23 所示，见有较大的游离结节骨块被遗漏固定，但是已无法补救。

此时再次回顾术中直视下所见，它提醒我们在复位大、小结节时要非常细心：骨折的碎块常常因动力肌，诸如在小圆肌、冈下肌或肩胛下肌的牵拉下回缩到深层，有时在复位标记时容易漏掉。但是固定后常常外形良好，骨缺如不明显（图 15-24）。术中在固定大、小结节中和固定之前，可用手指或其他器械如组织剪、骨膜剥离器、止血钳等协助检查和寻找判断是否有被遗漏的结节区的游离骨块。

图 15-25 提供的是另一例术中自认为复位满意、术后才发现漏固定带动力肌腱骨组织的例子。尽管术后患者功能尚可，但留下了很深的遗憾。该病例在肱骨近端假体置入后，复位固定中未发现遗漏的腱骨组织结构（图 15-25A）。实际固定中结节骨块只是找到一部分，还有大部分没找到（没有辨别清楚）（图 15-25B）。手术后复查 X 线才得以发现（图 15-25C）。

通过上述病例结合作者经验提示：直视下操作对于大、小结节的复位判断仅限于假体背翅与肱骨干结合部位的判定。即使此时通过有限的内旋、外旋盂肱关节加以核实，但并不能完全显露游离于前方和三角肌下方的骨块（图 15-26）。因此需要耐心、仔细地标记骨块，这是固定大、小结节的第一步。

为了尽量避免术后才发现结节固定不全的问题，大、小结节复位标定后，有时在试复位的过程中术者不会辨别出结节还有未复位的部分骨块，原因是有肌肉组织的遮挡等原因，所以我们强调仔细地去寻找和发现遗漏的骨组织，避免术后的尴尬。可请助手牵拉结节骨块并维持预复位的状态，术者以一手指插入三角肌下方及肩胛下肌与胸大肌之间的间隙，触摸探查是否有漏掉的与肩袖相连的骨块，以避免遗漏骨折块（图 15-27）。

结节的复位最终的质量前提是有一个标准正确的假体高度，这一条件既能让复位的结节顺利地回归位置，又能起到标尺般的指导复位作用；在初期确认假体高度及后倾角度后，在大、小结节的试复位过程中，术者就应该考虑和寻找所有与肩袖相关的腱骨组织加以标定和牵引控制，检查和计划复位后的结节的有效缝合固定区，反复

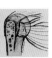

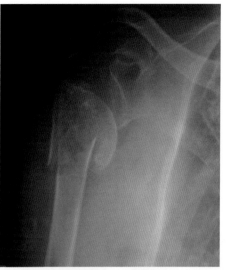

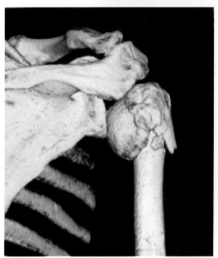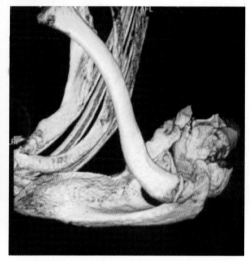

图 15-20　肱骨近端骨折，Neer 分型为三部分骨折，重度骨质疏松

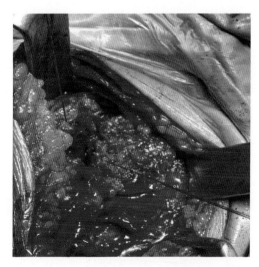

图 15-21　术中认为已完整标记出骨折的大、小结节，并确认大、小结节完整被牵引控制和标定

确定是否固定解剖完整性和标记肩袖部的动力肌系统的完整性，以利于大、小结节真正的完整解剖复位（图 15-28）。同时注意牵引线的重要性，在有限的手术野下尽量周密地检查是否有骨块受动力肌牵拉在深层而被漏掉，应使用牵引线标定和牵引控制相关的骨块（图 15-29）。

另一个不容忽视且难以处理的问题是结节骨块粉碎。这在老年合并骨质疏松的患者中并不少见（图 15-30）。这时容易出现的问题是：在结节粉碎时，缺乏经验的做法是使用缝线在碎成数块的结节骨块上一一缝合标记，并用于重建。作者的体会是：即使结节粉碎，连接结节的肩袖软组织的连续性依然存在。这时，可以对关节囊及肩袖略加游离，使用手指或器械将骨块拉拢，将两个或数个止于同一肌腱单元的骨块缝合标

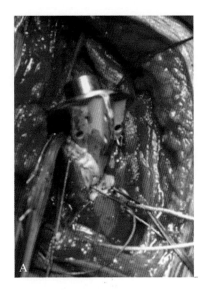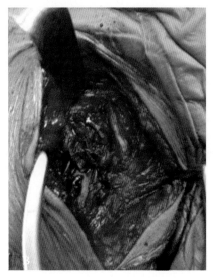

图 15-22　放入假体植骨，大、小结节复位固定顺利（A），术中试活动较好（B）

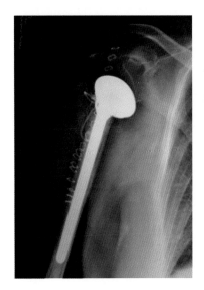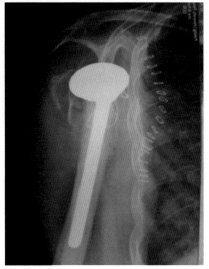

图 15-23　术后正、侧位 X 线片可见遗漏较大的结节骨块

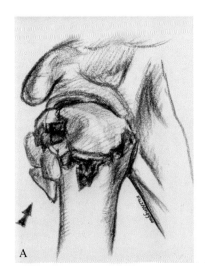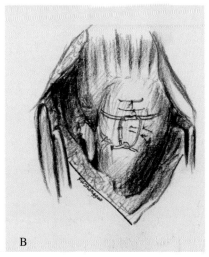

图 15-24　肱骨近端骨折复位时要注意骨折碎块的标记

A. 骨折碎块常常因动力肌牵拉，有时在复位标记时漏掉（箭头）；B. 固定后常常外形良好，骨缺如不明显

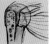

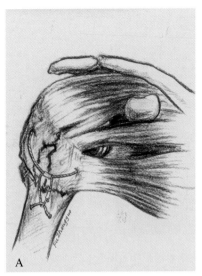

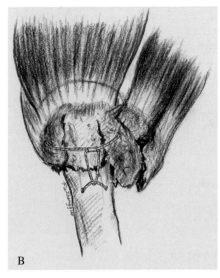

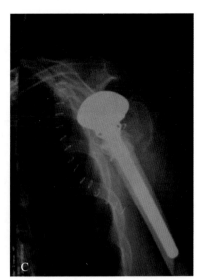

图 15-25 腱骨组织复位失败病例

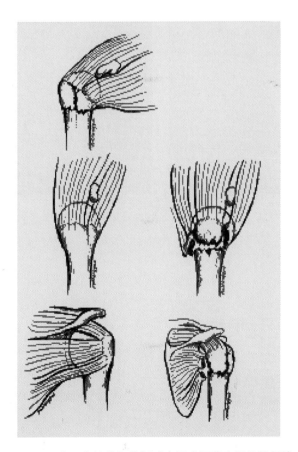

图 15-26 大、小结节部骨折时容易遗漏游离脱位的骨块

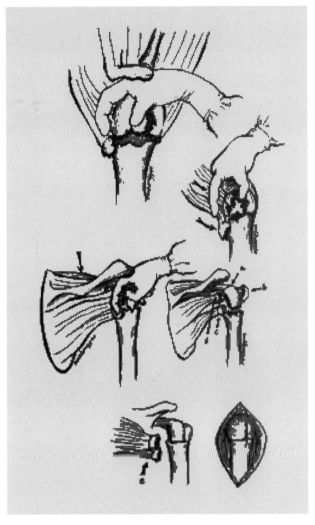

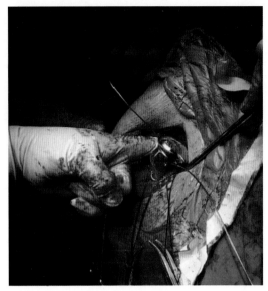

图 15-27　用手指探查遗漏的骨组织

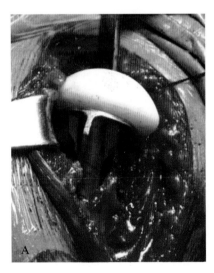

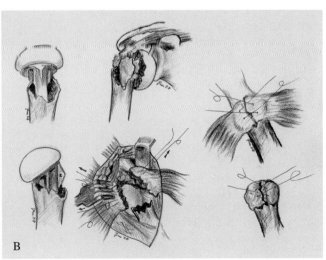

图 15 28　确定正确的假体高度，以便于结节的复位

A．通过假体自身的明显标记来衡量手术计划高度，**B**．允分利用完整的骨折块装成原解剖结构来衡量假体高度是否合适

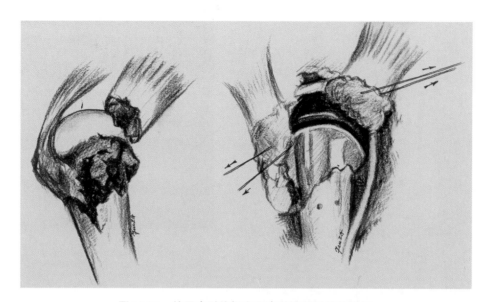

图 15-29　使用牵引线标定和牵引控制相关的骨块

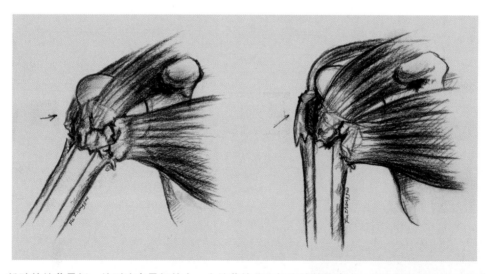

图 15-30　粉碎的结节骨折，特别注意骨折的大、小结节的分组标定的整体牵引，切不可随意去除"多余的"骨块

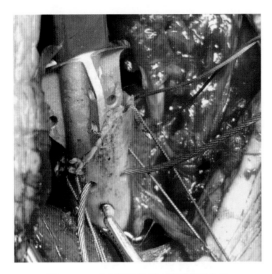

图 15-31　固定假体前对肱骨端布线

水泥全部去除。骨水泥的存在对结节愈合有负面影响。需要强调的是，需使用一个带有角度的探针将可能将游离至假体颈部前下方的骨水泥去除。由于在骨水泥凝固（约12分钟）期间，为保证假体理想的固定角度高度，可以通过轻度旋转肱骨显露"盲区"，将难以探查到的、遗漏的骨水泥及时去除。在骨水泥凝固之前，需用一枚1.5mm克氏针将预先留置的为穿过缝线的骨洞加以清理，保证通畅。

特别说明的是：在应用骨水泥固定假体前需先把肱骨端布线工作完成，以备此后大、小结节的固定（图15-31）。

在采用关节置换治疗肱骨近端骨折中，关于大、小结节的复位与固定存在诸多的不同方法。缝线的缝合固定随临床的需求而定。大、小结节的缝线固定方法常常不好把握规律。早期普遍大、小结节固定的推荐方法是单独应用坚强的不可吸收缝线（如5号Ethibond肩关节缝线），横向加纵向缝扎固定（图15-32）。用缝线固定的大、小结节常常不稳定，容易术后出现骨质吸收、大、小结节的脱位、不愈合和吸收（图15-33）。按照Frankle的方法，首先使用缝线将大、小结节骨块缝合标记。我们以大、小结节骨折块均未粉碎的状况时的修复法为例。

在标记牵引的缝合线中，将一根缝线的两端

记。这样既可减少繁琐的操作，也更利于解剖重建。另外，没有把握时可加用术中C形臂检查验证。

第七节　结节的缝合与固定

插入假体后，将溢出的骨水泥去除，使用神经剥离子刮除黏附于近端肱骨干和假体背翅上的骨水泥。力争将假体外露区与肱骨骨断端的骨

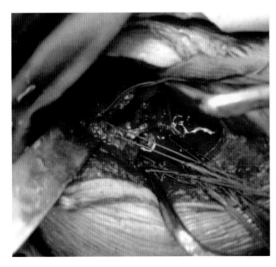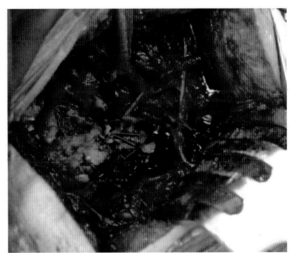

图 15-32　用缝线固定大、小结节

A. 根据临床需求进行缝线的缝合固定；B. 缝线固定后的情况

穿过大结节腱 - 骨交界部，通过假体侧翼的缝线孔，顺行穿过假体内侧侧翼，通过小结节的腱 - 骨交界部。这样的缝线在大、小结节的对应部位共标记两根。

同时，将肱骨近端干骺端部分预钻两孔，将缝线穿过以备固定（图 15-34）。

在结节骨块的上方穿过两根缝线。缝线可以在肩袖肌腱的近止点部位进针，通过编腱数针以增加稳定性。缝线远端通过肱骨近端干骺端的预留骨孔，备打结（图 15-35）。

通过缝线将结节拉拢，产生大、小结节之间的横向张力将结节固定（图 15-36）。结节与干骺端之间的固定通过在干骺端钻孔穿过的缝线"8"字固定。在图 15-36 中还有一环扎的 Dacron 捆绑带。这个捆绑带只在部分假体上有专门设计的孔道供其穿过。Frankle 使用的是 Encore Fracture Systems（Encore Orthopedics, Austin，TX）假体。捆绑带的作用同横向穿过

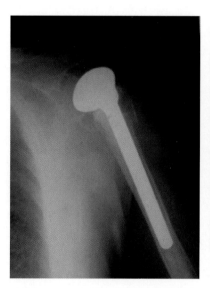
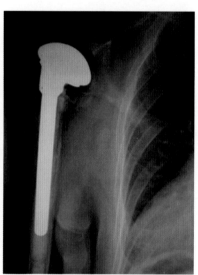

图 15-33　用缝线固定的大、小结节容易发生的情况是结节脱位，骨折部固定不稳定容易导致骨质吸收等并发症

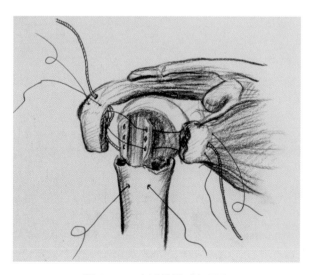

图 15-34　穿过缝线以备固定

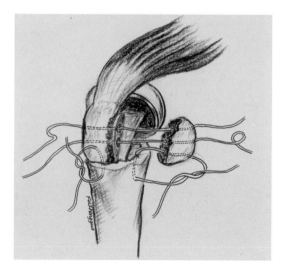

图 15-35　需注意大、小结节的"统一"捆扎，将杆与结节的上、下固定

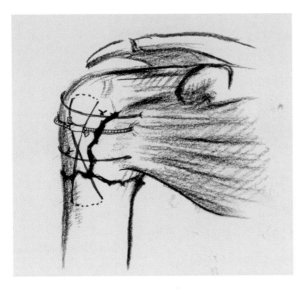

图 15-36　结节固定

节，常常可见骨折固定中的骨块是不稳定的。可以想象应用缝线来固定骨折块，特别是存在较大张力的骨块固定时很难达到稳定固定。因此用缝线来固定骨折块后，患肢需制动数周。在决定功能训练前，必须通过 X 线片检查确认已有骨折愈合征象后才决定开始主动功能训练。正因为存在固定不稳的问题，所以目前常见的固定大、小结节的方法是应用金属固定带，在稳固固定主骨块后再应用不可吸收的坚强缝线缝扎稳固大、小结节骨折块。

第八节　缆式固定带内植环扎T形加压方法固定大、小结节

　　除 Frankle 方法外，作者经过多年临床实践推荐一种自创的、适用性强的大、小结节固定方法：缆式固定带（cable-needle）内植环扎 T 形加压方法固定大、小结节。以国内常用的 Bigliani/Flatow 假体（Zimmer，Warsaw，IN）为例，该型假体的特点为有侧翼和背翼，为大、小结节的固定提供了诸多条件（图 15-38）。具体操作如下：该假体有一个背翅和两个侧翼。背翅和侧翼上的孔道可以用来穿过固定结节的缆式固定带。固定采用 1.3mm 的缆式固定带（Zimmer，Warsaw，IN）。

一、缆式固定带固定方法的注意问题

　　缆式固定带固定方法可分为肱骨侧内置入法（in-ring method）和外置入法（out-ring method）

的缝线，也是对结节间进行横向固定。关于不同假体对缝线支持及缝合技术在后面的部分有专门介绍。

　　虽然目前 Encore Fracture Systems 假体尚未在国内采用，但 Frankle 的环扎固定理念不失为一种良好的固定方法。我们在早期肩关节置换的临床实践中，也采用了其理念进行大、小结节的重建。图 15-37 显示了经典的 Frankle 缝合方法。由于手术的实际工作中骨折复杂，有时结节骨折块不完整，应依照术中情况及骨折"个性"随机行事，不应拘泥不变。

　　单纯用缝线固定后，在术中视野下活动肩关

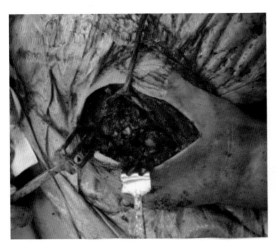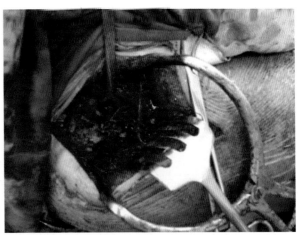

图 15-37　经典的 Frankle 缝合方法

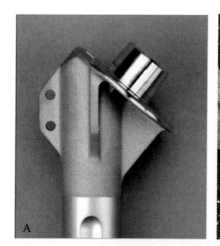

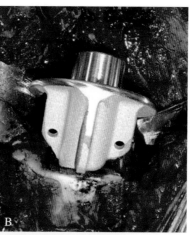

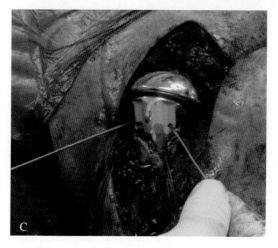

图 15-38　A 所示为 Bigliani / Flatow 假体。将假体置入（B），并将缆式固定带通过假体侧翼孔穿出（C）

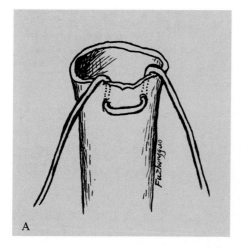

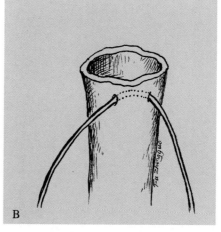

图 15-39　置入部位以假体后正中点为核心。A 为内置入法，B 为外置入法

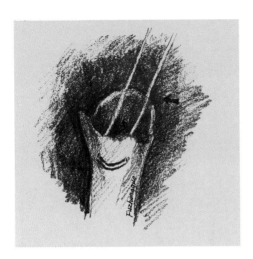

图 15-40　内置入法

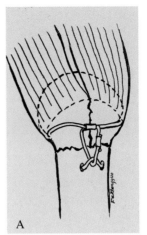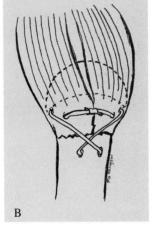

图 15-41　内置入法（A）和外置入法（B）的固定结果

（图 15-39）。其中内置入法比较方便简捷，但要确认骨质能够承受足够的牵张力（图 15-40）。图 15-41 显示了内置入法（A）和外置入法（B）的固定结果。

不同的假体柄在固定结节的孔道设计上有着明显的不同，但有着共同的规律。只要置入的捆绑带能够有效地环扎固定好大、小结节则就是有效的治疗方法，图 15-42 显示了这两种置入法。内置入法和外置入法的固定加压作用有所不同（图 15-43）。内置入法固定可兼顾横向加压和纵向加压，固定倾向于横向与纵向的稳定，而外置入法固定除有上述作用外，还能够扩大捆扎覆盖

面积，因此对更加复杂的结节部粉碎骨折有较好的固定效果，在图 15-44 中有清晰的说明。

固定方法的目标是使结节等骨折的组织牢固地固定在假体周围，并需作好设计，尽量避免大、小结节固定中出现固定带足够紧张，但由于固定着力点的不合理而不能达到结节的合理固定（图 15-45）。同时，固定中是以环扎作用为核心，不要刻意把纵向的骨折线作为固定中心（图 15-46）。

将缆式固定带的另一端从结节骨块的相对于假体背翅的六宫格的外上象限穿出（图 15-47）。此处的骨密度相对较高，是抗切割和固定组织最

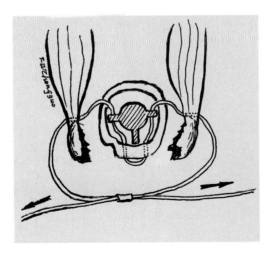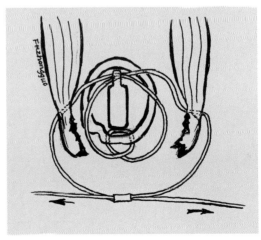

图 15-42　两种不同的假体柄捆绑带置入方法

肱骨近端骨折的外科治疗

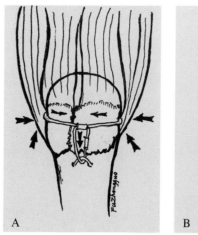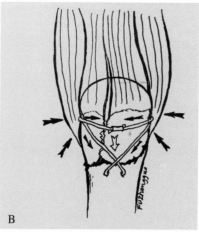

图 15-43　内置入法（A）和外置入法（B）的固定加压作用

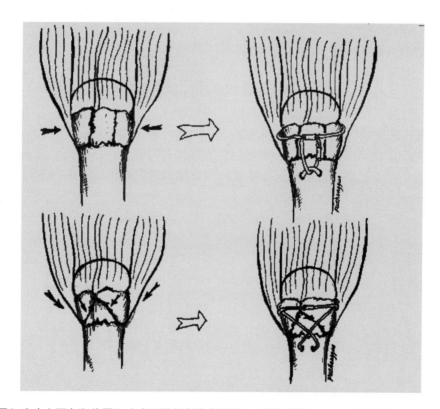

图 15-44　内置入法（上图）和外置入法（下图）在临床应用中对于不同的大、小结节骨折有着重要的固定意义

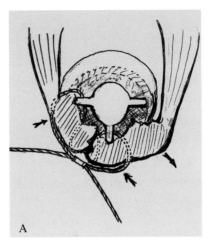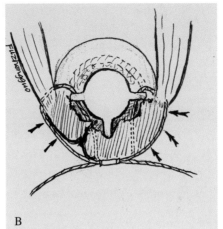

图 15-45　大、小结节固定时缆线布置很重要

A．捆绑带固定的力点对大结节的固定明显不全面、不确切；B．固定力学合理

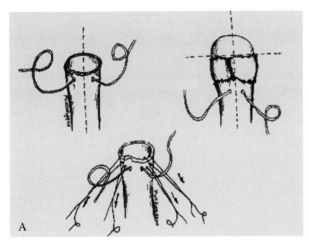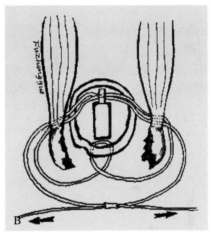

图 15-46　固定中是以环扎作用为核心

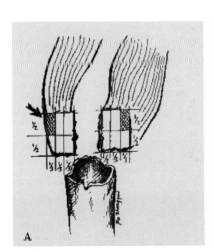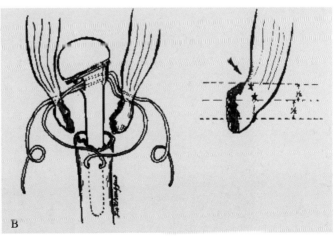

图 15-47　结节固定设计方法中的最佳进针或出线点进针点（箭头）处，同时又是大、小结节固定力点最佳的位置，（A），B 显示了出针点（箭头）

有力处，有利于内固定的承载和固定的牢固性。出入针点最好在该区的腱 - 骨联合处上 1/2 区或在近腱 - 骨联合处的骨质区。

二、缆线置入法

缆线置入法的固定有规律可循（图 15-48）。在取出肱骨头、放入假体试模后，将预先带线标记的结节骨块收拢，调整其在肱骨干骺端的位置。用电刀在干骺端标记出背翅的位置。在拟置入假体后翼的标记点沿肱骨纵轴虚线的两侧和肱骨断端骨皮质边缘各 1cm 处钻孔，穿入缆式固定带（图 15-49）。

首先将捆绑带分别经过双侧侧翼孔及相应侧的双侧结节的关节内侧向外，经过两结节的腱骨联合上 1/3 区布置预扎带；将大结节侧的两根关节内侧的缝线分别向小结节方向穿过后翼的相应上、下孔后再向大结节侧返回汇于同一线，以备复位大结节后打结固定；同样，小结节侧的两根缝线的处理方法与大结节侧相同，只是线的走行方向相反，这两根缝线是固定复位后的小结节的预留线（图 15-50、15-51）。

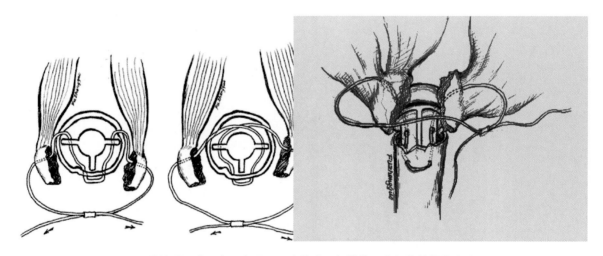

图 15-48 缆线置入法固定示意图，可清楚地理解简单、有规律的操作方法

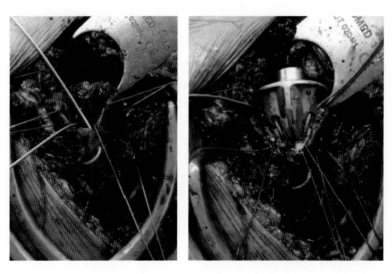

图 15-49 肱骨骨折远端布线和假体置入后加强捆绑带的布置情况

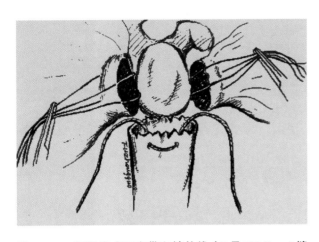

图 15-50 预留缆式固定带和缝扎线（5 号 Ethibond 缝线），注意缝线的分布尽量与假体柄的后翼相应的缝线固定孔相适应

将结节分别固定（图 15-52、15-53），避免了两个结节同时固定常出现的使两个结节的固定都不确切，尽管是分别固定，反而使操作变得简单。

最后同时进行捆绑带的横向捆扎并固定（图 15-54）。

选用缝线固定时，纵向加线固定，应在假体和骨水泥植入前布置缝入纵向缝扎的 4 根缝线（图 15-55）。

最后完成全部打结，应用本法时需注意：

1. 为了让大、小结节的固定更加确切，这时采用内置入法时可纵向添加 4 根缝线来固定纵向结构，横向添加 4 根缝线来固定横向结构。根

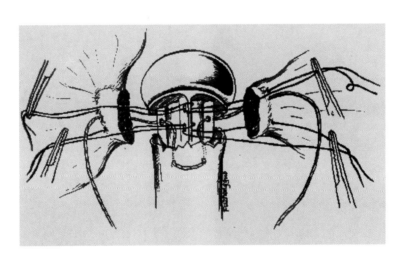

图 15-51 布置缆线后待捆扎

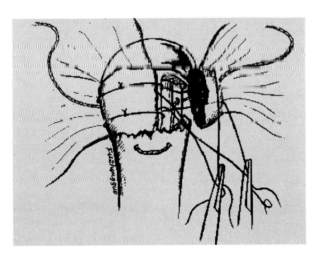

图 15-52 完成大结节的复位和缝线一期固定，先恢复大结节的解剖状态

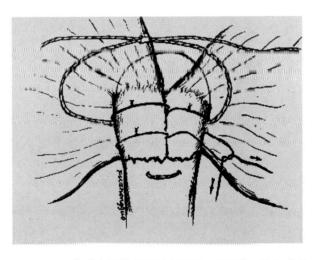

图 15-53 完成小结节的复位和缝线一期固定，恢复小结节的解剖状态

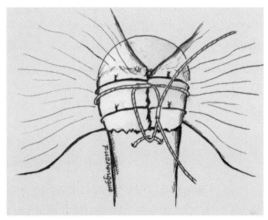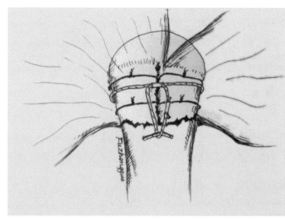

图 15-54　将捆绑带横向捆扎并固定后，再进行纵向固定。达到横向与纵向的稳固固定，实现有效的肩袖作用的合理对抗力量，确保结节的完整愈合，防止脱位

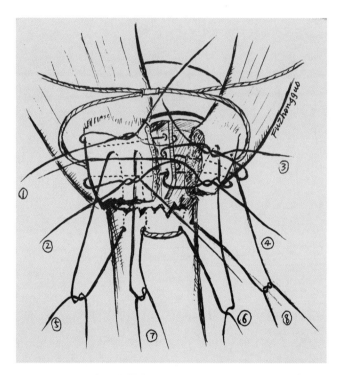

图 15-55　缆式固定带内植环扎 T 字加压方法固定的布线

据临床需要灵活应用（图 15-56）。

2. 采用外置入法时也可纵向和横向各添加 3 ～ 4 根缝线来加强纵向固定的稳定性。同样根据临床需要灵活应用（图 15-57）。

3. 采用外置入法环扎固定时，环扎带的滑动应该流畅无阻才能有效固定，这样才能有效消灭捆绑带假性紧张的问题。有时环扎带被卡在头柄之间的狭区，术者自觉捆绑带已有效固定结节部，但事实上因捆带被卡在某狭窄部而导致结节固定的失效，从而影响大、小结节的固定（图 15-58），环扎固定时有效拉紧捆绑带非常重要（图 15-59），应谨慎使用该方法。应尽量避免固

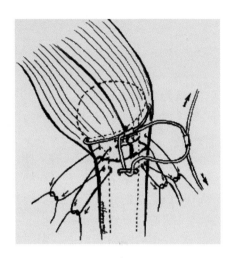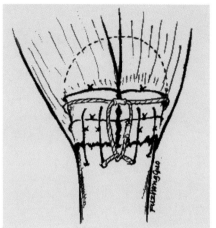

图 15-56　采用内置入法时纵向添加 4 根缝线和横向添加 4 根缝线

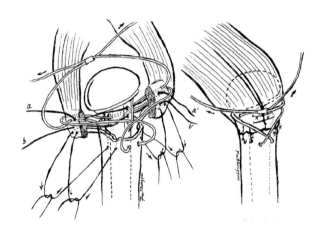

图 15-57　采用外置入法时纵向和横向各添加 3 ~ 4 根缝线

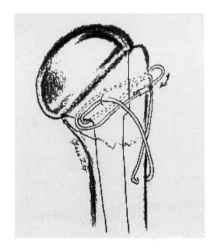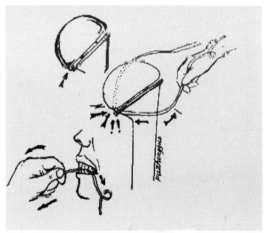

图 15-58　外置入法环扎固定

A. 环扎固定示意图；B. 环扎带被卡在头柄之间的狭区，影响大、小结节的合理固定

定带通过假体的金属狭窄部，使固定达到均匀有效受力。

4．关于肱骨近端假体置换中的大、小结节固定是否选择金属带加强固定的问题，有许多来自医生的经验和认识，但是当缝线固定结节不能达到足够稳定时，可应用金属捆绑带加强固定，确保大、小结节的愈合，避免并发症如脱位和吸收的发生。

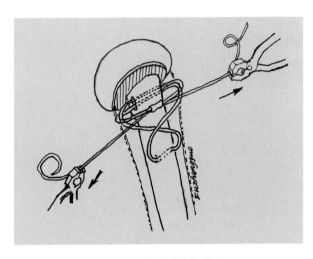

图 15-59　有效拉紧捆绑带

第九节　带翼的肩关节假体与大、小结节的缝扎固定

目前在国内医疗市场上已有较多的基于不同设计理念的用于肱骨近端骨折的关节假体。且各关节厂商均有较完整的关节置换的大、小结节固定方法介绍。综合起来的目标就是：解剖位稳固固定大、小结节，最大可能地创造结节愈合条件，避免结节的固定不稳定而导致的发生率较高的结节脱位、不愈合或骨吸收。

在我们的临床实践中，对于带有侧翼和背翅的肩关节假体（图 15-60），我们认为采用以下方法进行穿线和缝合固定能都达到较为理想的固定效果。

一、Zimmer 公司产品 Bigliani-Flatow 假体穿线缝合方法

肱骨侧预留线和固定带情况见图 15-61A（缝线用标号说明）。其中 1 号线兼顾大、小结节的固定，2 号线主要固定大结节和冈上肌部分。小结节的固定见图 15-61B，小结节部应用 3 号和 4 号线通过侧翼孔单独固定；将 5 号线通过假体内

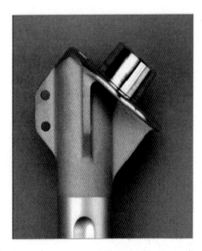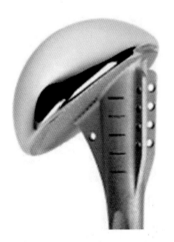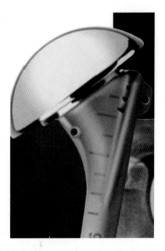

图 15-60　国际常用的带有侧翼和背翅的肩关节假体。从左到右依次为：Zimmer Bigliani-Flatow 假体、Smith-Nephew Neer Ⅲ型假体、Depuy Globle Fx 假体

侧环扎固定大、小结节，将 2 号线通过大结节的上极点纵向固定捆扎（图 15-62）。最终达到一个较稳定的固定。请注意过线的位置和顺序是有规律可循的。

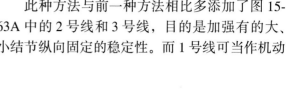

二、改良的带翼假体大、小结节缝合固定方法

此种方法与前一种方法相比多添加了图 15-63A 中的 2 号线和 3 号线，目的是加强有的大、小结节纵向固定的稳定性。而 1 号线可当作机动

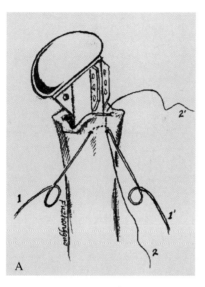 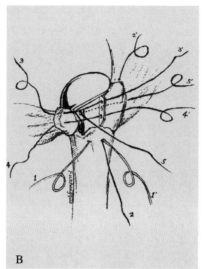

图 15-61　**Bigliani-Flatow 假体布线**

A．肱骨侧的布线情况；B．大、小结节的布线情况

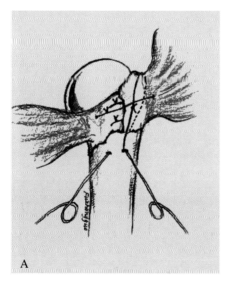 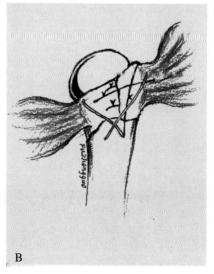

图 15-62　固定捆扎

A．完成大、小结节的线性固定；B．完成固定带的交叉环抱固定

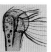

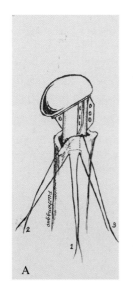

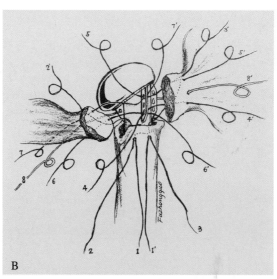

图 15-63 改良的带翼假体布线

A．肱骨近端的布线情况；B．全部的布线情况

线，用于手术中大、小结节复位后固定不确切的补充。15-63B 图中小结节固定与前一种方法相似，只是把大结节横向经假体侧翼引入两根缝线，目的是容易使大结节复位固定，并把环扎大、小结节的缝线改用缆式固定带。

固定满意后可去除干侧多余的预留线（图15-64）。需要注意的是，去除预留线容易，但一旦需要加线将非常困难，所以在布线时可宁愿费

事多加一根线。

三、针对无翼或者无侧翼的假体的大、小结节固定法

在假体肱骨头内下方缝线孔内预留固定线，在背翅中预留线以及两侧分别钻孔，6 个孔穿出1 号、2 号和3 号共3 条缝线，拟定捆绑大、小结节用，同时预置 4 号环扎线（图 15-65）。1 号、

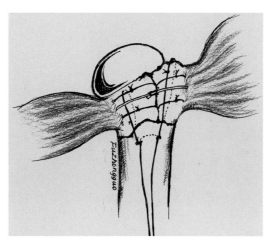

图 15-64 固定结束

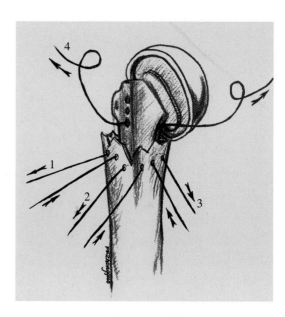

图 15-65 布线

2号和3号线分别缝合固定大、小结节，纵向固定结节中间的缝线后加5号、6号线，并通过相应的翼孔将大、小结节向中间靠拢辅助和加强4号线。

最后用4号线环扎固定大、小结节，缝合并固定（图15-66、15-67）。

如果是没有侧翼的假体，同样可以应用以环扎为主体的方法来固定复位的大、小结节，临床应用方便（图15-68）。结果告诉我们：对于不带侧翼的假体，应用单纯的环扎技术也能实现结节的横向稳固固定。

结节重建中要特别注意与肩峰的解剖对应关系，判断固定结节位置的高低非常重要。如果止点过高可引起手术后肩峰下间隙狭窄，导致医源性术后肩峰撞击综合征，同时还要注意尽管假体植入的高度合理，但结节复位后的高低发生非解剖位改变同样影响肩关节的术后功能。

四、无翼假体的环套锁紧式大、小结节环扎固定法

Nice knot打结法是将预置的缝线以环折成双线，把双线的环部分放置于结节的表面侧（图15-69），最后应用特有的打结法有效地固定大、小结节。

以Zimmer的TM（Trabecular Metal）肩关节产品进行大、小结节复位与固定为例，结合

临床实例，作者根据经验推荐并介绍应用Nice knot打结法固定大、小结节的技术要点和步骤：

当游离和辨认、寻找全部大结节骨折块和全部连带的肩袖组织后，选用尽量粗的如5号Ethibond不可吸收缝线或类似的线打折成双线，并将其合理分为四组，分别由大结节外侧（表面侧）向内侧（结节面对假体侧）在腱-骨结合部过线，将线环留在结节外侧部（图15-69A、B）。把四组线分为两组，即1、3为一组，2、4为另一组。应用缝线用力牵引，松解和判断冈上肌、冈下肌及小圆肌等组织的整体滑动情况以及是否固定线均照顾周到（图15-69C、D）。

当已在髓腔内骨水泥固定好假体后，在肱骨头假体复位前，将大结节内侧布置的线群清晰地分开并绕过假体头部放置在假体与关节盂之间的假体头颈水平。对线的摆放应有清晰的思路，避免各组线打结后相互干扰（图15-70）。然后应用1、3号线组缝扎复位大结节植骨重建部位，在环扎前一定要选择适量松质骨（来源于废弃的肱骨头），充分合理植骨。不宜过多量植骨，也不宜过少量植骨，以大结节试复位后外形与厚度合理为准（图15-71）。如果术中应用坏扎带，可提前置入到相应位置，并通过导管（如硬膜外麻醉针作为套管）。在大、小结节腱-骨结合部，分别导出捆绑带以备最后的环扎固定大、小结节。

大结节固定后留下的2、4号线通过与小结

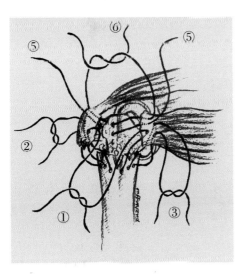

图15-66 缝合

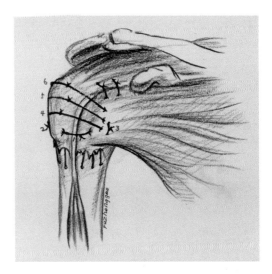

图15-67 固定完毕

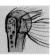

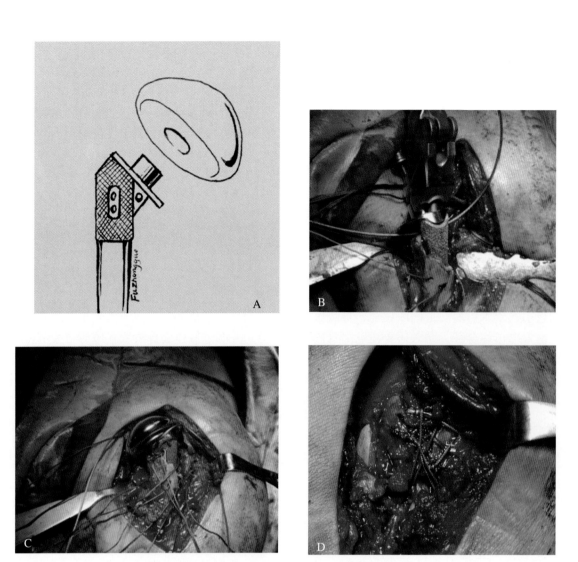

图 15-68 无翼假体环套锁紧大、小结节

A. 无侧翼假体的典型代表；B. 预留 Cable 线缆；C. 肱骨侧布线；D. 固定确切

节内侧的预留置线，我们称之为小结节侧的 2'、4' 号线，应用小结节的缝线作为引导线与大结节侧的相应缝线连接，组合方式为：大结节的 2 号与小结节的 2' 号连接结；大结节的 4 号与小结节的 4' 号连接结（图 15-72A）。向小结节侧分别牵拉小结节的 2'、4' 号线，带出大结节的 2、4 号线，因此大结节的 2、4 号线的环绕以关节假体为中心能够完整地环抱大、小结节的布置缝扎线的条件状态，去除 2'、4' 号线（15-72B）。充分在小结节下植骨以建立良好的骨床，为小结节复位后的愈合奠定良好的基础（15-72C）。

小结节复位前，充分植骨以重建良好的骨床，复位时掌握好与已初步固定好的大结节的最佳匹配，力争取得良好的对合、合理厚度、最佳的外形（图 15-73A），应用大结节侧的 2、4 号线牢固环扎固定（图 15-73B）。最后应用肱骨干侧的预留线合理固定肩袖组织，同时能加强大、小结节固定后的纵向稳定（图 15-73C）。肩袖固定时一定要拉紧缝线并同时尽可能闭合关节腔。

如果需要应用金属环扎带加强固定，需要提前像预置缝线一样预置金属捆绑带（图 15-74）。

许多款假体，特别是无侧翼假体常在设计的产品中头颈部有过线固定孔。因此，利用好该结构可较好地把握好固定线，特别是金属环扎线的固定水平，避免环扎线的上下滑动不稳定或力学固定不合理等不利后果的出现。

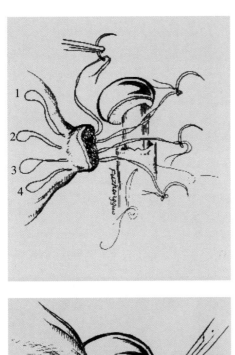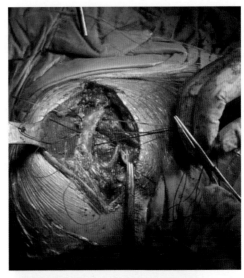

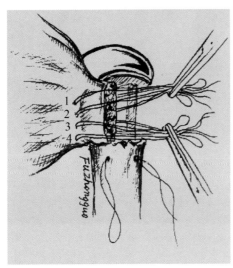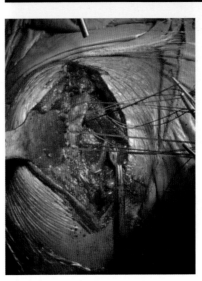

图 15-69　大结节的预留线的缝线布置的方法。以上四组线分成两组：1、3 环扎固定大结节；2、4 环扎固定大、小结节

Nice knot 大、小结节环扎固定法方便、使用，易于真正实现缝线有效的最大紧张捆扎，不失为一种好方法。以下介绍改良防滑 Nice knot 方法的具体步骤：双线整体打方结（图 15-75A）；应用非环侧可分线的一端分出一根单线并插入环线中（15-75B）；同时拉紧非环侧两根缝线，并沿环线的方向晃动，同时不断拉紧缝线，使环扎不断扎紧达到理想张力（15-75C）；把应用的两根牵引线打方结 3 ~ 4 个即可（15-75D）。

无翼假体的 Nice knot 大、小结节环扎固定法的最大优点是：

（1）缝线布线有规律，易于记忆和掌握。

（2）通过带线法使环扎布置缝线更加合理容易。

（3）Nice knot 打结通过反复牵拉引线逐步锁紧，且不易松结，能够完美地达到大、小结节的最大张力固定。

（4）先修复重建固定大结节使结节固定简单化，大、小结节易于共同匹配解剖复位与固定。

该方法较为实用，当大、小结节最终固定后，术中直视下见到结节固定稳定合理，这对术

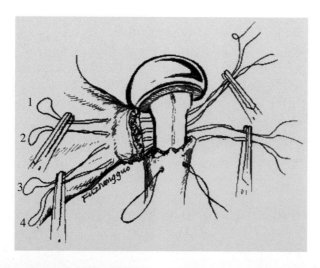

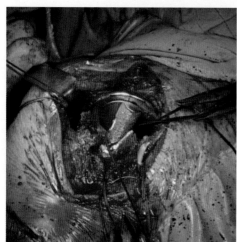

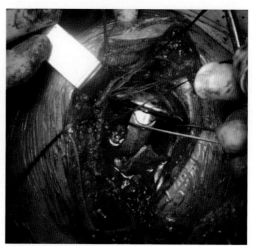

图 15-70　大结节内侧布线及摆放

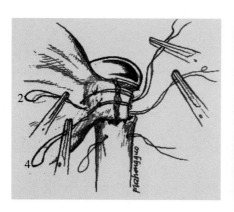

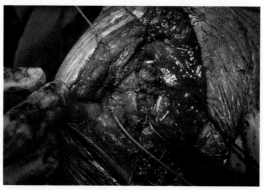

图 15-71　大结节复位及植骨重建

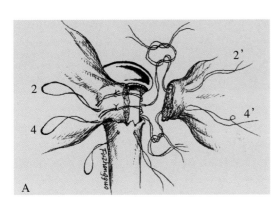

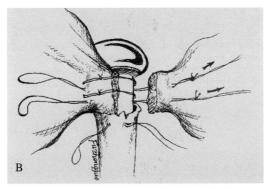

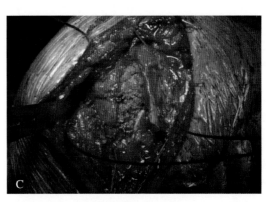

图 15-72 大结节固定后缝线的导出，为环扎大、小结节作最后的布线

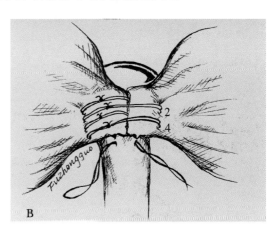

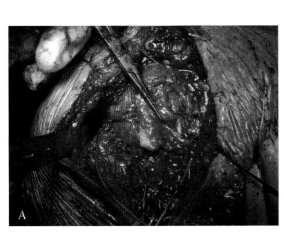

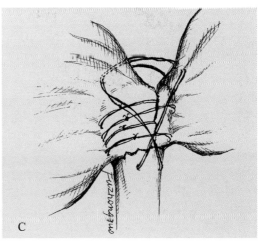

图 15-73 小结节复位及大、小结节环扎固定

A. 小结节复位及植骨重建；B. 大、小结节环扎固定；C. 肱骨干预留线纵向固定大、小结节

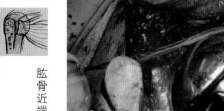

肱骨近端骨折的外科治疗

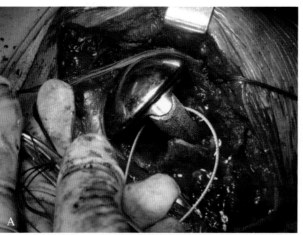

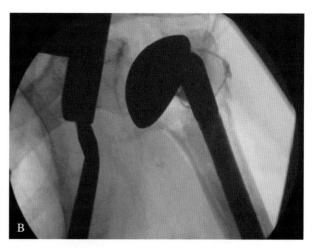

图 15-74　应用金属固定带进行环扎固定
A. 将金属带预先植入在相应位置上；B. 环扎后可见结节被较好地固定在假体柄周

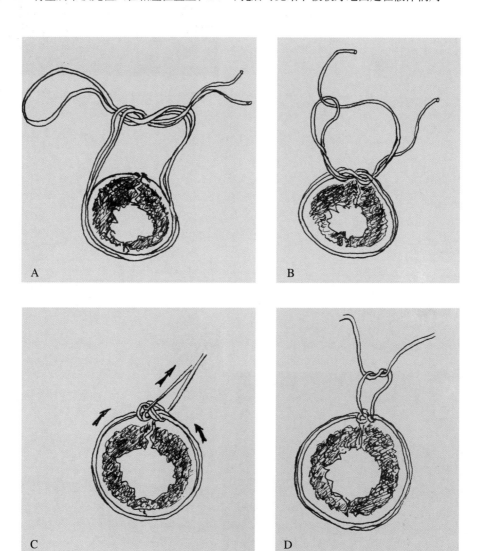

图 15-75　改良防滑脱 Nice knot 打结方法
A. 打方结；B. 分出单线并插入环线；C. 拉紧非环侧两根缝线；D. 将牵引线打方结

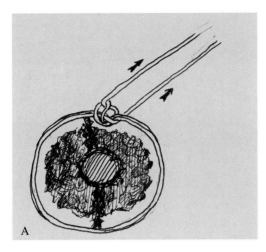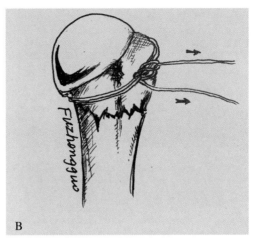

图 15-76 改良防滑脱 Nice knot 法

A．水平截面；B．侧面

者是最好的安慰和鼓舞，对术后的患者早期功能训练指导更加有信心。图 15-76 显示的是改良防滑脱法，对防滑脱比较有效。

第十节 大、小结节复位固定前不可忽视的问题

一、结节的复位

在大、小结节复位固定前，需常规在肱骨远

断端相应位置预留缝扎线。宁多误少，最起码保证有足够的缝线来固定相应大、小结节骨折块的有效部位。因为在假体植入固定后，如需要增加远端缝线点实在是困难，因此，在大、小结节骨折块试复位时就设计好预留线的位置和数量。在肱骨断端相应位置预留缝扎线的留线位置的选择中，孔边距 0.5～1.0cm、孔间距 1.0～2.0cm 为佳。将粉碎的大、小结节完整标定和牵引（图15-77），然后进行试复位，观察是否完整（图15-78），在拉紧固定带之前，用手指感觉和确定

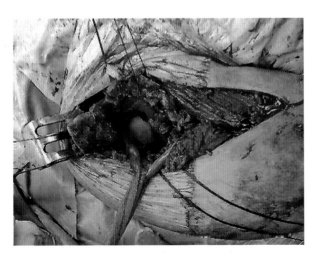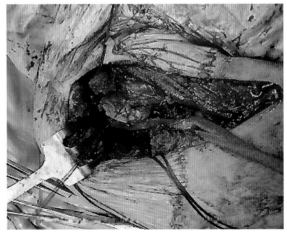

图 15-77 标定和牵引大、小结节

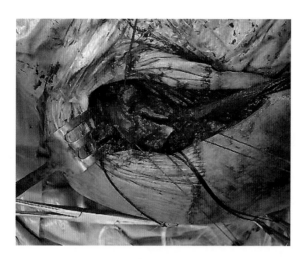

图 15-78 试复位大、小结节

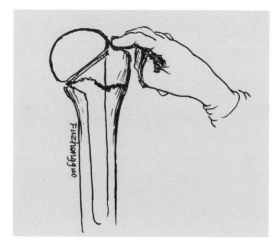

图 15-79 用手指感觉大、小结节的复位是否满意

大、小结节的复位是否满意，这一点很重要（图 15-79）。

有时结节在损伤后，骨质丢失多使复位未能达到解剖高度，此种情况在 X 线检查中常常误认为是假体过高（图 15-80），其实我们通过肱骨近端的内皮质的完整性可判断，该假体的植入高度正常。术中固定后无论直视下外观还是手指的探查均满意（图 15-81）。

二、植骨与大、小结节固定

在大、小结节复位固定时，在拉紧固定带之前，需先合理充分植骨，创造良好的假体表面的骨床是促使大、小结节良好愈合的重要条件。手术过程如图 15-82 所示，首先试放置欲置入假体（图 15-82A），测试髓腔塞的放置是否合适再次确认假体的角度和深度；布好线后合理置入假体（图 15-82B）；充分利用废弃的肱骨头制备成较好的松质骨，置入假体表面，制备出良好的骨

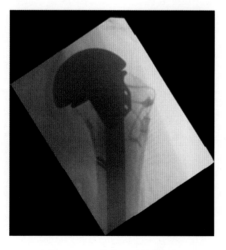

图 15-80 术中 C 形臂检查

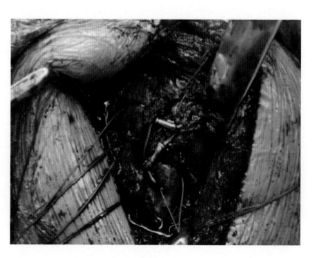

图 15-81 术中固定后直视下可见大、小结节复位满意

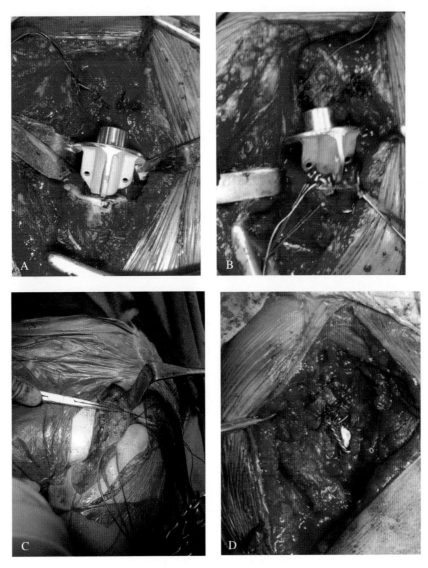

图 15-82　植骨和大、小结节固定

A．试放置假体；B．布线及置入假体；C．植骨；D．大、小结节固定

床（图 15-82C），以利于复位后的大、小结节的骨性愈合，最后拉紧固定带，稳固固定大、小结节（图 15-82D）。

值得注意的是前文已介绍，对于骨质疏松的患者尽量不用克氏线固定，因为该线有明显的切割作用。

三、关于结节固定带的切割问题

肱骨近端骨折面临假体置换的多半是老年患者，骨质疏松明显，固定线的选择不当会产生结节固定失效。

这里用一个例子加以说明。如图 15-83 为人工半肩关节置换手术。术中直视下采用附加克氏钢丝紧固环扎固定带，固定部位外形良好，无骨块游离。

术后 4 个月拍 X 线片复查，见到钢丝切割使骨块掉落（图 15-84）。

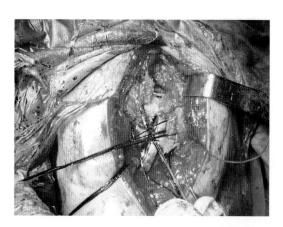

图 15-83　人工半肩关节置换术中采用附加克氏钢丝固定大、小结节

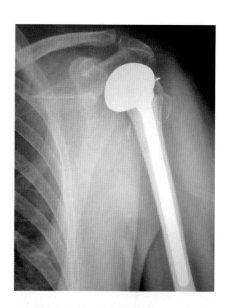

图 15-84　术后 4 个月 X 线片可见钢丝切割使骨块掉落

此类情况在临床中并不少见，因此建议环扎材料最好选择抗切割的钢缆，如 Cable 缆线等。

四、关于肱骨头假体的选择和匹配大、小结节的安放注意问题

在肱骨假体置换中，肱骨头假体的选择与安放位置非常重要，原则是越接近原解剖头的形状越好。如果假体商术中提供的头假体的型号不能和解剖头大小相匹配，作者建议应用偏小一些的假体头，原因是小头会在大、小结节复位固定中避免结节过高。市场上有供应商提供偏心头，应用时较为方便（图 15-85），从而降低肩峰下狭窄的风险，当然假体头不可过大或过小。术前评估与准备要充分。

注意合理选择适合大小的头及假体，以利于解剖重建肩关节。肱骨头的大小直接影响预后，应避免关节盂与肱骨头假体不匹配导致的并发症（图 15-86）。

临床手术中容易获取准确的解剖头大小的信息，只是术前需详细准确地测量和评估，并向产

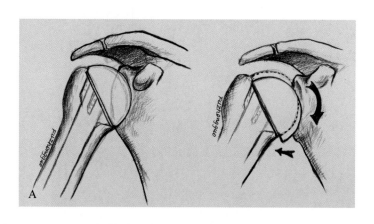

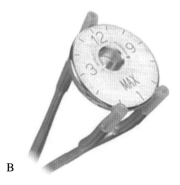

图 15-85　**Zimmer** 公司提供了偏心头，在临床应用中易于调整（**A**），头臼贴合关系及头假体和大、小结节原解剖形态更为接近（**B**）

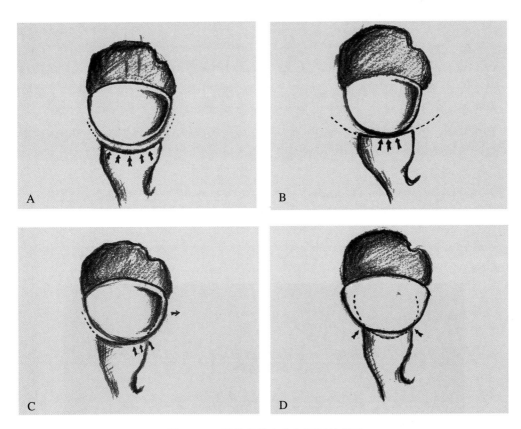

图 15-86　肱骨头的大小与预后的关系

A．头臼匹配合理；B．头假体选择偏小，易导致创伤性关节炎；C．关节头臼匹配合理，但由于肩袖的力学失衡，导致关节不稳定，同时加剧了对关节盂的磨损；D．头假体选择偏人，关节盂和肱骨头假体不匹配，活动受限

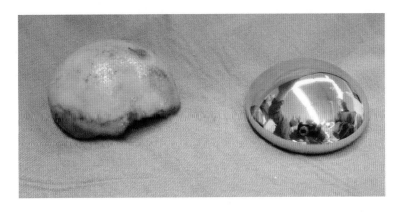

图 15-87　骨折脱位的肱骨头被完整取出，通过量尺选择合适的假体头

品的提供商或相关部门申请，让他们提供充分的可选择的假体型号（图 15-87），以利于术中更加准确地选配最合适的假体。

五、临床经验

　　病例 1　患者，男，87 岁，在自家房间内摔倒后发生肱骨近端骨折。Neer 分型为三部分骨折，考虑患者为高龄，骨质疏松明显，无关节脱位，术前影像检查如图 15-88、15-89 所示。选择假体半肩关节置换手术，术前检查评估，无手术禁忌证。治疗选择肱骨近端假体置换术，从三角肌 - 胸大肌间隙入路，切开皮肤，分离胸大肌和三角肌，注意保护头静脉（图15-90）。辨别肱二头肌长头肌腱，并在此找到大、小结节骨折线（图15-91）。通过止血钳或骨膜起子，在保留肩袖与结节完整解剖结构的前提下，翘起大、小结节，应用缝线牵引大、小结节，并取出破碎的肱骨头（图15-92）。确定使用骨水泥型假体时，应把髓腔处理干净，这是预防假体松动的重要步骤之一（图15-93）。

髓腔处理是预防假体松动的重要步骤之一，

因为多数老年人的肱骨近端松质骨质量极差，对骨水泥没有把持力，因此本步骤不能忽视。

扩髓处理肱骨远端后，合理确定假体拟置入高度（用标尺法）（图15-94A），应用角度器确定后倾角在30°左右（图15-94B）。该步骤实施后最好应用试模反复测试，其中包括大、小结节试复位，可以逆向检查假体的高度和角度是否合理。

置线后，放入骨水泥和假体，处理好假体

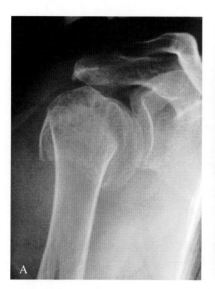
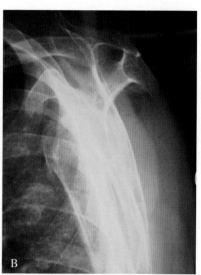

图 15-88　术前 X 线检查示骨质疏松明显

A. 骨皮质变薄，有明显的肱骨头下沉，旋转大于 45°；B. 肩关节侧位片质量欠佳，但能辨别出没有关节脱位

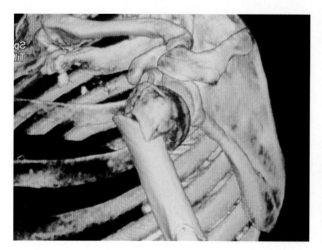
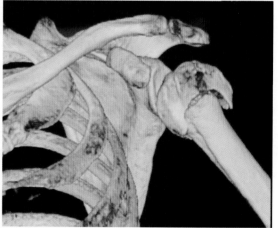

图 15-89　重建 CT 支持 Neer 分型为三部分骨折

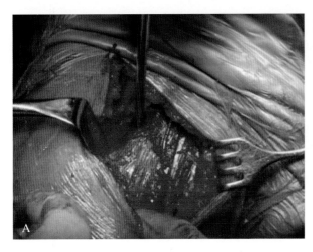
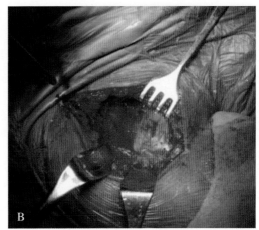

图 15-90　肌间沟入路，注意保护头静脉

周围多余的骨水泥。试复位后，评价效果，选配合理的假体头，并放入假体。骨水泥固定阶段一定是在做好充分准备的前提下，力争一次满意完成，如果在放入骨水泥过程中突然再想重新确定角度、高度或其他情况等，此时一切都晚了。假体植入后，在大、小结节附着处充分植骨（图15-96），试复位，可见解剖外形良好（图 15-97），然后复位大、小结节并结扎固定，并分别在直视和触摸下判断大、小结节复位情况（图 15-98）。随后被动全方位活动肩关节，准确无误后进行冲洗缝合（图 15-99）。

　　病例 2　患者，男，67 岁，行走时不慎摔倒，肱骨近端骨折，Neer 分型为四部分骨折（图 15-

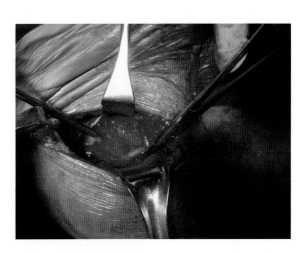

图 15-91　辨别肱二头肌长头肌腱，并在此找到大、小结节骨折线

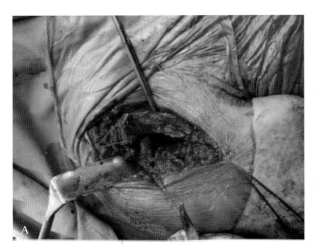
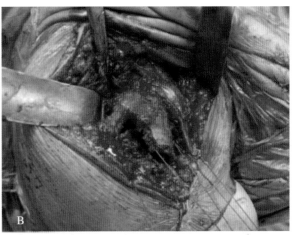

图 15-92　翘起大、小结节（A），应用缝线牵引大、小结节，并取出破碎的肱骨头（A）

肱骨近端骨折的外科治疗

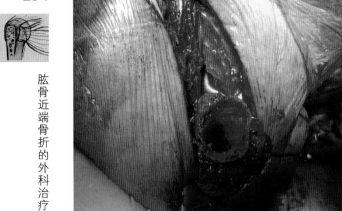

图 15-93　用扩髓器把髓腔处理干净

102）。选择应用 TM 肩关节假体（Zimmer 公司）置换术后 12 个月，大、小结节愈合良好（图 15-103），术后功能满意，恢复正常的功能（图 15-104）。

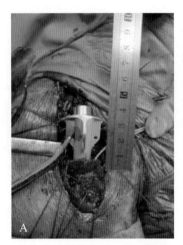 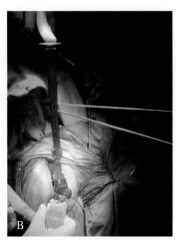

图 15-94　假体高度和角度的确定

A．用标尺法确定假体高度；B．用产品角度器确定肱骨假体头的后倾角

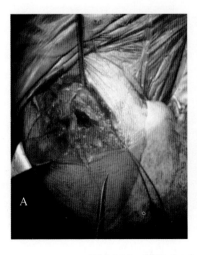 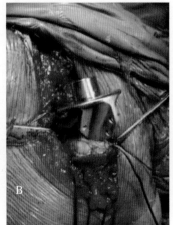 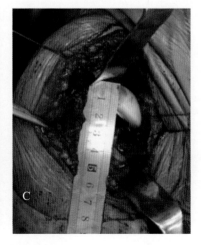

图 15-95　置线（A）、放入骨水泥和假体（B），以及试复位后评价效果（C）

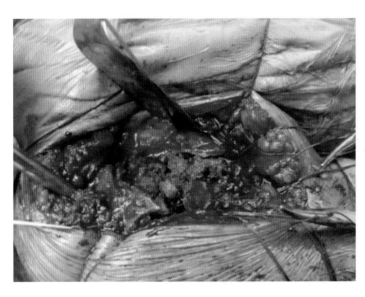

图 15-96　植骨

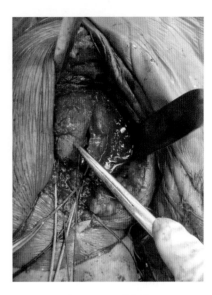

图 15-97　试复位

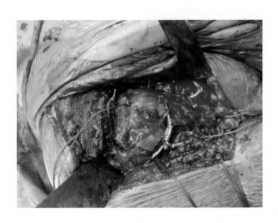

图 15-98　复位大、小结节并固定

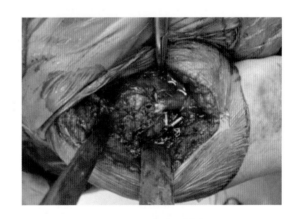

图 15-99　冲洗、缝合

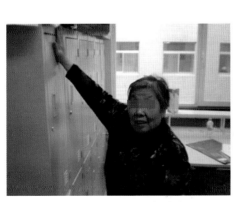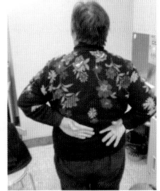

图 15-100　术后功能康复满意

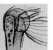

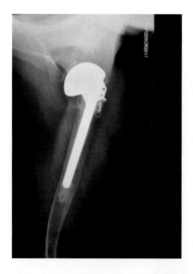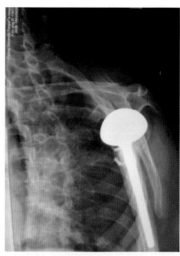

图 15-101　术后复查 X 线片，结果良好

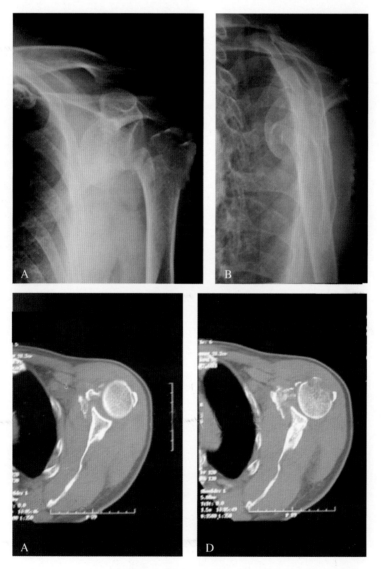

图 15-102　肱骨近端骨折，肱骨头脱位，Neer 分型为四部分骨折

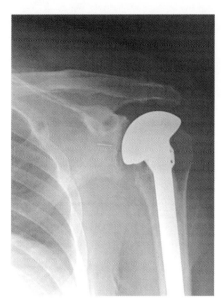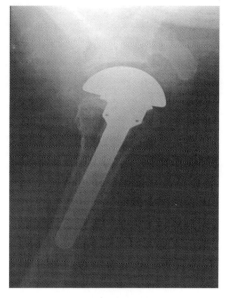

图 15-103　**TM 假体置换术后 12 个月，大、小结节愈合良好**

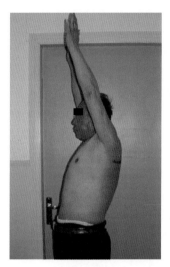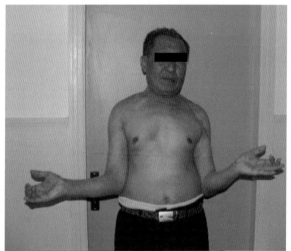

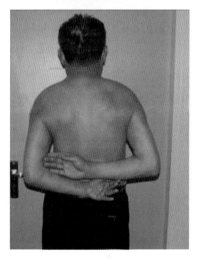

图 15-103　**术后功能满意，恢复正常的功能状况**

肱骨近端骨折的外科治疗

要点提示

在本章中，要向大家强调的是，在半肩关节置换术中，大、小结节的正确复位及固定尤为重要。因为置入假体的高度与角度的掌握相对容易些，有明确的衡量标准；但是大、小结节的复位与固定，常常在假体置换中，出现移位或不愈合，甚至吸收的后果，严重影响术后功能。所以，要充分保留损伤后的大、小结节的骨量，尽可能达到解剖性稳定固定。这是手术成功与否的关键之一。

（付中国　姜保国　鲁　谊）

参考文献

1. Frankle MA,GreenwaldDP, Markee BA, et al. Biomechanical effects of malposition of tuberosity fragments on the humeral prosthetic reconstruction for four-part proximal humerus fractures.J Shoulder Elbow Surg, 2001.10(4):321-326.

2. Boileau P, Krishnan SG, Tinsi L,et al.Tuberosity malposition and migration: Reasons for poor outcomes after hemiarthroplasty for displaced fractures of the proximal humerus.J Shoulder Elbow Surg, 2002.11(5): 401-412.

3. 姜春岩，朱以明，鲁谊，等．人工肱骨头置换术中大结节不同固定方式的稳定性研究．中华骨科杂志, 2006, 26(7): 459-463.

4. 付中国，姜保国，张殿英，等．肱骨假体置换Cable-needle 内置式环扎"T"形加压固定大小结节治疗肱骨近端骨折．中华创伤杂志，2008, 24(10):799-803.

5. 姜保国，张殿英，付中国．人工半肩关节置换治疗高龄肱骨近端粉碎性骨折的临床研究．中华创伤骨科杂志,2008，10(10): 905-907.

6. Gordon, AM, Huxley AF, Julian FJ. The variation in isometric tension with sarcomere length in vertebrate muscle fibres. J Physiol, 1966，184(1): 170-192.

7. Plausinis, D, Kwon YW, Zuckerman JD. Complications of humeral head replacement for proximal humeral fractures. Instr Course Lect,2005，54: 371-380.

8. Abu-Rajab RB,Stansfield BW, Nunn T, et al. Re-attachment of the tuberosities of the humerus following hemiarthroplasty for four-part fracture. J Bone Joint Surg Br, 2006, 88(11): 1539-44.

9. Frankle MA, Ondrovic LE, Markee BA, et al.Stability of tuberosity reattachment in proximal humeral hemiarthroplasty. J Shoulder Elbow Surg, 2002，11(5): 413-420.

10. Boileau, P, Pennington SD, Alami G. Proximal humeral fractures in younger patients: Fixation techniques and arthroplasty.J Shoulder Elbow Surg, 2011, 20(2 Suppl):S47-60.

11. Walch G, Boileau P, Noël E.Shoulder arthroplasty: Evolving techniques and indications. Joint Bone Spine, 2010, 77(6): 501-505.

12. Curtis AS, Burbank KM, Tierney JJ, et al. The insertional footprint of the rotator cuff: An anatomic study.Arthroscopy,2006,22(6):609.

13. Park MC,Cadet ER,Levine WN, et al.Tendon-to-bone pressure distributions at a repaired rotator cuff footprint using transosseous suture and suture anchor fixation techniques. Am J Sports Med,2005，33(8):1154-1159.

14. Lo, IK,Burkhart SS.Double-row arthroscopic rotator cuff repair: Re-establishing the footprint of the rotator cuff.Arthroscopy,2003,19(9):1035-1042.

15. Cash CJ, MacDonald KJ, Dixon AK, et al.Variations in the MRI appearance of the insertion of the tendon of subscapularis. Clin Anat,2009,22(4): 489-494.

16. Jost, B, Koch PP,Gerber C.Anatomy and functional aspects of the rotator interval.J Shoulder Elbow Surg, 2000, 9(4):336-341.

17. Susan, Standring 主编．徐群渊主译．格氏解剖学．北京：北京大学医学出版社，2008.

18. Kolts I.A note on the anatomy of the supraspinatus muscle. Arch Orthop Trauma Surg,1992，111(5): 247-9.

19. Edelson, JG, Taitz C, Grishkan A.The coracohumeral ligament. Anatomy of a substantial but neglected structure. J Bone Joint Surg Br, 1991，73(1):150-153.

20. Ho, CP. MR imaging of rotator interval, long biceps, and associated injuries in the overhead-throwing athlete.Magn Reson Imaging Clin N Am,1999，7(1): 23-37.

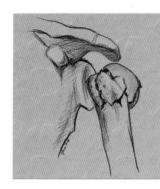

第 16 章

肱骨近端骨折的并发症及处理

一、感染

对于外科医师而言，感染是每一台手术都要考虑的问题。超净层流手术室、严格的无菌操作、预防性抗生素输注等是我们应对感染的预防措施。好在肩关节处于肢体近端，肱骨有良好的软组织覆盖和丰富的血运，感染发生率较少。北京大学人民医院近 10 年有完整随访资料的 468 例肩关节手术患者，术后 1 年随访率约 60%，肱骨近端骨折患者 331 例，有肱骨近端骨折患者 3 例，有 6 例感染患者。2 例为浅表伤口感染，经伤口换药后痊愈出院。1 例为深部感染，清创术后持续换药 3 周后康复。本中心的感染率与国际报道相近。感染的临床表现为伤口红肿、局部皮肤温度升高、肩关节活动受限。患者有发热症状，但极少出现高热或寒战。对于怀疑肱骨

近端骨折术后出现感染的患者，除常规检查血常规、红细胞沉降率、C 反应蛋白外，必要时还可进行全身骨扫描检查。MRI 检查在此不做推荐，因为由于内植物产生伪影，读片十分困难。

一旦怀疑患者出现感染，应在充分术前准备（包括对感染情况的评估和全身情况的准备）下行手术清创。手术切皮前给予抗生素输注（指南推荐第二代头孢类抗生素 [4]）。术中对可能感染的组织送培养并做病原体药敏。术中切除皮缘，彻底清创，通畅引流。术中拆除原伤口缝线，可见淡黄色浅表感染及坏死组织（图 16-1）。术中大量冲洗，将分泌物送培养（培养结果阴性）。术后持续换药，2 周后伤口愈合，患者出院。如内固定无松动等情况，可不予取出 [5]。

相对于肱骨近端骨折切开复位内固定手术

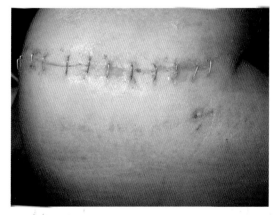 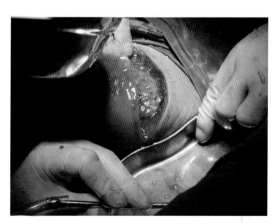

图 16-1 对术后感染的处理

A. 肩关节前上方 + 三角肌 - 胸大肌间隙入路（"7"字切口）。对术后伤口感染行清创手术；B. 术中可见浅黄色感染及坏死组织

259

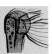

肱骨近端骨折的外科治疗

而言，肩关节置换术的感染风险要更高一些。Coste[6]回顾了多中心共计2343例肩关节置换（病因并非都是肱骨近端骨折，多为关节炎），感染46例（表16-1）。由于肩关节血供丰富，软组织覆盖良好，故多表现为慢性低毒力感染[7]，并非在住院期间患者就出现临床表现。多发生在术后一年至数年内。本中心仅接诊过1位经外院关节置换术后感染的患者，在此方面经验有待加强，在治疗方面尚不敢妄言。

二、肩关节不稳定

在肱骨近端骨折病例中，很少有术后出现肩关节严重不稳定的患者。术后早期盂肱关节在正位平片上偶可见肱骨头下方半脱位[8]。其主要原因是关节腔积血、三角肌一过性麻痹（术前原发损伤或手术所致腋神经麻痹），或肩袖损伤，常在术后1个月内恢复。我科在2008年对130例肱骨近端骨折患者进行随访[9]，术后有3名患者在行肩关节稳定试验时（患者分别取站立位弯腰45°及平卧位进行检查[10]）可及盂肱关节轻度前方不稳定，但患者肩关节功能无明显影响。平均观察16个月，无明显肩关节不稳定症

状及影像学改变。此类情况临床上无须特殊处理。我科曾有1例患者术后5个月因对侧基底节区脑梗死导致手术侧肢体活动丧失，拍片发现盂肱关节下方半脱位。考虑原因与该侧肌力丧失有关，导致盂肱关节周围诸肌对其动态稳定作用丧失。在此举例说明。患者，女，71岁，肱骨近端三部分骨折。术后拔出引流管后即行X片检查，可见盂肱关节匹配良好（图16-2）。该患者出院后2个月因对侧基底节区脑梗死导致左侧肢体活动不利而在我院神经内科住院治疗。因床边胸片可见左侧盂肱关节下方半脱位而加拍左肩关节正位X线片（图16-3）并请我科会诊。考虑为该侧肌力丧失，盂肱关节周围诸肌对其动态稳定作用丧失导致盂肱关节下方半脱位。

三、内固定并发症

肱骨近端骨折的内固定在近20年里经过了螺纹克氏针固定、单纯空心钉（拉力螺钉）固定、角钢板、折弯钢板固定、三叶草形或T形接骨板固定（在2000年版的《骨折治疗的AO原则》一书中将其作为肱骨近端骨折的推荐内固定）和解剖锁定型接骨板固定等内固定方法。在

表 16-1　Conste 多中心 2343 例肩关节置换的主要诊断、感染患者数和百分比

主要诊断	肩关节置换数	感染患者数	百分比
急性骨折	626	10	1.6
骨折后遗症	221	8	3.6
风湿性关节炎	179	3	1.7
骨关节炎	766	9	1.2
袖套关节成形	70	2	2.8
骨赘	30	0	0
肱骨头缺血性坏死	88	1	1.1
关节不稳导致的骨关节炎	67	1	1.5
放疗后缺血性坏死	16	4	25
骨关节炎伴神经疾病	30	1	3.3
关节假体翻修	250	10	4

（数据引自：Coste, JS，Reig S, Trojani C, *et al*. The management of infection in arthroplasty of the shoulder. Journal of Bone and Joint Surgery-British Volume, 2004. 86(1)：65）

近十年里，我科对上述内固定均有采用。可以说，正是因为经皮穿针或者普通接骨板对于骨折块的固定作用有限，才促进了诸多临床工作者对新型接骨板的研究和推广。结合笔者的体会：肱骨近端解剖锁定接骨板并非在所有的临床单位中使用，国内还有一些单位采用普通接骨板治疗肱骨近端骨折，故将所有用于肱骨近端骨折的内固定并发症在此列举。

1. 内固定失败　肱骨近端骨折的发病人群多为中老年。而合并骨质疏松的情况又较为常见。在采用普通接骨板治疗时，骨折块的稳定作用来源于螺钉通过螺纹对其轴向加压作用获得与接骨板之间的加压。此时，骨折块与接骨板的摩擦力和轴向压力是固定骨折块的稳定作用。在老年骨质疏松的患者中，由于骨量稀少，螺钉对骨块的把持作用差，加上钻孔及螺钉拧入时对松质骨的破坏，使普通螺钉难以把持骨量稀少的肱骨头，使得螺钉松动的可能性大大增加（图16-4），术后复查可见螺钉松动、复位丢失、肱骨头塌陷（图16-5）。故采用普通接骨板治疗老年肱骨近端骨折时，常可见内固定失败[11]。我科早期采用T形接骨板固定治疗肱骨近端的三部分骨折。

2. 螺钉穿出　相反，在2005年之前，螺钉穿出这一并发症国内外均少有报道。因为此前采用普通接骨板固定的患者术后常出现内固定失败、螺钉松动退出，只有合并肱骨头坏死较为严重（Ficat分型 Ⅳ、Ⅴ型）的患者才会因为肱骨头形态破坏而出现螺钉穿出。在2005年后，由于锁定接骨板的广泛采用（尤其是AO PHILOS接骨板及其他解剖型接骨板的采用），螺钉穿出的并发症报道逐渐增多。

在笔者看来，螺钉穿出并非完全是医源性并发症，可分为两种情况。第一种情况是：单纯螺钉穿出，骨折已经愈合或已有骨痂形成，本情况的发生是手术中透视未能发现螺钉过长。如此时骨折愈合，取出内固定即可。如骨折未愈，可采取小切口或在透视定位下取出螺钉，更换较短的螺钉。预防该并发症的最好办法是手术中严格操作：包括体位的正确摆放，术中多平面透视（见"肱骨近端骨折的切开复位内固定"一章）。另有一种特殊的情况，如穿出的螺钉位于盂肱关节的非接触面，可以暂时不取出[12]，待骨折愈合后一并取出，以减少患者多经历一次手术的痛苦。图16-6所示的为一位肱骨近端三部分骨折

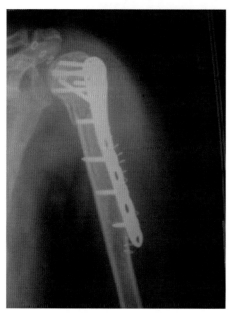

图16-2　术后拔出引流管后即时 X 线片

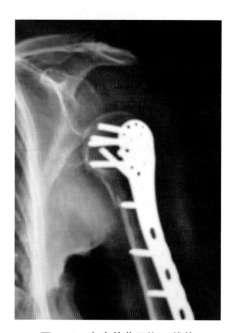

图16-3　左肩关节正位 X 线片

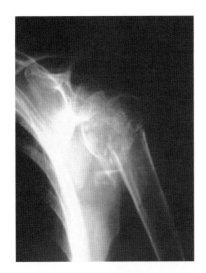

图 16-4　普通拉力螺钉难以把持骨
　　　　量稀少的肱骨头

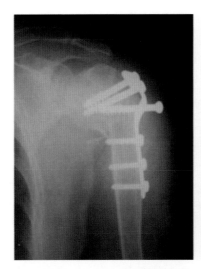
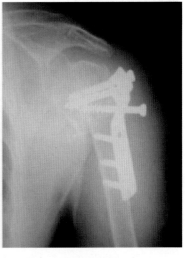

图 16-5　术后螺钉松动、复位丢失、肱骨头塌陷

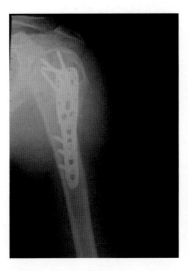
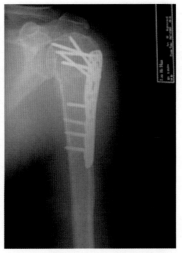

图 16-6　肱骨近端骨折术后螺钉穿出

切开复位，AO PHILOS 接骨板固定术后 2 个月，摄片复查见 PHILOS 接骨板顶端 A 孔螺钉穿出。但患者无关节疼痛等症状。肱骨极度外旋正位片显示穿出的螺钉头不位于盂肱关节的主要接触面。术后 1 年待骨折完全愈合后取出内固定。需要指出的是，目前的临床回顾性研究表明，接骨板近端打入肱骨头螺钉的数量与螺钉穿出并无相关性[13]。

另一种情况是肱骨近端骨折术后，内固定失败，肱骨头外翻畸形，最终内侧皮质塌陷，导致螺钉穿出。本并发症可定义为"固定丢失和螺钉穿出"。在本书第九章中有详细的叙述。在此要特别强调的是：如术中或术后即时摄片未见螺钉穿出，在随访期间见螺钉穿出，必伴有肱骨近端骨折的复位丢失。主要表现为随访期间肱骨头持续塌陷外翻，可能导致螺钉穿出。这种螺钉穿出的方式是复位持续丢失，最终导致内固定失败的表现，与手术固定时肱骨头头干角复位及接骨板螺钉对肱骨近端内侧皮质支撑不足有关。应注意，一旦发生此类并发症，应按照内固定失败

四、骨折延迟愈合 / 不愈合

作为血供丰富的干骺端，肱骨近端骨折很少有不愈合的情况。肱骨近端骨折的不愈合往往与内固定失败有关。按照 Gardner[14] 的内侧皮质支撑理论，如肱骨近端骨折复位后内侧皮质遗留空隙，则最终的结果可能有两种：骨折愈合缓慢，但最终愈合，内侧皮质区域可见较多骨痂。现列举一例病例。患者，男，58 岁。肱骨近端三部分骨折。行切开复位 AO LPHP 固定，术后 3 个月拍 X 线片，可见骨折线较为明显，患者自觉活动时有疼痛及不适感觉。予以制动处理。术后 11 个月复查，显示骨折愈合。肱骨近端内侧皮质有较多骨痂形成（图 16-7）。另一种情况是骨折最终未能愈合，肱骨头内翻塌陷。这种情况下肯定会伴有内固定失败。

现在说明一下内固定失败、骨折不愈合的处理。

在肱骨近端骨折的并发症中，可以说，内固定松动、螺钉穿出、骨折延迟愈合是相互交织在一起的。按照该并发症的自然病程可分析为：骨折固定不牢固，内固定失败，骨折愈合；或者：

骨折固定不当，延迟愈合，内固定不堪重负，内固定失败，骨折不愈合。

在临床实践中，一旦内固定手术完成，如不满意，就意味着再治疗时必须行翻修手术才能解决问题。对于骨折延迟愈合的情况来说，适当制动可以使一部分患者的骨折得到愈合。但其前提是内侧皮质虽存在间隙，但嵌插稳定。在不稳定的力学环境下（内侧皮质无良好支撑，肱骨头内翻塌陷），局部骨痂增生，纤维组织形成，但难以达到骨折愈合，最终导致治疗失败。

采用普通接骨板螺钉治疗的肱骨近端骨折术后螺钉松动的临床处理较为尴尬。螺钉松动往往导致患者疼痛及皮下异物感。拍片未见骨折愈合迹象，即使是畸形愈合，为了解除患者疼痛不适的症状，可以行内固定取出。但如果是骨折未愈合，又发现内固定失败，螺钉松动，这确实是一个棘手的问题。此时应仔细评估骨折局部的情况，结合患者的全身情况（活动状况、营养状况、是否有慢性病病史等）采取治疗措施。如阅片显示骨折已经愈合或已经有骨折愈合的现象，可采用小切口或在透视下取出已经松动的松质骨螺钉，以减轻患者的不适症状。同时给予必要的制动并予以严密观察。我

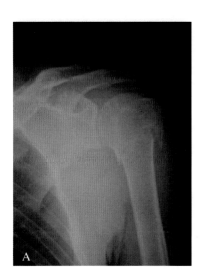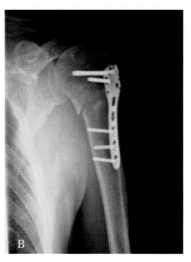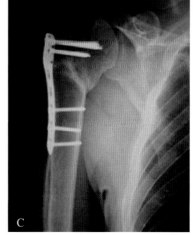

图 16-7 术前及术后 X 线片

A．术前；B．术后 3 个月；C．术后 11 个月

们的临床经验是：普通松质骨螺钉的松动并非意味着内固定的完全失败。有时术后 1~2 年复查，显示骨折已经愈合，却意外发现螺钉松动。这说明单纯螺钉松动可以采用"观察、等待"的治疗措施，即"把任务交给时间。让骨折愈合和内固定失败赛跑"。

如果普通接骨板和螺钉松动，骨折无愈合现象，且出现复位丢失的情况，则需要手术治疗。同样，用锁定接骨板治疗后出现复位丢失、内固定失败，同样应再行内固定手术翻修。笔者根据临床经验，将此类情况的治疗流程绘制成图 16-8，谨供参考。

对于肱骨头情况较好（无肱骨头坏死、盂肱关节无明显骨关节炎）的患者，可以采用取出内固定，换用锁定接骨板固定。该手术的术前计划应包括对患者肱骨近端骨量、内侧皮质稳定的情况进行评估。如果肱骨近端骨量较差，内侧皮质不稳定，可取用大块髂骨或腓骨作为支撑，使用带有角度稳定性的锁定接骨板，加用拉力螺钉将肱骨近端骨块与植骨条固定，形成坚强支撑[15]（图 16-9）。

在采用锁定接骨板加植骨的方法治疗时需要注意以下内容：

1. 植骨块必须足量。在此处，植骨并非为成骨所需，而是提供坚强的内侧柱支撑，属于结构植骨。切忌采用颗粒状人工骨。硫酸钙或磷酸钙颗粒的填充作用是远远不够的。

2. 可将植骨块放置在髓腔，也可以放置在肱骨近端干骺端内侧皮质处，作为内侧柱的强有力支撑。如植骨块放置在髓腔外，请注意骨块的上端不能太靠近肱骨头，否则会影响肱骨头的复位，并在外科颈留下间隙。

3. 应当首先使用克氏针固定接骨板，进行透视确认接骨板的位置是否合适。首先，接骨板的位置不能太高，否则影响术后肩关节外展。再次，通过透视应确定滑动孔的位置。因为要从此处打入之后固定植骨块的皮质骨螺钉。滑动孔的位置不良可导致皮质骨螺钉固定不牢固，影响植骨块的支撑作用。

4. 如将植骨块放置在髓腔以外，用于固定的皮质骨螺钉应当打透 4 层皮质并对其进行固定，保证植骨块紧贴肱骨上段内侧。皮质骨螺钉下方要至少有两枚锁定螺钉用于植骨块的"内固定支架"的固定。如果将植骨块放置在髓腔内，皮质骨螺钉可以只打过 2 层皮质，将植骨块稳定即可。

5. 最重要的是肱骨头头干角的复位和内侧皮质支撑的稳定性的恢复。

如内固定失败，出现肱骨头坏死或合并较为严重的盂肱关节骨关节炎，这时，即使进行了内固定翻修手术，术后持续的肩关节疼痛也难以让患者获得满意的临床疗效。这时应在平片上评估肱骨大、小结节的完整性。如大、小结节存在，无异位骨化和结节吸收的情况，可以考虑半肩关节置换治疗。治疗的技术细节见本书"肩关节置换治疗肱骨近端骨折"一章。

五、畸形愈合

肱骨近端骨折治疗后畸形愈合的情况较为常见。在早期采用经皮穿针或保守治疗的病例，遗留了较多的肱骨近端畸形愈合的病例。切开复位内固定术后畸形愈合主要因为对骨折块固定不可靠及骨质疏松，常与内固定失用相关。我科在 2008 年对 130 例肱骨近端骨折患者进行了随访[9]，在随访期发现 12 例畸形愈合的患者。其中 9 例患者为大结节畸形愈合，3 例患者为外科颈畸形愈合，1 例患者两者兼而有之。根据 Beredjiklian[16] 的肱骨近端骨折畸形愈合分级：Ⅰ型：大结节移位 > 1cm；Ⅱ型：肱骨头关节面台阶或不连续 > 5mm；Ⅲ型：关节力线不良，成角 > 45°。以上患者可归为Ⅰ型及Ⅱ型。在随访观察中，大结节异位患者 3 例有肩峰下撞击症状。临床查体主要表现为痛弧及 Neer 撞击征，但无明显的肩袖损伤体征，患者肩关节外展活动受限，劳累后出现肩部疼痛不适感。造成以上临床症状的原因可归结为大结节畸形愈合后向上方移位，在外展时与喙肩韧带的距离减小，故容易出现撞击症状。也有学者认为，大结节畸形愈合后周围骨痂形成导致肩峰下间隙减小，同时由于冈上肌止点的改变导致其力矩发生变化而出现相应症状。外科颈畸形愈合患者仅 1 例出现活动受限。主要表现为外展及上举受限（< 90°），

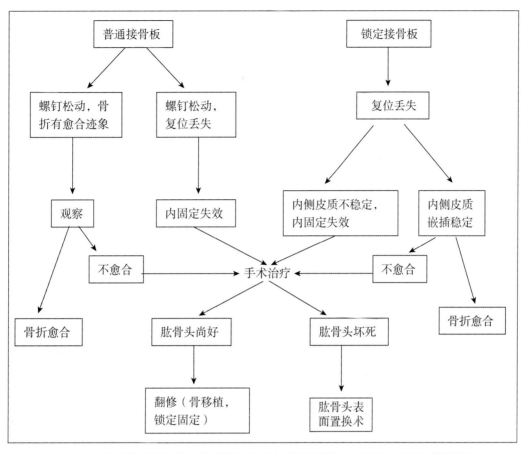

图 16-8　普通接骨板和锁定接骨板治疗后出现复位丢失、内固定失败治疗流程图

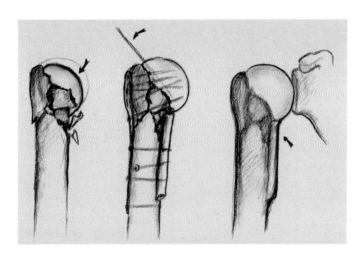

图 16-9　取游离腓骨或者大块带三面皮质的髂骨骨块植入。复位肱骨近端骨折后，锁定接骨板固定。从接骨板上滑动孔打入 3.5mm 皮质骨螺钉稳定植骨块，作为结构支撑

后伸受限（触背 L3）。外科颈畸形愈合后因骨性阻挡造成肩关节外旋受限。有时因后方移位造成对后方盂唇的撞击导致后伸动作受限。现在国际上对于肱骨近端骨折的畸形愈合常用的有两种分型：Beredjiklian 肱骨近端骨折畸形愈合分级（图 16-10）及 Boileau 提出的分型（图 16-11）。

对于肱骨近端骨折畸形愈合的治疗，主要在于临床评估和患者本人的意愿。肱骨近端骨折较轻度的畸形愈合常不影响肩关节功能（图 16-12）。

如肱骨近端畸形严重，影响肩关节功能，则应评价是哪一部分结构的畸形导致了症状。如患者仅为单纯外展或上举时感觉疼痛，大多是由大结节畸形愈合所致。这与第二肩关节（肩峰下间隙）的临床解剖有关。畸形不严重者，可采用关节镜下刨削大结节骨赘，并同时进行肩峰成形术，术后患者肩关节活动功能可有改善。如大结节畸形严重，患者外展不足 90°。外展位拍摄肩关节中立位正位片见大结节骨块卡入肩峰下间隙（图 16-13），可行切开手术，采用大结节截骨下移治疗。现列举一个病例：患者，女，68 岁，68 岁女性患，存在肱骨近端骨折，行外

展架保守治疗，2 个月后 X 线片，显示患者肩关节疼痛，活动受限，外展仅 60°。放射学检查可见畸形的大结节明显上移（图 16-14），在患者肩关节外展时撞击肩峰。行"切开复位，大结节截骨，PHILOS 内固定"。手术中将大结节截骨复位（图 16-15）。术后大结节恢复正常解剖位置。如患者肩关节上举困难，内外旋及外展同时存在较大幅度的受限，多为外科颈成角畸形愈合导致。常见的畸形为向前成角，必要时可考虑截骨矫形。在外科颈下方楔形截骨，采用角钢板固定。鉴于目前国内极少有供应商提供 3.5mm 上肢 95°角钢板，且角钢板的打入对肱骨头的骨量破坏较多，故可以考虑尝试锁定接骨板加取腓骨植骨的方法治疗。

六、肱骨头坏死

肱骨头坏死是肱骨近端粉碎性骨折切开复位内固定难以避免的并发症，也是对肱骨近端严重粉碎性骨折关节置换治疗的临床实践基础。为了避免肱骨头坏死，一期肩关节置换术才得到了较为广泛的开展。国际上报道四部分或 AO 分型 C 型骨折的骨坏死率为 13%～34%[17]。国内黄强

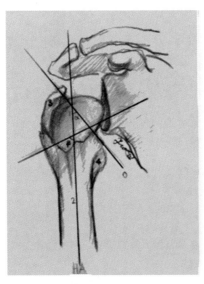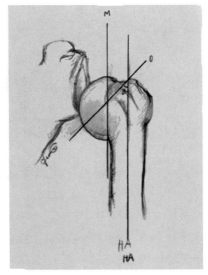

图 16-10　Beredjiklian 肱骨近端骨折畸形愈合分级：Ⅰ型：大结节移位 > 1cm；Ⅱ型：肱骨头关节面台阶或不连续 > 5mm；Ⅲ型：关节力线不良，成角 > 45°

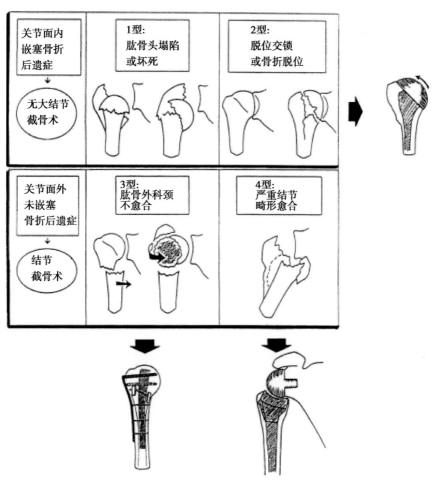

图 16-11 Boileau 提出的分型及治疗措施

[18] 等报道 Neer 分型三部分骨折术后肱骨头坏死率为 17%，四部分骨折则达到了 66%。本组随访的临床资料显示患者肱骨头坏死主要由于肱骨近端粉碎性骨折，尤其是解剖颈骨折严重破坏了肱骨头血供。Laing [19] 研究表明肱骨近端的血供主要是来源于旋肱前动脉升支。另有部分弓形动脉的骨间穿支参与了肱骨头血管化 [20]。骨折时该血管破坏严重，即使解剖复位，坚强固定仍难以恢复。Helter [21] 对 100 例肱骨近端骨折手术治疗患者平均随访 29 个月，对肱骨头坏死患者进行回顾性分析后认为：肱骨头坏死与骨折端内侧背侧相对骨干的移位有关（准确度 0.84）。国内袁本祥 [22] 等研究认为骨折内侧皮质的位移 > 2 mm、骨折近端内侧干骺端长度 < 8 mm 对肱骨头坏死的预测有较高的敏感性。

Ficat 改良的肱骨头坏死临床分型（图 16-16）为：Ⅰ 期：平片很难诊断，MRI 可发现早期缺血坏死表现；Ⅱ 期：部分可见少量软骨下灶性骨硬化带；Ⅲ 期：可见关节面有轻度塌陷，关节面下透亮影，关节面阶梯 < 2mm；Ⅳ 期：肱骨头弧度消失，出现凹陷；Ⅴ 期可见肱骨头凹陷明显，表面凹凸不平，并继发盂肱关节骨性关节炎表现。

值得欣慰的是，肱骨头坏死的临床表现并不像其他关节骨坏死（比如股骨头坏死）那样严重。在我们的临床观察中，部分肱骨头坏死 Ⅲ 期的患者临床症状也不十分明显。我们在随访了 130 例肱骨近端骨折术后的患者后，发现了 12

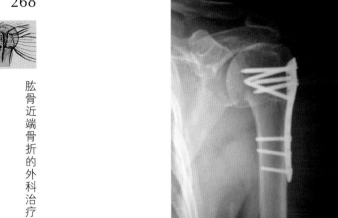
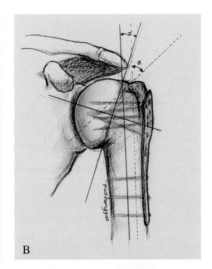

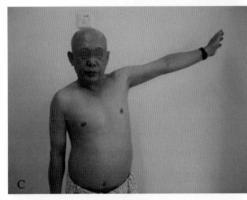
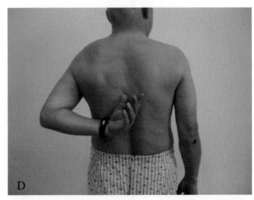

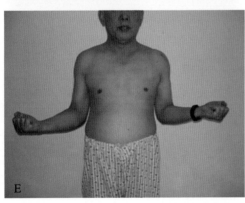
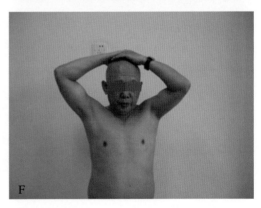

图 16-12　肱骨近端骨折术后

A、B.外科颈向下方成角愈合，肱骨头头 - 干角为 115°；C ~ F.术后功能无明显异常

例肱骨头坏死的患者[9]。其中：肱骨头Ⅱ期坏死 6 例，Ⅲ期 4 例，Ⅳ期 2 例，无Ⅴ期病变。与 AO 骨折分型对应为：A2 1 例，B1 1 例，B3 2 例，C1 2 例，C2 3 例，C3 3 例。其中 2 例Ⅴ期坏死均为 AO 分型 C 型患者。

图 16-17 显示的是一例肱骨头坏死病例。患者，男，51 岁。肱骨近端骨折合并肩胛骨骨折。术后 1 年因肩关节疼痛于外院取出内固定（遗憾的是没有留下影像学资料）。取出内固定后 4 个月，疼痛无缓解。随访摄片，见肱骨头坏死，

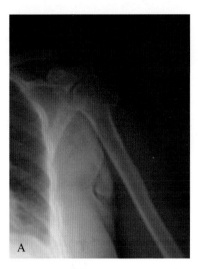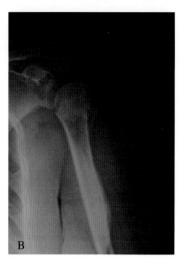

图 16-13　大结节骨块卡入肩峰下间隙

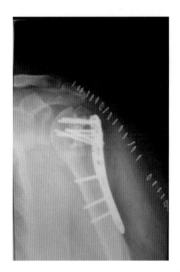

图 16-14　放射学检查可见畸形的大结节明显上移

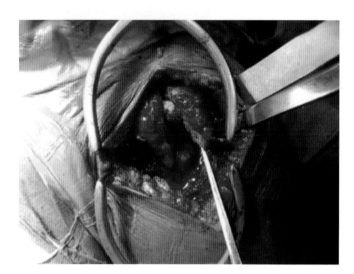

图 16-15　将大结节截骨复位

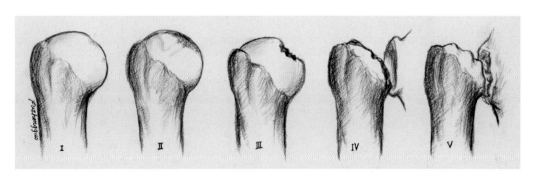

图 16-16　Cruess 改良的 Ficat 分型

出现 Ficat V 型肱骨头坏死并继发盂肱关节关节炎。

我们对肱骨近端骨折术后肱骨头坏死治疗的体会是：早期疼痛不适感、酸胀，以运动后为主，平片多无肱骨头关节面及关节盂病理改变，肱骨头有变小。晚期即使未合并盂肱关节骨性关节炎也有明显疼痛，活动受限。部分病例即使肱骨头关节面塌陷，如结节复位良好，活动尚可，疼痛亦在可忍受之中。但对于肱骨头坏死Ⅳ期、Ⅴ期的患者，在条件允许下，应采用肩关节置换术。

现列举一例病例：患者，女，66 岁。肱骨近端骨折术后 1 个月，肱骨头复位不满意（图16-18）。术后 5 个月，X 线片显示肱骨头坏死（图 16-19），肩关节疼痛明显（VAS 评分 8分），依靠止痛药治疗，夜间影响睡眠。肩关节活动度差（外展 70°，外旋 10°）。诊断：肱骨近端骨折术后肱骨头坏死。术中取出内固定，采用半肩人工关节置换（图 16-20、16-21）。

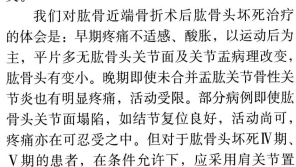

图 16-17 肱骨头坏死

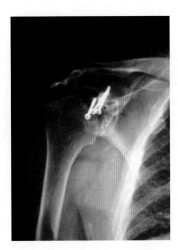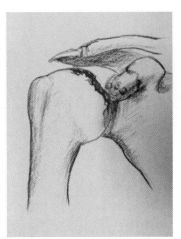

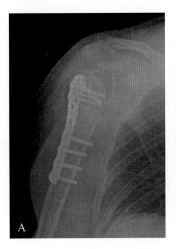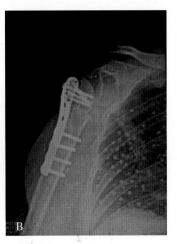

图 16-18 术后 1 个月 X 线片

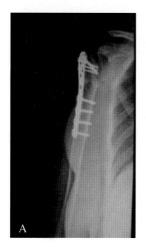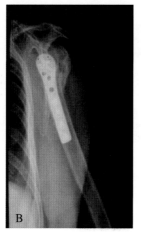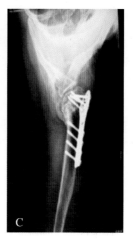

图 16-19　术后 5 个月 X 线片，肱骨头坏死

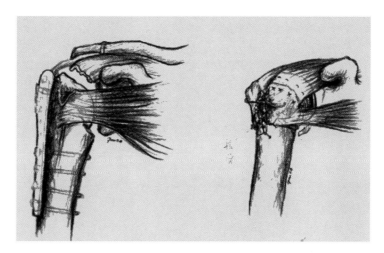

图 16-20　术中取出内固定

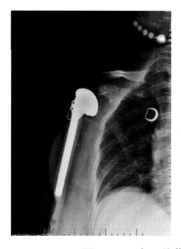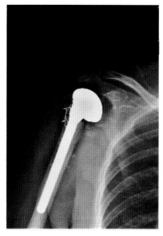

图 16-21　人工关节置换术后 X 线片

七、骨关节炎

作为关节内骨折，肱骨近端骨折术后盂肱关节关节炎似乎鲜有报道。但从创伤骨科的角度来说，关节创伤后遗留创伤性关节炎是常见的并发症。作为非负重关节，肩关节软骨在非承重的条件下即时发生的骨关节炎也较少出现明显的症状。肩关节骨关节炎发生的可能机制为：肱骨头骨折及关节盂骨折造成关节面损伤而加重了骨关节炎的进程。对于肱骨近端骨折后肩关节退变的机制目前研究较多，主要认为是关节内骨折造成关节血供受损[20]，机械暴力引起关节软骨细胞凋亡[23]以及骨折固定术后盂肱关节相对运动轨迹发生变化加速了关节退变。因本组患者年龄较大，患者本身可合并有肩关节退变，故未将以上无明显骨性关节炎患者列入并发症人数。我们对数例术前行 MRI 检查的患者进行分析，发现关节软骨在 T1 相中可见少量散在低信号，考虑在骨折受伤当时，暴力传至肱骨近端，后者撞击关节盂或肩峰造成骨折，在撞击的同时肱骨头及关节盂的软骨损伤导致了日后的骨性关节炎。Zyto[24]报道在肱骨近端四部分骨折患者中，术后 3～5 年盂肱关节炎达 64%，三部分骨折也有 25%。

值得一提的是：肱骨近端骨折术后盂肱关节骨关节炎的发生及肱骨头坏死在某种意义上将是一个相互促进的过程。肱骨头坏死导致软骨凋亡破坏，关节退变加快。而 Ficat 肱骨头坏死的 V 型亦定义为：肱骨头凹陷明显，表面凹凸不平，并继发盂肱关节骨性关节炎表现。肱骨头的破坏加速了关节盂的磨损并最终导致全肩关节骨性关节炎的加速进展。如为单纯肱骨头坏死，可采用半肩关节置换的方法。而继发关节盂磨损则需全肩关节置换手术。

八、肩关节置换并发症

1. 结节并发症　拟接受肩关节置换术的肱骨近端粉碎性骨折患者大多年龄较大且合并较为严重的骨质疏松症。在手术固定大结节之后，由于大结节与干骺端骨质疏松，加之肱骨近端由于骨折、手术中扩髓、骨水泥固定等破坏血供的因素，结节愈合往往是一个漫长的过程。在我科的临床复查中，最长可见术后半年大结节移位的患者。通过我们的临床实践结合国际上的文献[25,26]，认为对肩关节置换术后结节愈合的评估需采用以下方法：①术后拔除引流管后即进行 X 线片复查，包括肩关节正位片、肩胛骨侧位片以及腋位片。②术后 1 个月、3 个月、6 个月及 1 年按期复查上述平片（图 16-22）。③在正位片上测量大结节顶点与肱骨头顶点水平切线的距离。如该距离＞10mm 或＜3mm，则认为大结节有向上方或下方的移位（图 16-23）。即使在数次

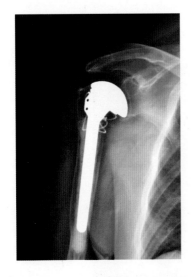

图 16-22　患者，男，78 岁。肱骨近端四部分骨折，术后 1 年，大结节高度适中，大结节外形良好，已经愈合

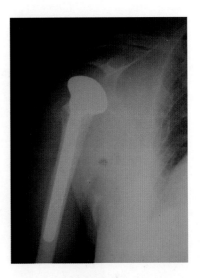

图 16-23　患者，女，71 岁。肱骨近端四部分骨折，肩关节置换术后 6 个月，肩胛骨正位见大结节移位

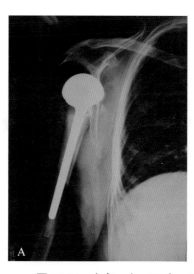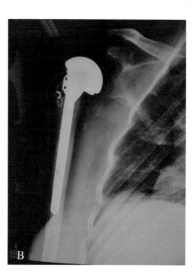

复查中该距离没有很大的变化但仍然在该范围之外，则说明首次手术可能没有将大结节解剖重建。④大结节和干骺端之间间隙＞1cm表示结节仍未完全愈合。⑤如在肩关节正位摄片时未能见到大结节，而在上臂处于内旋或外旋情况下投照肩关节正位片或腋位片上可见大结节，则需进一步评价大结节在矢状位上的移位情况，必要时结合CT检查了解大结节的位置（图16-24）。在这种情况下，大结节在矢状位上的移位难以准确

测量，对肩关节功能是否造成影响还需要通过体格检查进一步评估。⑥通过对结节大小的多次比较确定结节是否吸收。如吸收面积＜50%，则为部分吸收，＞50%为大部分吸收[26,27]。

需要特别注意的是：由于患者合并骨质疏松等原因，术后长期复查往往在正位上仅可见假体背翅，大结节内松质骨影像空虚。此时应在放射科Dicom系统中调整图像的对比度，仔细评估大结节皮质轮廓与肱骨近端干骺端皮质的连续

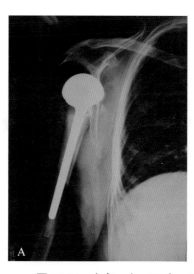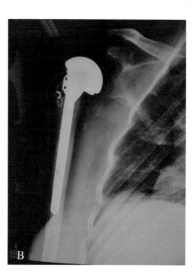

图16-24　患者，女，76岁，肱骨近端四部分骨折术后8个月
A．侧位片见大结节向背侧移位，正位片上被假体的背翅遮挡；B．正位片见大结节消失

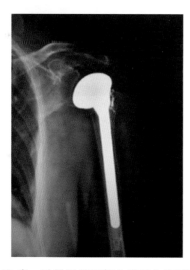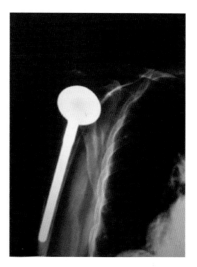

图16-25　患者，女，72岁，肱骨近端四部分骨折合并脱位肩关节置换术后14个月。术后摄片可见大结节过度复位。大结节位置相对于肱骨头过低。另外可见肱骨近端7区透亮线，假体松动征象

性，不应认为是大结节不愈合或吸收。

2. 肩关节不稳定　肩关节置换术后关节不稳定常表现为肩关节不适感和功能不良。人工肩关节置换术改变了稳定肩关节的正常结构，因此只有依靠正确地放置假体和恢复肩关节周围软组织张力，才能维持关节稳定。综合考虑造成术后肩关节不稳定的原因包括：假体高度、后倾角不当，大、小结节重建不良，肩胛下肌损伤，三角肌前群麻痹（术中过度牵拉、止点破坏或腋神经损伤），喙肩弓损伤，既往有肩关节不稳定病史。

肩关节置换术后不稳定的主要发生机制多为假体位置放置不良或手术前评估不足：常见的肩关节向下方半脱位多由于假体位置放置过低，导致三角肌肌力减弱，不能将肱骨头维持在关节盂内。也有部分病例因为术前合并的腋神经损伤未能诊断出，术后三角肌功能不良造成肩关节下方半脱位。也有部分不稳定的病例源自患者有较为严重的肩袖撕裂。术前评估未能明确诊断，术后肩袖无力（尤其以冈上肌多见），术后肩关节向上方半脱位（三角肌牵拉导致）。

3. 异位骨化　肩关节置换术后异位骨化的发生率较其他关节低[28]。Neer[29]认为软组织损伤程度、反复手法整复以及骨折复位不及时（超过 7 天）是发生异位骨化的风险因素。Torchia[30] 报告Ⅲ级异位骨化的患者上举平均55°，明显低于Ⅰ、Ⅱ级的 76°。异位骨化分级越高则预后越差。评估肩关节置换，我们通常采用 Kjaersgaard-Andersen[31] 对于异位骨化的分型。该分型是基于骨化的位置，认为在关节盂下方、肱骨头 - 肱骨干交界内侧皮质周围以及肩峰下三个间隙的骨化最具有临床意义。

0 级：无异位骨化。

Ⅰ级：异位成骨占据的间隙＜ 50%。

Ⅱ级：异位成骨占据的间隙＞ 50%，但平片上未见明显的骨桥形成。

Ⅲ级：异位成骨形成骨桥。

4. 假体松动　假体松动：X 线片上肱骨柄假体周围＞ 2mm 的透亮线提示假体松动（图 15-25）。Mighell[32] 等报告此发生率为 3%，其中 1 例合并表皮葡萄球菌感染。此外，随着组件型假体日趋广泛的应用，头 - 柄分离也成为术后的潜在并发症。为防止头 - 柄分离的发生，术中应

仔细清理基座周围的组织以及骨水泥，拭干血液，牢固装配。临床常见的假体松动的评估采用 Sperling[33] 分型。该分级有两种，分别针对肱骨头假体及关节盂假体，国内很少进行全肩关节置换，在此只写出针对肱骨头假体的分型（图16-26）。

Sperling 将肱骨头假体周围分为 8 个区域，以假体周围透亮线是否存在、透亮线的位置及厚度（以 0.5mm 为单位）评估假体松动的情况。如 2 ~ 3 名临床阅片人员发现：假体周围透亮线＞ 2mm，或 3 个或 3 个以上区域出现透亮线，表明有假体松动，或与临床症状密切相关。

要点提示

肱骨近端骨折是具有挑战性的创伤疾病。由于肱骨近端肩关节复杂的解剖关系，创伤程度的多样性，导致手术后并发症不仅种类较多，部分并发症处理起来颇为棘手，而且术后临床效果不佳。在本章作者简述了肱骨近端骨折手术治疗（切开复位内固定、肩关节置换）的相关并发症。对于内固定失败、骨折延迟愈合等并发症临床较为多见，叙述较为详细。肩关节置换并发症其实更为常见，其一些主要并

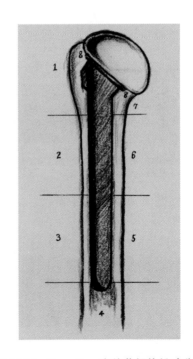

图 16-26　**Spearling 肩关节假体松动分型**

发症（如结节移位吸收、力线不良等）已经在"肩关节置换术中大、小结节的固定"一章中穿插于手术技术和相关理论中介绍，故而在此一带而过。假体松动、异位骨化等并发症发生率较低，且笔者本人经验有限，介绍也较为简单。总之，细致的临床评估、精细的手术操作、良好的术后康复、严格的随访是减少肱骨近端骨折术后并发症的有效途径。

（白　露　付中国）

参考文献

1. Sperling, JW, Kozak, Tkw, Hanssen AD *et al*. Infection after shoulder arthroplasty. Clin Orthop Relat Res, 2001, 382：206-216.

2. Cuff DJ, Virani NA, Levy J, *et al*. The treatment of deep shoulder infection and glenohumeral instability with debridement, reverse shoulder arthroplasty and postoperative antibiotics. J Bone Joint Surg Br, 2008, 90 (3)：336-342.

3. Piper KE, Jacobson MJ, Cofield RH, *et al*. Microbiologic diagnosis of prosthetic shoulder infection by use of implant sonication. J Clin Microbiol, 2009, 47 (6)：1878-1884.

4. 《应用抗菌药物防治外科感染的指导意见》撰写协作组. 应用抗菌药物防治外科感染的指导意见（草案）ⅩⅦ——骨和关节感染. 中华外科杂志, 2005, 43 (4)：270-272.

5. Bhandari M, Adili A, Schemitsch EH. The efficacy of low-pressure lavage with different irrigating solutions to remove adherent bacteria from bone. J Bone Joint Surg Am, 2001, 83-A(3)：412-419.

6. Coste JS, Reig S, Trojani C, *et al*. The management of infection in arthroplasty of the shoulder. J Bone Joint Surg Br, 2004, 86 (1)：65-69.

7. Sperling, JW *et al*., Infection after shoulder arthroplasty. Clin Orthop Relat Res, 2001 (382)：206-216.

8. Jon JP, Warner J G. Fractures of the Proximal Humerus Fractures of the Proximal Humerus, in Rockwood and Green's Fractures in Adults. Philadelphia：Lippincott Williams & Wilkins. 2006, 1161-1209.

9. 姜保国, 白露, 张培训, 等. 肱骨近端骨折的手术治疗. 中华创伤骨科杂志, 2009, 11 (5)：404-407.

10. Mark Dutton, P. Orthopaedic examination, evaluation, and intervention. New York：McGraw-Hill, 2008.

11. 贾永鹏, 王众, 俞立新, 等. 钢板内固定治疗肱骨近端骨折失败8例的治疗及原因分析. 中外医疗, 2009, 28 (29)：26, 28.

12. Ring D. Current concepts in plate and screw fixation of osteoporotic proximal humerus fractures. Injury, 2007, 38 (Suppl 3)：59-68.

13. Owsley KC, Gorczyca JT. Fracture displacement and screw cutout after open reduction and locked plate fixation of proximal humeral fractures [corrected]. J Bone Joint Surg Am, 2008, 90 (2)：233-240.

14. Gardner MJ, Weil Y, Barker JU, *et al*. The importance of medial support in locked plating of proximal humerus fractures. J Orthop Trauma, 2007, 21 (3)：185-191.

15. Gardner MJ, Boraiah S, Helfet DL, *et al*. Indirect medial reduction and strut support of proximal humerus fractures using an endosteal implant. J Orthop Trauma, 2008, 22 (3)：195-200.

16. Beredjiklian PK, Iannotti JP, Norris TR, *et al*. Operative treatment of malunion of a fracture of the proximal aspect of the humerus. J Bone Joint Surg Am, 1998, 80 (10)：1484-1497.

17. Lanting B, MacDermid J, Drosdowech D, *et al*. Proximal humeral fractures：A systematic review of treatment modalities. J Shoulder Elbow Surg, 2008. 17 (1)：42-54.

18. 黄强, 王满宜, 荣国威. 复杂肱骨近端骨折的手术治疗. 中华骨科杂志, 2005, 25 (3)：159-164.

19. Laing PG. The arterial supply of the adult humerus. J Bone Joint Surg Am, 1956, 38-A（5）：1105-1116.

20. Gerber C, Schneeberger AG, Vinh TS. The arterial vascularization of the humeral head. An anatomical study. J Bone Joint Surg Am, 1990, 72（10）：1486-1494.

21. Hertel R, Hempfing A, Stiehler M, et al. Predictors of humeral head ischemia after intracapsular fracture of the proximal humerus. J Shoulder Elbow Surg, 2004, 13（4）：427-433.

22. 袁本祥, 董英海, 刘祖德, 等. 肱骨近端关节囊内骨折的预后判断标准. 中华骨科杂志, 2006, 26（7）：464-467.

23. Kim HT, Lo MY, Pillarisetty R. Chondrocyte apoptosis following intraarticular fracture in humans. Osteoarthritis Cartilage, 2002, 10（9）：747-749.

24. Zyto K, Kronberg M, Broström LA. Shoulder function after displaced fractures of the proximal humerus. J Shoulder Elbow Surg, 1995, 4（5）：331-336.

25. Williams GR Jr, Iannotti JP, Rosenthal A, et al. Anatomic, histologic, and magnetic resonance imaging abnormalities of the shoulder. Clin Orthop Relat Res, 1996,（330）：66-74.

26. Greiner SH, Diederichs G, Kröning I, et al. Tuberosity position correlates with fatty infiltration of the rotator cuff after hemiarthroplasty for proximal humeral fractures. J Shoulder Elbow Surg, 2009, 18（3）：431-436.

27. Demirhan M, Kilicoglu O, Altinel L, et al. Prognostic factors in prosthetic replacement for acute proximal humerus fractures. J Orthop Trauma, 2003, 17（3）：181-188; discussion 188-189.

28. Wierks C, Skolasky RL, Ji JH, et al. Reverse total shoulder replacement：Intraoperative and early postoperative complications. Clin Orthop Relat Res, 2009, 467（1）：225-234.

29. Neer CS 2nd. Displaced proximal humeral fractures：Part II. Treatment of three-part and four-part displacement. J Bone Joint Surg Am, 1970, 52（6）：1090-1103.

30. Torchia ME, Cofield RH, Settergren CR. Total shoulder arthroplasty with the Neer prosthesis：Long-term results. J Shoulder Elbow Surg, 1997, 6（6）：495-505.

31. Kjaersgaard-Andersen P, Frich LH, Søjbjerg JO, et al. Heterotopic bone formation following total shoulder arthroplasty. J Arthroplasty, 1989, 4（2）：99-104.

32. Mighell MA, Kolm GP, Collinge CA, et al. Outcomes of hemiarthroplasty for fractures of the proximal humerus. J Shoulder Elbow Surg, 2003, 12（6）：569-577.

33. Sperling JW, Cofield RH, O'Driscoll SW, et al. Radiographic assessment of ingrowth total shoulder arthroplasty. J Shoulder Elbow Surg, 2000, 9（6）：507-513.

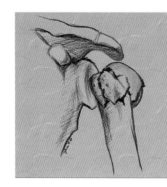

第 17 章

肩关节术后康复

肩关节是人体活动范围最大的关节，也是最不稳定的关节。手术治疗肩关节及其周围组织疾病的疗效不仅与损伤严重程度、手术方法有关，还与术后康复密切相关。术后渐进、安全、全面、有效的康复治疗是手术后肩关节功能获得最大程度恢复的重要保证。

一、康复治疗计划的特性

1. 个体化的康复治疗　因患者术前体能状态、损伤程度、手术当时情况、术后恢复的程度及对康复计划的配合程度等众多因素，有效的康复治疗计划需要按实际情况为患者"量身定做"。

2. 强调功能性活动的表现　观察特定的日常功能活动，例如梳头、个人卫生、进食、开顶柜门等，能反映出肩关节术后的综合功能。恢复到一定能力后，将治疗方式逐步转向功能活动训练为主。

3. 重视本体感觉功能的再训练　本体感觉功能健全与否对于动作完成和动作质量有着极为重要的影响。

4. 康复计划设计　恢复初期，避免过于激进的治疗强度，以免使肩袖肌群愈合缓慢、肩关节稳定度以及功能下降；除特殊情况外，过久的制动则容易导致关节的粘连。

二、康复治疗计划的组成

1. 药物治疗

2. 物理疗法　术后初期给予冷疗，恢复期行热疗、电疗。尤其在运动治疗前，尽可能先期进行热疗。若运动治疗时强度较大，训练后可适时冷疗。

3. 运动疗法　进程以被动活动开始，逐步加入协助-主动活动，最终进展到主动活动。治疗方式从关节活动开始，逐渐加入日常功能活动。中后期进行适当的牵拉活动以及肌力训练。

三、康复治疗方案

肱骨近端骨折术后康复十分重要。如果骨折固定牢固，康复应尽早进行。

基本的康复流程是三阶段康复系统，由Hughes 和 Neer 最早[1]提出。第一阶段是术后1~6周，患者主要进行被动辅助锻炼；第二阶段是术后 7~12 周，主要进行主动和早期抗阻锻炼；第三阶段是术后 12 周后，主要进行肌肉力量恢复锻炼。

训练之前患肩热敷有助于提高效果。训练早期可以使用镇痛药物，以帮助缓解疼痛和增加伸展范围。实施这一训练方法要根据骨折类型、稳定程度、骨折治疗方法和患者的耐受程度有所不同，建议在康复医生的指导下进行。

（一）第一阶段：（1~6 周）

患者肩关节在休息时固定于中立位，以减小冈上肌、小圆肌张力，预防大结节移位。每次活动前可以局部热疗，提高效果。

术后 24~48 小时即可在康复医生的指导下进行肘关节和腕关节屈伸活动。

术后 1 周左右可进行肩关节"钟摆样运动"，如果骨折内固定坚固，此活动可适当提前，同时可以开始做仰卧位外旋和前屈活动。

1. 钟摆样活动　患者身体前倾，患肢自然下垂做回旋动作（图 17-1）。活动范围由小到大，活动量由少到多，一般而言每天 3~5 次。如患者主动活动疼痛，可辅以相应的止痛治疗以利于康复锻炼。

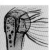

2．仰卧位外旋　患者取仰卧位外旋运动，手持木棍在另一只手的帮助下活动。需要注意的是，要在肱骨远端和肘部外侧放置叠起的被单或毛巾，以增加患者的安全感。也可以稍稍外展15°～20°，也有助于训练。

3．仰卧位或坐位前屈　患者取仰卧或坐位，健侧辅助患侧缓慢前屈上举，直到出现疼痛为止（图17-2）。

术后第 8 天第一次随访并拆线，之后患肩可以做淋浴。2～4 周开始逐渐加上肩后伸运动和等长肌肉收缩练习。

4．肩后伸　健侧辅助患侧做被动后伸运动（图17-3）。

5．等长收缩训练通常在 4 周左右进行。每次适当用力，坚持 5 秒。每天 3 次，每次 10 组，训练肩外旋、前屈、外展、后伸、内旋等肌肉。

（二）第二阶段：（7～12 周）

X 线片示肱骨干与大、小结节间有明确骨痂形成后，可根据患者骨折愈合的程度去除吊带，进行主动的前屈、后伸、内旋、外旋活动，鼓励患者应用患肢进行免负重的日常生活，逐渐增加肩关节肌力和活动范围。此阶段仍须辅助被动活动，目的是增加肩关节活动度。

1．前屈训练　可以在健侧肢体帮助下进行辅助前屈训练，也可进行前屈爬墙训练（图17-4）。

2．外旋训练　肘关节屈曲 90°，依靠门或墙角，固定患侧肘关节并身体旋转，带动患肩做外旋运动（图17-5）。

3．外展后伸训练　患者立于墙角，身体稍倾斜，双手扶墙，做俯卧撑，拉伸肩部（图17-6）。

4．内收训练　健侧辅助下患肩水平内收（图17-7）。

此阶段，也可逐渐加入器械训练（图17-8）。

（三）第三阶段：（12 周以后）

第三期主要是抗阻力的力量训练，恢复肩周肌肉力量。可使用重物或弹力带进行训练并逐渐恢复日常活动和非对抗性体育锻炼。应向患者强调术后 1 年功能才会最大恢复。弹力带训练法见图17-9。

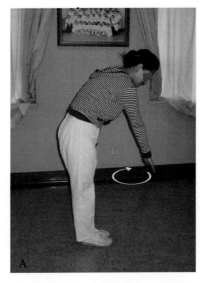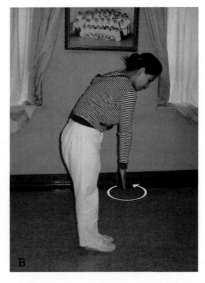

图 17-1　钟摆活动，身体稍前倾，患肩放松，身体带动患肩做顺时针或逆时针旋转活动

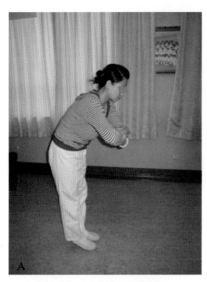
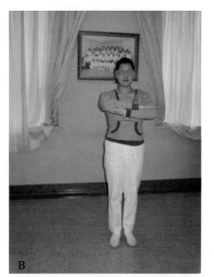
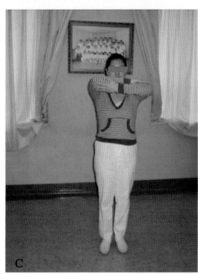
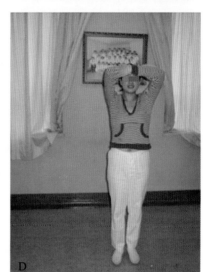

图 17-2 健侧辅助患侧前屈上举

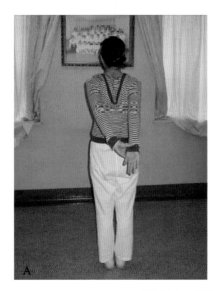
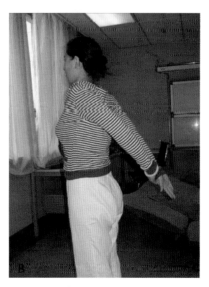

图 17-3 健侧辅助患侧后伸

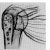

肱骨近端骨折的外科治疗

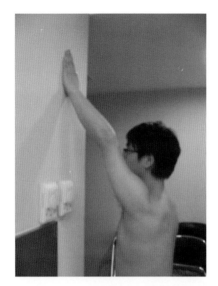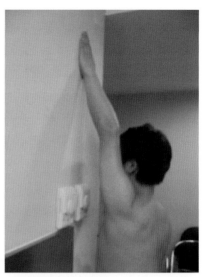

图 17-4 前屈爬墙训练

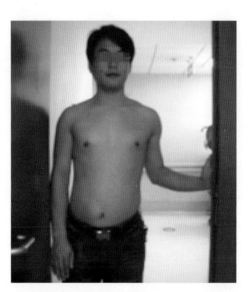

图 17-5 外旋训练

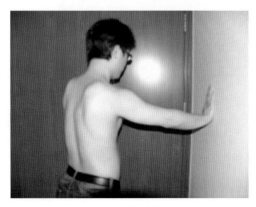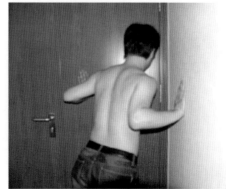

图 17-6 外展后伸训练

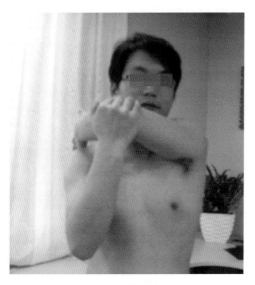

图 17-7 内收训练

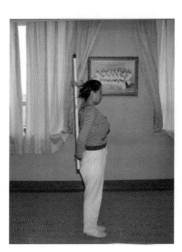
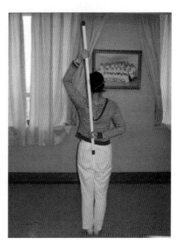
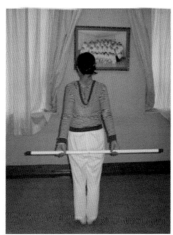
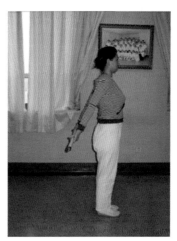

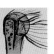

肱骨近端骨折的外科治疗

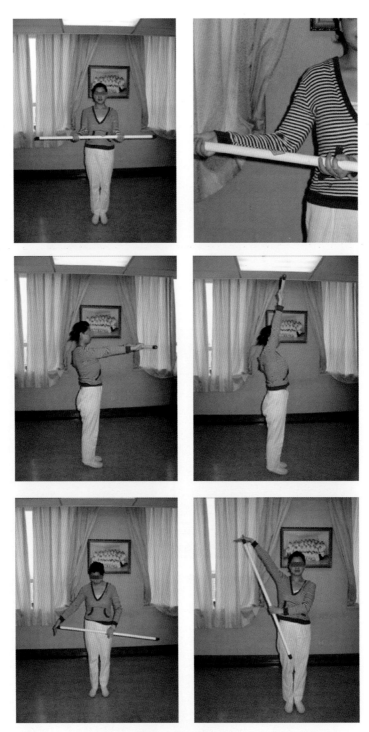

图 17-8　辅助器械锻炼

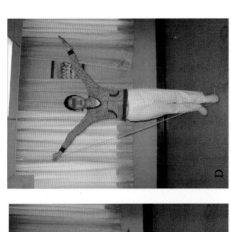
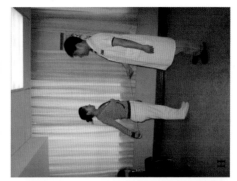
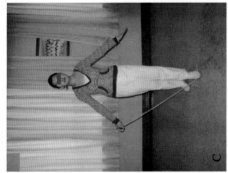
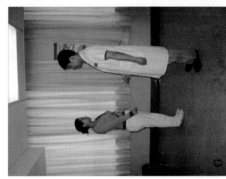
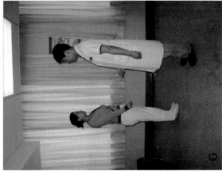
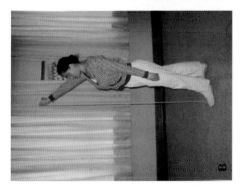
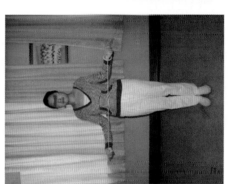
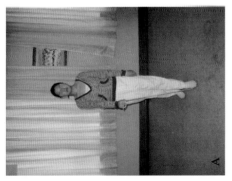
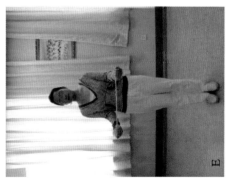

图 17-9　张力带训练法

肱骨近端骨折内固定术后的康复治疗计划

姓名：　　　　　　　性别：　　　　年龄：　地址和联系电话：

诊断：　　　　　　　住院号

手术名称：　　　　　　　　　　　　　　　　　手术时间：

备选训练项目	术后 1～3 周	3～8 周	8～12 周	12 周后
1．患肢等长收缩、健肢躯干正常活动	✓	✓	✓	✓
2．垂肩旋转运动	✓	✓	✓	✓
3．耸肩运动	✓	✓	✓	✓
4．扩胸运动	✓	✓	✓	✓
5．内收被动拉伸肩关节	✓	✓	✓	✓
持棒被动活动				
6．持棒伸肘位被动上举肩关节	✓	✓	✓	✓
7．持棒屈肘位肩关节被动内外旋		✓	✓	✓
8．持棒屈肘被动上举肩关节	✓	✓	✓	✓
9．持棒伸肘位肩关节被动内外旋		✓	✓	✓
10．持棒伸肘位被动上举肩关节		✓	✓	✓
11．背后持棒被动内旋肩关节			✓	✓
12．持棒被动外旋肩关节		✓	✓	✓
持拉力器主动活动				
13．持拉力器前屈 45° 上举肩关节				✓
14．持拉力器外展 45° 上举肩关节				✓
15．持拉力器上举肩关节			✓	✓
16．持拉力器向健侧拉伸肩关节			✓	✓
17．持拉力器等肩高扩胸运动			✓	✓
18．持拉力器屈肘前屈肩关节 90°			✓	✓
19．持拉力器向后拉伸肩关节			✓	✓
20．固定拉力器一端水平向前拉伸肩关节			✓	✓
21．固定拉力器一端腋下夹枕外旋肩关节				✓
22．固定拉力器一端水平向后拉伸肩关节				✓
23．固定拉力器一端掌心向上上举肩关节				✓
24．固定拉力器一端掌心向下上举肩关节				✓
25．固定拉力器一端内收肩关节			✓	✓

姓名：　　　　　　性别：　　　　　年龄：　　　　　地址和联系电话：

诊断：　　　　　　住院号

手术名称：　　　　　　　　　　　　　　　　　　手术时间：

备选训练项目	术后 0～6 周	6～12 周	12～18 周	18 周后
1．患肢等长收缩、健肢躯干正常活动	✓	✓	✓	✓
2．垂肩旋转运动、钟摆运动	✓	✓	✓	✓
3．耸肩运动	✓	✓	✓	✓
4．扩胸运动	✓	✓	✓	✓
5．内收被动拉伸肩关节	✓	✓	✓	✓
持棒被动活动				
6．持棒伸肘位被动上举肩关节	✓	✓	✓	✓
7．持棒屈肘位肩关节被动内外旋	✓	✓	✓	✓
8．持棒屈肘被动上举肩关节	✓	✓	✓	✓
9．持棒伸肘位肩关节被动内外旋		✓	✓	✓
10．持棒伸肘位被动上举肩关节		✓	✓	✓
11．背后持棒被动内旋肩关节			✓	✓
12．持棒被动外旋肩关节		✓	✓	✓
持拉力器主动活动				
13．持拉力器前屈 45°上举肩关节				✓
14．持拉力器外展 45°上举肩关节				✓
15　持拉力器上举肩关节			✓	✓
16．持拉力器向健侧拉伸肩关节			✓	✓
17．持拉力器等肩高扩胸运动			✓	✓
18．持拉力器屈肘前屈肩关节 90°			✓	✓
19．持拉力器向后拉伸肩关节			✓	✓
20．固定拉力器一端水平向前拉伸肩关节			✓	✓
21．固定拉力器一端腋下夹枕外旋肩关节				✓
22．固定拉力器一端水平向后拉伸肩关节				✓
23．固定拉力器一端掌心向上上举肩关节				✓
24．固定拉力器一端掌心向下上举肩关节				✓
25．固定拉力器一端内收肩关节			✓	✓

肱骨近端骨折的外科治疗

姓名：　　　　　性别：　　　　　年龄：　　　　　地址和联系电话：

诊断：　　　　　住院号

手术名称：　　　　　　　　　　　　　　　　　手术时间：

备选训练项目	术后 1～3 周	术后 4 周	术后 6 周	术后 8 周
1．患肢等长收缩、健肢躯干正常活动				
2．垂肩旋转运动	✓	✓	✓	✓
3．耸肩运动	✓	✓	✓	✓
4．扩胸运动	✓	✓	✓	✓
5．内收被动拉伸肩关节	✓	✓	✓	✓
持棒被动活动				
6．持棒伸肘位被动上举肩关节	✓	✓	✓	✓
7．持棒屈肘位肩关节被动内外旋		✓	✓	✓
8．持棒屈肘被动上举肩关节	✓	✓	✓	✓
9．持棒伸肘位肩关节被动内外旋		✓	✓	✓
10．持棒伸肘位被动上举肩关节		✓	✓	✓
11．背后持棒被动内旋肩关节			✓	✓
12．持棒被动外旋肩关节		✓	✓	✓
持拉力器主动活动				
13．持拉力器前屈 45°上举肩关节				✓
14．持拉力器外展 45°上举肩关节				✓
15．持拉力器上举肩关节			✓	✓
16．持拉力器向健侧拉伸肩关节			✓	✓
17．持拉力器等肩高扩胸运动			✓	✓
18．持拉力器屈肘前屈肩关节 90°			✓	✓
19．持拉力器向后拉伸肩关节			✓	✓
20．固定拉力器一端水平向前拉伸肩关节			✓	✓
21．固定拉力器一端腋下夹枕外旋肩关节				✓
22．固定拉力器一端水平向后拉伸肩关节				✓
23．固定拉力器一端掌心向上上举肩关节				✓
24．固定拉力器一端掌心向下上举肩关节				✓
25．固定拉力器一端内收肩关节			✓	✓

姓名：　　　　　性别：　　　　年龄：　　　　　地址和联系电话：

诊断：　　　　　住院号

手术名称：　　　　　　　　　　　　　　　　手术时间：

备选训练项目	术后0～1周	3～6周	6～12周	12周后
1．患肢等长收缩、健肢躯干正常活动	✓	✓	✓	✓
2．垂肩旋转运动	✓	✓	✓	✓
3．耸肩运动	✓	✓	✓	✓
4．扩胸运动	✓	✓	✓	✓
5．内收被动拉伸肩关节	✓	✓	✓	✓
持棒被动活动				
6．持棒伸肘位被动上举肩关节	✓	✓	✓	✓
7．持棒屈肘位肩关节被动内外旋		✓	✓	✓
8．持棒屈肘被动上举肩关节	✓	✓	✓	✓
9．持棒伸肘位肩关节被动内外旋		✓	✓	✓
10．持棒伸肘位被动上举肩关节		✓	✓	✓
11．背后持棒被动内旋肩关节			✓	✓
12．持棒被动外旋肩关节		✓	✓	✓
持拉力器主动活动				
13．持拉力器前屈45°上举肩关节				✓
14．持拉力器外展45°上举肩关节				✓
15．持拉力器上举肩关节			✓	✓
16．持拉力器向健侧拉伸肩关节			✓	✓
17．持拉力器等肩高扩胸运动			✓	✓
18．持拉力器屈肘前屈肩关节90°			✓	✓
19．持拉力器向后拉伸肩关节			✓	✓
20．固定拉力器一端水平向前拉伸肩关节			✓	✓
21．固定拉力器一端腋下夹枕外旋肩关节				✓
22．固定拉力器一端水平向后拉伸肩关节				✓
23．固定拉力器一端掌心向上上举肩关节				✓
24．固定拉力器一端掌心向下上举肩关节				✓
25．固定拉力器一端内收肩关节			✓	✓

（殷晓峰　邓　磊）

参考文献

1．Hughes M，Neer CN．Glenohumeral joint replacement and postoperative rehabilitation. Phys Ther, 1975, 55（8）：850-858.

第17章　肩关节术后康复

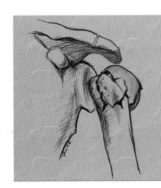

第18章
肩关节功能评分系统

随着对肱骨近端骨折的深入认识和新的治疗方法的不断涌现，如何客观而准确地评价肱骨近端骨折手术治疗后肩关节功能的恢复情况是一个值得研究的课题。目前对肩关节功能评价的评分系统较多。国际常用的评分有ASES评分、Constant评分、OSS评分、HSS评分、UCLA评分等。上述评分侧重点各不相同（肩袖损伤评价、肩关节不稳定评价等）。骨折的评价无通用评分，目前国内外比较流行是Constant-Murley评分。但肩关节的评分系统的使用并非统一。结合笔者在学术会议和阅读文献的体会，目前评价肱骨近端骨折较为流行的是Constant-Murley评分。

在2010年OTA国际会议上公布了数项多中心大样本的肱骨近端骨折的前瞻性研究：Südkamp[1]等评价了158例患者，通过严格的研究计划和专家组讨论结果，采用了Constant-Murley评分和DASH评分。无独有偶，Brunner[2]也对158例肱骨近端骨折进行了分析，骨折评估按照AO分型，全部采用PHILOS固定。随访时间13个月。采用Constant-Murley评分与DASH评分评价了肩关节功能。Blum[3]对肱骨近端骨折采用新型抗旋转髓内钉治疗的效果进行了多中心前瞻性研究，主要评价使用角度稳定性髓内钉并采用PHN固定的所有患者，共有11家医院参与，治疗151例患者，对各类接受治疗的患者进行了Constant-Murley评分和DASH评分。可以发现，目前对于肱骨近端骨折的评估，欧美国家倾向于采用Constant-Murley评分和DASH评分。

我们在CNKI数据库中检索了1980年至今的国内关于肱骨近端骨折手术治疗的相关文献。

检索标准为：设置标题为"肱骨近端骨折"，同时在一期检索结果中进行筛选，剔除文章内容中未提及肩关节评价方法的文章。文章内容包含保守治疗和手术治疗。经过检索和筛选，国内共计613篇文章。我们发现：2002年之前，国内同道大多采用尚天裕教授提出的"肩关节功能评价标准"（36篇，具体文献略）。该标准具体如下[4]：

优：前屈、外展、上举及内外旋转较健侧差10°～15°以内。

良：上举或内外旋转较健侧差16°～30°，前屈、外展、后伸正常。

满意：肩关节各方活动旋转较健侧差31°～60°以内。

国内在2005年以后，多采用Constant评分和ASES评分。遗憾的是，对于一个由外国人提出的具体的评分在引入国内的时候，应当进行统一的翻译、编写，并对大样本人群进行测试，测试该评分的信度和效度，并评价评分中可能出现的文化差异情况。

由此，笔者在此将本人在临床工作中使用各种肩关节评分系统的心得体会进行小结，对于亚专业性质较强的评分系统（评价肩关节不稳定的ROWE评分等）在此不做介绍。

1. ASES（American Shoulder and Elbow Surgeons）评分[5]　该评分的得分组成由疼痛评价（50分）和生活得分（50分）组成。可以说，ASES评分是诸多肩关节评分系统最容易评分的问卷。虽然ASES评分中有很大篇幅记录患者肩关节在各个方向上的活动度及力量，但这些客观指标并不计入得分。疼痛得分和生活得分均可由患者自己填写，无须医师参与评价。所以在患者出院之前打印一份ASES评分表交给患者，在门诊复诊时收回患者的答卷十分方便。不足的是：肱骨近端骨折的患者只要固定牢固，即使复位不甚满意或患者在随访期间有复位的丢失，肩关节均无明显疼痛。由于ASES评分的疼痛评分所占比例较大，故术后功能不佳的患者得分可能较其他得分为高。在应用方面，作为远程随访是一个不错的选择。在信息交流十分发达的今天，把这个评分放在自己的个人网站上让患者进行评分也并非难事。

2. Constant-Murley评分[6]　该评分在1987年由Constant和Murley提出，是目前最流行的评价肱骨近端骨折术后肩关节功能的评分。Constant评分由主观及客观两项评分组成。其主观得分为35分（疼痛15分，日常生活20分），客观得分为65分（包括活动度40分，力量25分）。Costant-Murley评分在评价中十分注重患者肩关节的活动度及力量评价。对力量的测试也近乎苛刻。评分规定：在测量肩关节外展力量的时候，将弹力绳系在前臂远端，肘关节伸直上肢在肩胛骨平面（同冠状面成30°）外展至90°，前臂旋后位，患者被要求在此位置保持5秒，连续重复3次，记录平均拉力（磅）。要求整个测量中患者无肩关节疼痛，如果出现疼痛则记0分，如果患者无法外展至90°则记0分。这个严格的要求使得临床评价工作有时难以取舍。因为Constant评分的权重在活动度及力量，故而不用在肩关节不稳定的评价中。

近年来，对于Constant评分的研究多集中于其测量方面存在的年龄及性别偏倚问题[7,8]。Yian[9]及其同事对1620例无既往肩关节疾患的正常人群进行了研究，结果表明：60岁以上的正常人群平均Constant评分为91分。并非满分，其主要原因是力量亚项的得分差强人意。在我们的临床随访中，肌力评价忽略了患者年龄、性别及基础力量的差异，使得一些原本恢复较为满意的患者被扣上"肩关节功能欠佳"的帽子。目前，有很多学者提倡采用相对Constant评分（relative constant score），即将双侧肩关节同时、同期进行评价，用患侧肩关

节得分/健侧肩关节得分计算出相对Constant评分，这样更为合理。但在临床工作中，尤其是老年患者，所谓的"健侧"肩关节功能并非正常：隐匿性肩袖退变性撕裂、凝肩、冈上肌钙化性肌腱炎等情况会在无意中增高相对Constant评分。

3. DASH评分　DASH评分是Disability of Arm Shoulder and Hand的缩写。顾名思义，是对上肢功能残障程度的评价。该评分是美国骨科医师协会（American Academy of Orthopedic Surgeons，AAOS）和工作健康研究所（Institute for Work & Health）协同开发的评价上肢功能的评分系统[10]。DASH评分由30个问题组成。所有的问题都是基于评价"上肢症状及残障程度评估"（upper extremity-related symptoms and measure functional status at the level of disability）。这个评分系统的好处是得分是由完成某个相关动作的难易程度而定，简明易行。用它可以全面评定上肢的残疾和症状，包括急性和慢性疾病躯体、社会和心理障碍。它由30项组成，每项1~5分，都是与日常生活相关的活动和症状，主要包括下列内容：完成日常生活能力、社会活动受限程度、日常生活受限程度、疼痛、睡眠和患者自我满意度。30分代表最小残疾，150分代表最大残疾。同时原始分也可转化成0~100分评分，转化后0分代表最小残疾，100分代表最大残疾。其正常值随年龄和性别调整[11]。该问卷的有效性、可重复性以及敏感度已有报道[12]。而且已为不同国家和地区（英国、德国、法国、瑞典和西班牙）的学者在评定肩、肘、手和腕功能时采用。该评分的主要问题在于问题忽略了患者的个人兴趣爱好及生活与工作中心，这使得一些评估与实际情况有一定的差距[13]。另外一个问题是DASH评分主要用于评价上肢关节的功能障碍情况，也就是说，该评分并没有对肩关节进方面进行侧重，而是综合评价肩、肘、腕关节的情况。本评分笔者所在科室只在肘关节骨折中采用，肩关节损伤的评价目前尚无太多经验。

4. UCLA（University of California at Los Angeles）肩关节评分　UCLA评分在1981年提

出[14]。该评分最初的设计是对肩关节骨关节炎患者行肩关节置换术术后的功能评价。之后该评分的使用逐渐广泛，很多学者对肩袖疾病、肩关节不稳定及骨折的评价和研究中均采用该系统[15]。UCLA 评分系统由 5 个亚项目组成：疼痛（10 分）、功能（10 分）、主动屈曲活动度（5分）、主动屈曲力量（5 分）、满意度（5 分）组成，总分 35 分。UCLA 有两个评分系统，一个是 Ellman 用于肩袖损伤修复的终检结果评分，总分为 35 分，其中疼痛 10 分、功能 10 分、主动前屈活动度 5 分、前屈力量测试 5 分、患者满意度 5 分，可以分为 3 个级别，优（34 ~ 35）、良（29 ~ 33）、差（< 29）。其中疼痛、功能活动及满意度由患者主观评价，前屈活动度和肌力由医生体检来客观评价。另一个是用于肩关节置换的结果评定，合并了活动度和力量测试，去掉患者满意度一项。参照国际上的文献[16]，UCLA 评分的各子量表之间相关性低，能较好地避免重复评价。该评分在研究者之间的信度和效度均很高，研究结果可靠。但作为评分之

间的对比，满分只有 35 分的 UCLA 评分与我们习惯的 100 分制的评分之间比较有一定困难。

5. Neer 评分[17]　Neer 评分系统是目前应用最为广泛的评分系统。其特点是评分中包括了对解剖结构重建的考虑。根据 Neer 百分制评定标准，疼痛 35 分、功能 30 分、运动受限（活动）25 分、解剖复位 10 分。术后总评定分数 > 90 分为优，80 ~ 89 分为良，70 ~ 79 分为可，< 70 分为差。可以说，Neer 评分是 Neer 在提出经典的肱骨近端骨折 Neer 分型同时在文献中提出的肩关节功能的评估方法，是专门评价不稳定肱骨近端骨折治疗效果的评分。其在国际上也广为采用。Neer 分型和其他分型的不同在于将复位的满意程度的解剖学概念引入评价系统。但 Neer 评分自产生后就从未进行修改或订正。评分中关于不稳定的评价并无明确的分级规定，只是以动作表示。

以下附上上述常用的肩关节评分表，供各位读者参考。

ASES 评分

姓名：			日期：	
年龄：	优势手：左　　右		性别：　男　　女	
诊断：			初诊：　是　　否	
手术日期：　年　　月　　日（或未手术）			随诊：　年　　月　　日	

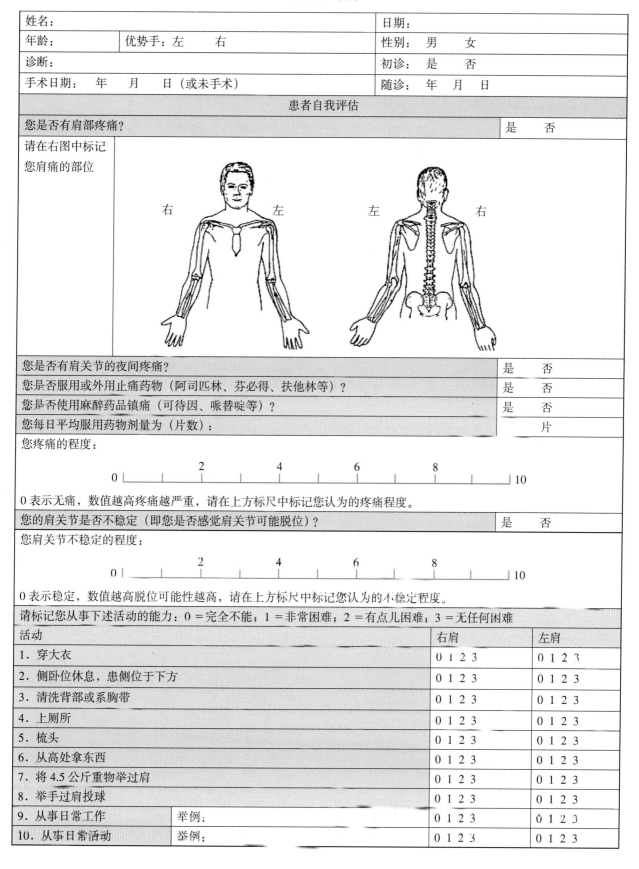

患者自我评估

您是否有肩部疼痛？	是　　否

请在右图中标记您肩痛的部位

您是否有肩关节的夜间疼痛？	是　　否
您是否服用或外用止痛药物（阿司匹林、芬必得、扶他林等）？	是　　否
您是否使用麻醉药品镇痛（可待因、哌替啶等）？	是　　否
您每日平均服用药物剂量为（片数）：	片

您疼痛的程度：

```
0 ├───────2───────4───────6───────8───────┤10
```

0 表示无痛，数值越高疼痛越严重，请在上方标尺中标记您认为的疼痛程度。

您的肩关节是否不稳定（即您是否感觉肩关节可能脱位）？	是　　否

您肩关节不稳定的程度：

```
0 ├───────2───────4───────6───────8───────┤10
```

0 表示稳定，数值越高脱位可能性越高，请在上方标尺中标记您认为的不稳定程度。

请标记您从事下述活动的能力：0 = 完全不能；1 = 非常困难；2 = 有点儿困难；3 = 无任何困难

活动		右肩	左肩
1. 穿大衣		0 1 2 3	0 1 2 3
2. 侧卧位休息，患侧位于下方		0 1 2 3	0 1 2 3
3. 清洗背部或系胸带		0 1 2 3	0 1 2 3
4. 上厕所		0 1 2 3	0 1 2 3
5. 梳头		0 1 2 3	0 1 2 3
6. 从高处拿东西		0 1 2 3	0 1 2 3
7. 将 4.5 公斤重物举过肩		0 1 2 3	0 1 2 3
8. 举手过肩投球		0 1 2 3	0 1 2 3
9. 从事日常工作	举例：	0 1 2 3	0 1 2 3
10. 从事日常活动	举例：	0 1 2 3	0 1 2 3

ASES 评分计算方法：

（10-VAS 评分）×5+（活动能力总分 *5/3）=

医生评估				
活动范围	右肩		左肩	
	主动	被动	主动	被动
前屈（上肢和躯干的最大角度）				
外旋（上臂垂于躯体两侧）				
外旋（上臂 90°外展）				
内旋（拇指所能够到的背侧最高点）				
内收				

体征		
0= 无；1= 轻度；2= 中度；3= 重度		
体征	右肩	左肩
冈上肌或大结节压痛	0 1 2 3	0 1 2 3
肩锁关节压痛	0 1 2 3	0 1 2 3
肱二头肌肌腱压痛	0 1 2 3	0 1 2 3
其他位置压痛　举例：	0 1 2 3	0 1 2 3
撞击征 I（轻度内旋下被动前屈）	Y　N	Y　N
撞击征 II（90°屈曲下被动内旋）	Y　N	Y　N
撞击征 III（90°主动外展——能否引出痛弧）	Y　N	Y　N
肩峰下捻发感	Y　N	Y　N
斑痕及位置	Y　N	Y　N
萎缩及位置	Y　N	Y　N
畸形及描述	Y　N	Y　N

肌力		
0= 肌肉无收缩；1= 肌肉收缩；2= 关节能活动但不能抵抗重力；		
3= 活动能抵抗重力；4= 活动能抵抗部分阻力；5= 正常		
	右肩	左肩
查体过程中是否疼痛？	Y　N	Y　N
前屈肌力	0 1 2 3 4 5	0 1 2 3 4 5
外展肌力	0 1 2 3 4 5	0 1 2 3 4 5
外旋肌力（上臂垂于躯体两侧）	0 1 2 3 4 5	0 1 2 3 4 5
内旋肌力（上臂垂于躯体两侧）	0 1 2 3 4 5	0 1 2 3 4 5

不稳定		
0= 无；1= 轻度（0～1cm 移位）；2= 中度（1～2cm 移位或移位至关节盂边缘）；		
3= 重度（大于 2cm 移位或超过关节盂边缘）		
	右肩	左肩
前脱位	0 1 2 3	0 1 2 3
后脱位	0 1 2 3	0 1 2 3
下脱位（Sulcus 征）	0 1 2 3	0 1 2 3
自发脱位	Y　N	Y　N
恐惧试验	Y　N	Y　N
再复位实验	Y　N	Y　N
广泛性韧带松弛	Y　N	Y　N
其他阳性发现：		
检查者：		
日期：		

肱骨近端骨折的外科治疗

患者信息：	手术 / 诊断：	日期：
位置：	右	左

检查时间：术前

术后：3 个月　　6 个月　1 年　　2 年 ＿ 年

A．疼痛（15%）：两项总分的平均值	A 项目得分 ＿＿＿＿＿＿

1．您在日常活动中是否出现过肩关节疼痛？

无＝ 15 分　轻度疼痛＝ 10 分　中度疼痛＝ 5 分　　重度疼痛＝ 0 分　　得分 ＿＿＿＿

2．疼痛程度：在下述线性标度中，如果"0"度表示无痛，而"15"度表示您所能体会到的最严重疼痛，请标注您肩关节疼痛的程度（表明疼痛程度的线性标度与计算得分的线性标度相反，如疼痛"5"度对应 10 分）

疼痛程度：

0　1　2　3　4　5　6　7　8　9　10　11　12　13　14　15

得分：

15　14　13　12　11　10　9　8　7　6　5　4　3　2　1　0

B．日常活动（20%）：累加（1+2+3+4）	B 项目得分 ＿＿＿＿＿＿

1．您的工作或日常活动是否受到肩关节的限制？

无＝ 4 分　　中度受限＝ 2 分　　重度受限＝ 0 分　　得分 ＿＿＿＿＿

2．您的休闲或娱乐活动是否受到肩关节的限制？

无＝ 4 分　　中度受限＝ 2 分　　重度受限＝ 0 分　　得分 ＿＿＿＿＿

3．您的夜间睡眠是否受到肩关节的影响？

从未影响＝ 2 分　　偶有影响＝ 1 分　　时常影响＝ 0 分　　得分 ＿＿＿＿＿

4．在适度的活动中，您的上肢在肩关节无痛时可达到的水平面：

腕部＝ 2 分　胸骨剑突＝ 4 分　颈部＝ 6 分　头部＝ 8 分　头部以上＝ 10 分　得分 ＿＿＿＿

C．活动范围（20%）（由骨科医生完成查体）：累加（1+2+3+4）		C 项目得分 ＿＿＿＿＿＿	
1．屈曲		2．外展	
0°～ 30°	0 分	0°～ 30°	0 分
31°～ 60°	2 分	31°～ 60°	2 分
61°～ 90°	4 分	61°～ 90°	4 分
91°～ 120°	6 分	91°～ 120°	6 分
121°～ 150°	8 分	121°～ 150°	8 分
＞ 150°	10 分	＞ 150°	10 分
3．外旋		4 内旋（手背可触及水平）	
手可及头后部且肘关节朝前	2 分	大腿	0 分
手可及头后部且肘关节朝外	4 分	臀部	2 分
手可及头上部且肘关节朝前	6 分	骶髂关节	4 分
手可及头上部且肘关节朝外	8 分	腰部	6 分
完全举起上肢	10 分	T12 棘突	8 分
		肩胛骨间区	10 分

D．*力量（25%）平均值（1 分 /1 磅）	D 项目得分 ＿＿＿＿＿＿

第一次拉力		第二次拉力		第三次拉力	

平均拉力：

总得分（100 分）：A+B+C+D ＿＿＿＿＿＿

*注：弹力绳系在前臂远端，伸直上肢使肘关节在肩胛骨平面（同冠状面成 30°），外展至 90°，前臂旋后位，患者被要求在此位置保持 5 秒钟，连续重复 3 次，记录平均拉力（磅）。要求整个测量中患者无肩关节疼痛，如果出现疼痛则记 0 分，如果患者无法外展至 90°则记 0 分。

肱骨近端骨折的外科治疗

运动疼痛（15分）		
严重的：限制活动、服用可待因类止痛药物		0
中度的：可忍受，服用氨基水杨酸类药物可缓解		5
轻度的：偶发的，影响运动		10
无疼痛：疼痛可忽略		15
静息疼痛（15分）		
严重的：强力的镇痛药，强于氨基水杨酸类药物		0
中度的：使用氨基水杨酸类药物，限制活动		5
轻度的：偶有疼痛，无须服用药物镇痛，不影响睡眠和活动		10
无疼痛：疼痛可忽略		15
ADL（20分）		
梳头		5
患侧卧位		5
系胸罩，触摸后背		5
上厕所		5
提重物（最高10分）1磅/1分		
ROM（25分）		
前屈：1分/20°		7
外展：1分/20°		8
内收：1分/20°		2
内旋：1分/20°		5
外旋：1分/20°		3
力量（15分）		
前屈	正常	3
	良好	2
	较差	0
外展	正常	3
	良好	2
	较差	0
内收	正常	3
	良好	2
	较差	0
内旋	正常	3
	良好	2
	较差	0
外旋	正常	3
	良好	2
	较差	0

优：90～100分，良：70～89分，可：50～69分，差：50分以下。

移位型肱骨近端骨折 NEER 评分表			
1．疼痛（35分）		伸直	
A．无，可忽视	35	45°	3
B．轻微，偶尔出现，无活动功能损害	30	30°	2
C．轻度，不影响日常活动	25	15°	1
D．中度，可耐受，需服用阿司匹林	15	更少	0
E．明显，活动严重受限	5		
F．完全无功能	0	外展	
		180°	6
2．功能（30分）		170°	5
A．力量		140°	4
正常	10	100°	2
好	8	80°	1
尚可	6	更少	0
较差	4		
非常差	2	外旋（从屈肘位）	
无	0	60°	5
B．伸手触及		30°	3
头顶	2	10°	1
口唇	2	更少	0
系衣扣	2		
对侧腋窝	2	内旋（从屈肘位）	
扣胸罩	2	90°（T6）	5
C．稳定性		70°（T12）	4
提拉	2	50°（L5）	3
投掷	2	30°（臀部）	2
敲打	2	更少	0
推	2		
举过头顶	2		
3．活动范围（25分）		4．解剖（10分）（旋转、成角、关节不匹配、可回缩结节、内固定失效、肌炎、不愈合、缺血性坏死）	
屈曲（矢状面）		轻度	8
180°	6	中度	4
170°	5	重度	0～2
130°	4		
100°	3		
90°	2		
00°	1		
更少	0		

UCLA 评分

1. 疼痛（如果你的肩关节有疼痛，有多严重？）
   - A. 一直疼痛不且不可忍受，经常需要强效镇痛药
   - B. 一直疼痛但可忍受，偶尔需要强效镇痛药
   - C. 休息时无或偶有疼痛，但轻度活动时出现并经常需要中度镇痛药
   - D. 只在重度或特殊活动时出现，偶尔需要中度镇痛药
   - E. 偶尔出现轻度疼痛
   - F. 无疼痛

2. 功能（肩关节功能有什么限制吗？）
   - A. 无法使用此肢体
   - B. 只能做轻微的活动
   - C. 可以完成轻微工作 / 家务或大多日常工作
   - D. 可以完成大多数工作 / 家务、购物和驾驶工作；可以整理头发、穿脱衣服和伸到背后足够高度来扣解胸罩
   - E. 只有轻度限制

F. 正常活动无受限

3. 主动向上屈曲（你能把你的上肢伸到多高？）
   - A. 大于 150°
   - B. 120° ~ 150°
   - C. 90° ~ 120°
   - D. 45° ~ 90°
   - E. 30° ~ 45°
   - F. 少于 30°

4. 前臂屈曲力量（你的前臂有多强壮？）（抗阻力上举并与健侧上肢比较）
   - A. 正常力量
   - B. 轻度减弱
   - C. 中度减弱
   - D. 非常减弱
   - E. 只有肌肉收缩
   - F. 无肌肉收缩

5. 患者满意度（从手术之后）
   - A. 满意，比以前更好
   - B. 不满意，比以前更差

DASH 评分

关于本表格的介绍：本表评估您的症状及做特定活动的能力，请根据您最近一周的情况回答每个问题。如果在过去一周内您不能做出一些活动则请您作出最好的估计。不必考虑是由哪只手或胳膊完成的，只作出您的能力的判断而不用过多考虑具体如何完成各项活动。

	无困难	轻度困难	中度困难	中度困难	不能
1．拧开紧密的瓶盖	1	2	3	4	5
2．书写	1	2	3	4	5
3．开锁	1	2	3	4	5
4．做饭	1	2	3	4	5
5．推开一扇厚门	1	2	3	4	5
6．把物品放置在高过头顶的架子上	1	2	3	4	5
7．做较重的家务劳动（如刷墙、刷地）	1	2	3	4	5
8．做园艺工作	1	2	3	4	5
9．铺床叠被	1	2	3	4	5
10．背公务包或购物袋	1	2	3	4	5
11．背重物（超过 10 磅）	1	2	3	4	5
12．更换头顶上的灯泡	1	2	3	4	5
13．洗头或吹发	1	2	3	4	5
14．擦洗后背	1	2	3	4	5
15．穿套衫	1	2	3	4	5
16．用小刀切食物	1	2	3	4	5
17．做娱乐性的活动（如打牌或编织等）	1	2	3	4	5
18．做娱乐性的活动（使用锤子、网球等）	1	2	3	4	5
19．需要自由活动上肢的娱乐性活动（飞盘、羽毛球等）	1	2	3	4	5
20．搬运物体	1	2	3	4	5
21．性生活	1	2	3	4	5

	根本没有	轻度	重度	很多	极度
22．在过去的 1 周，您的上肢、肩、手的疾患对于您同家人、朋友、邻居、组织等社会交往有多大影响？	1	2	3	4	5

	根本不受限	轻度受限	中度受限	非常受限	不能
23．在过去的一周，是否由于您上肢、肩、手的疾患让您的日常工作生活受限？	1	2	3	4	5

	无	轻	中	重	极度
24．上肢、肩、手疼痛	1	2	3	4	5
25．活动或做特殊活动时上肢、肩、手疼痛	1	2	3	4	5
26．上肢、肩、手的刺痛感	1	2	3	4	5
27．上肢、肩、手无力	1	2	3	4	5
28．上肢、肩、手僵硬	1	2	3	4	5

	无困难	轻度困难	中度困难	中度困难	无法入睡
29. 在过去一周，由于您上肢、肩、手的疼痛对您睡眠困难影响的程度多少？	1	2	3	4	5

	强烈不同意	不同意	不知道	同意	强烈同意
30. 由于上肢、肩、手的疾患导致您自我感觉能力受限、缺乏自信等吗？	1	2	3	4	5

DASH 评分 = [（各项总和）/ n –1] × 25，n 是完成回答得项目数。超过 3 项（不包括 3 项）未评估则评分无效。

（白　露）

参考文献

1. Südkamp N, Bayer J, Hepp P, et al. Open reduction and internal fixation of proximal humeral fractures with use of the locking proximal humerus plate. Results of a prospective, multicenter, observational Study. J Bone Joint Surg Am, 2009, 91(6): 1320-1328.

2. Brunner F. A multicenter evaluation of complication risks and functional outcome after orif with an angular stable form plate in displaced proximal humerus fractures. J Bone Joint Surg Br, 2009, 91 (1): 12.

3. Blum Angle stable nailing for proximal humerus fractures—an international multicenter study Journal of Bone and Joint Surgery -British Volume, Vol 91-B, Issue SUPP_I, 12.

4. 尚天裕，顾云伍主编. 中西医结合治疗骨折临床经验集. 天津：天津科学技术出版社，1984：219.

5. Richards R, An K, Bigliani L, et al. A standardized method for the assessment of shoulder function. J Shoulder Elbow Surg, 1994, 3(6): 347-352.

6. Constant C, Murley A. A clinical method of functional assessment of the shoulder. Clin Orthop Relat Res, 1987, 214: 160-164.

7. Boehm T, Mueller T, Rehwald C, et al. Age and sex related constant Murley Score. J Shoulder Elbow Surg, 1997, 6(2): 194.

8. Conboy V, Morris R, Kiss J, Carr A. An evaluation of the Constant-Murley shoulder assessment. Journal of Bone and Joint Surgery Bri, 1996, 78: 229-232.

9. Yian E, Ramappa A, Arneberg O, Gerber C. The Constant score in normal shoulders. Journal of Shoulder and Elbow Surgery, 2005, 14(2): 1281-1233.

10. Hudak PL, Amadio PC, Bombardier C. Development of an upper extremity outcome measure: The DASH (disabilities of the arm, shoulder and hand) [corrected]. The Upper Extremity Collaborative Group (UECG). Am J Ind Med, 1996, 29: 602-608.

11. Amadio PC.Use of the DASH questionnaire (Advances in objective assessment of hand and upper extremity function and outcome). Genval International Hand and Upper Extremity Symposium. Brussels, Belgium, 2001: 110

12. Dubert T, Voche P, Dumontier C, et al. Cross-cultural adaptation of the DASH outcome measure(Advances in objective assessment of hand and upper extremity function and outcome). Genval International Hand and Upper Extremity Symposiurn. Brussels, Belgium, 2001: 111

13. Haworth RJ, Hopkins J, Ells P, et al. Expectations and outcome of total hip replacement. Rheumatol Rehabil, 1981, 20(2): 65-70.

14. Amstutz HC, Sew Hoy AL, Clarke IC. UCLA anatomic total shoulder arthroplasty. Clin Orthop, Relat Res, 1981, (155): 7-20.

15. Romeo AA, Bach BR Jr, O'Halloran KL. Scoring systems for shoulder conditions. Am J Sports Med, 1996, 24 (4): 472-476.

16. Placzek JD, Lukens SC, Lanmenti BS, et al. Shoulder outcome measures: A comparison of 6 functional tests. Am J Sports Med, 2004, 32: 1270-1277.

17. Neer, CS 2nd. Displaced proximal humeral fractures: Part I. classification and evaluation. J Bone Joint Surg Am, 1970, 52 (6): 1077-1089.

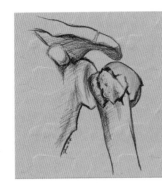

第19章

术前谈话与签字

关于肱骨近端骨折术前治疗的医患沟通交流与记录

医生与患者的术前交流非常重要和必要。首先患者及亲友拥有合法的知情权，医生的治疗计划应该让被医者（如果患者失去认知能力或未成年无决定能力者）或与能到就诊地的有血缘关系的最亲的亲友、妻子、丈夫理解和同意，或因病情危急，需紧急救治情况下与患者的同伴等人员进行交代并征得理解和同意。

我们把姜保国主任带领肩肘外科研究团队制订的医生与患方详尽交流的工作文件介绍给同道，以供参考，相信会对您的临床工作有所帮助。

北京大学人民医院创伤骨科关于肱骨近端骨折术前治疗的医患沟通谈话记录单

医生已告知我患有_____，需要在全麻麻醉下进行手术。

肱骨近端骨折是常见的肩关节损伤，患者肩关节活动范围受限，骨折畸形愈合常影响肩关节功能，常伴有持续的疼痛，极大地影响肩关节功能和生活质量。对于严重的肱骨近端骨折，需要行肩关节置换术，以便最大程度地减轻患者的痛苦，恢复肩关节的功能。手术潜在风险和对策有：

医生告知我手术可能发生的风险，有些不常见的风险可能没有在此列出，具体的治疗方式根据不同患者的情况有所不同，医生告诉我可与我的医生讨论有关我手术的具体内容，如果我有特殊的问题可与我的医生讨论。

1．我理解任何手术麻醉都存在风险。

2．我理解任何所用药物都可能产生副作用，包括轻度的恶心、皮疹等症状到严重的过敏性休克，甚至危及生命。

3．我理解此手术存在以下风险和局限性：

（1）麻醉意外及心、肺、脑血管意外，严重者可致休克，甚至危及生命。

（2）根据术中情况决定具体手术方式：半肩关节置换术（肱骨近端假体置换术）或全肩关节置换术。

（3）术中损伤神经、血管及邻近器官，如运动神经损伤致相应肌肉功能失支配，引起肢体功能障碍甚至残疾；皮神经损伤致相应部位麻木疼痛；血管损伤导致大出血，严重者可致休克，肢体缺血性挛缩甚至可危及生命。如发生术中骨折，需要固定甚至更改手术方式。还有可能发生骨水泥入血或肺栓塞。

（4）围术期出现心、肺、脑血管意外时，需要进行抢救：

1）脑出血或脑栓塞、神志不清、昏迷甚至死亡。

2）心律失常、心肌梗死、心力衰竭、血压降低、休克、甚至死亡。

3）肺部感染、肺栓塞、呼吸功能障碍、呼吸衰竭甚至死亡。

4）多脏器衰竭或原有内科疾病加重。

（5）伤口并发症：出血、血肿、裂开、不愈合、感染、瘘管及窦道形成；各种原因导致伤口不能一期闭合，需植皮、皮瓣移植或延迟关闭等；术后切口或创口部瘢痕形成，甚至可能形成增殖性瘢痕或瘢痕疙瘩。

（6）术后肩关节假体松动、断裂，假体周围骨折需要二次手术翻修。

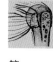

（7）术后假体周围感染、骨髓炎，需要二次手术翻修。

（8）术后大、小结节畸形愈合、不愈合、愈合不良、吸收、固定失败需要二次手术、异位骨化。

（9）术后肩关节慢性疼痛，活动范围受限，局部疼痛综合征。

（10）术后肩关节不稳定，需要二次手术。

（11）术后需要6个月左右的功能锻炼，不能恢复到伤前或者健侧的功能。

（12）肩胛盂慢性磨损，导致疼痛和活动范围降低，需要翻修手术。

（13）术后继发肩袖损伤，肩关节功能失代偿，需要翻修手术。

（14）其他难以预料的严重情况或预计到但出现无法避免的意外情况，导致病情加重。

（15）除上述情况外，本医疗措施尚有可能发生的其他并发症或者需要提请患者及家属特别注意的其他事项，如：术中发现其他损伤或者疾病，需要术中即刻处理，术后向患者及家属补充交代病情及预后。

4．我理解如果我患有高血压、心脏病、糖尿病、肝或肾功能不全、静脉血栓等疾病或者有吸烟史，以上这些风险可能会加大，或者在术中或术后出现相关的病情加重或心脑血管意外，甚至死亡。

5．我理解术后如果我不遵医嘱，可能影响手术效果。

特殊风险或主要高危因素：

我理解根据我个人的病情，我可能出现未包括在上述所交代并发症以外的风险；

一旦发生上述风险和意外，医生会采取积极应对措施。

患者知情选择：

1．我的医生已经告知我将要进行的手术方式、此次手术及术后可能发生的并发症和风险、可能存在的其他治疗方法并且解答了我关于此次手术的相关问题。

2．我同意在手术中医生可以根据我的病情对预定的手术方式作出调整。

3．我理解我的手术需要多位医生共同进行。

4．我并未得到手术百分之百成功的许诺。

5．我授权医师对手术切除的病变器官、组织或标本进行处置，包括病理学检查、细胞学检查和医疗废物处理等。

患者签名：　　　　　签名日期：

如果患者无法签署知情同意书，请其授权的亲属在此签名：

患者授权亲属签名：

与患者关系：　　　　　签名日期：

医生陈述：

我已经告知患者将要进行的手术方式、此次手术及术后可能发生的并发症和风险、可能存在的其他治疗方法并且解答了患者关于此次手术的相关问题。

医生签名：　　　　　签名日期：

（徐海林）